U0307843

行天下 探岐黄

谢志伟 题

赵中振 著

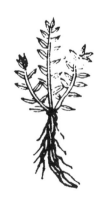

中国中医药出版社

·北京·

图书在版编目（CIP）数据

行天下探歧黄 / 赵中振著. — 北京：中国中医药
出版社，2014.9
ISBN 978-7-5132-1973-0

I. ①行… Ⅱ. ①赵… Ⅲ. ①中药学－基本知识
Ⅳ. ①R2

中国版本图书馆CIP数据核字（2014）第171233号

中 国 中 医 药 出 版 社 出 版
北京市朝阳区北三环东路28号易亨大厦16层
邮政编码 100013
传真 010 64405750
廊坊成基包装装潢有限公司
印刷
各地新华书店经销
开本 710×1000 1/16 印张 20.25 字数 278千字
2014 年 9 月第 1 版 2014 年 9 月第 1 次印刷
书 号 ISBN 978-7-5132-1973-0

*

定价 79.00 元
网址 www.cptcm.com

融汇古今中外
勇于突破创新

中振博士 雅正

谢宗万题
甲戌七月

○ 前页为恩师谢宗万教授题字，也是我人生的座右铭（1994 年 7 月）

封面题字是谢志伟博士的墨宝。谢博士是一位德高望重的学问家、教育家，曾在香港浸会大学担任校长30年，他还是第一任香港中医药管理委员会主席。

《行天下探岐黄》封面植物荷花玉兰 (*Magnolia grandiflora* L.)，又名洋玉兰。这种植物原产北美，是二十多年前我在日本研究的第一个西草药。此幅西洋水彩植物画稿绘于百年之前，作者不详，现藏于英国皇家植物园。

封底的李时珍木雕像，是台湾雕刻大师林金渊先生的作品，基材为300年的牛樟古木。本草读书会铜印由成都中医药大学王家葵教授篆刻，是本草读书会的徽记。

封底折口中的木刻植物图，为中药远志（别名小草），取自《本草纲目》初刻金陵版。远志也是我多年来使用的笔名。

序一

我与中振教授相识逾三十年。20世纪80年代初，他的夫人胡梅博士在我的实验室读研究生，他也时常来向我讨教问题。这位勤奋好学、思维活跃的年轻人当时给我留下了深刻的印象，我曾戏称他是药用植物研究所的女婿。

此后，中振教授去日本留学，他积极推动国际交流，创建了在日中国人科学技术者联盟医药协会，并任首任会长。看到这批海外赤子致力于中日医药交流，我甚感欣慰，曾发电题字"沟通资讯，促进合作，发展科学，为国效力"，祝贺他们在中日传统医药领域为"架桥，务实"所作的贡献。

1999年中振教授来港工作后，我与他之间的联系与交往就更多了。我获颁香港浸会大学荣誉博士学位并担任客座教授，我们还共同主编了《当代药用植物典》，并获得"第二届中国出版政府奖图书奖"。

中国改革开放以来，国门大开，中医药的对外交流是摆在我们面前的重要任务。我与中振教授见面时多次谈到：在全球化的时代，需要加强国际间的交流与合作，在推动中国传统药物走出国门的同时，也将其他国家传统药物的宝贵经验引入中国，真正实现文化资源与自然资源全球共享。

中医药是世界传统医药学的重要组成部分。世界上药用植物约三万种，中国约占三分之一。对其他国家的情况，我们了解得还很不够。中振教授年富力强，身体力行，不辞辛劳，先后到五大洲的二十多个国家进行实地考察，收集第一手资料，建立了广泛的国际合作网。他在中药鉴定领域成果卓著，发表的百余篇学术论文在国际生药学界引起了很好的反响。

难能可贵的是，中振教授在科学研究工作之余，笔耕不辍，三十年如一日。他说要用自己的双脚丈量地球，用自己的眼睛观察世界，用自己的头脑思索问题，用自己的笔墨记录人生。本书便是他多年随笔的集锦，字里行间都浸透着中振教授的汗水与心血。

讲医药、论文化、说历史、咏山河、谈民俗、话人生。本书以见闻录的方式，生动、真实地记录了世界传统医药学的概况。中振教授旅居海外多年，因此其中不乏记录海外留学生活的经历与体会。

中振教授的中国文化底蕴深厚，全书文笔流畅，内容活泼，图文并茂，是一部将科学研究与科学普及相结合的佳作。在当前提倡人文与科学相结合的大背景下，这是一本传统医药（包括中医药）教学、研究人员和在校学生很好的参考读物。

乐为之序。

中国工程院院士　肖培根
2013 年夏

序二

　　中振教授是我认识十多年的好友。他本科毕业于北京中医药大学，之后留学日本，获得药学博士学位，继而在日本药学界工作。他发起成立了在日中国人科学技术者联盟——医学与药学协会，组织在日医药学子编著《日本传统医药学现状与趋势》一书，讲述了中医药在日本的发展情况。1998年他以"架桥，务实"为宗旨，加强医药学术交流为目标，带着满腔热忱前来台湾，我们有缘在中国医药大学相见，一见如故。1999年他转往香港浸会大学中医药学院授课，又在香港首先开创中药课程，培育优秀中药人才。这几年我借参与浸会大学活动，常能和他见面切磋，平日也常与他书信交流。2003年，他通过考试获得香港注册中医师执照，成为中药与中医相结合的人才，继而在香港与国际组织参与药典及中药标准的制定并担当重要职务。

　　中振教授平日专精研究，著作等身，其编著的《当代药用植物典》1～4册更获得"第二届中国出版政府奖图书奖"，为中英文药学之经典著作。在教学方面，他更联合学界大师组织同道成立本草读书会，以推动医药学术的交流。他积极参与国际中草药的会议及研讨会，促进中药的标准化及现代化，在继承并诠释中药经验鉴别技术的同时，不断发展并推进显微鉴别技术，使中医药的科研成果在专业大学殿堂发表。中振教授读万卷书，行万里路，以致大家称他为"现代李时珍"。

中振教授在忙碌的工作之余，不忘笔耕，除著述学术专著外，更积极进行科普的宣教工作。他将多年深厚所学，跑遍世界各地积累的丰富的中药知识，集为《百方图解》《百药图解》《百科药草》《百药鉴别》《百药炮制》《百病食疗》等系列丛书，为民众提供认识中药的渠道，推广中医药知识，让民众认识与接受中医药。

非常钦佩中振教授在如此忙碌的工作之中，在《大公报》开设每月一期的"读本草说中药"专栏，提笔撰述中药相关的知识，三年以来已有三十多篇中药专论，文章深入浅出，雅俗供赏。2014 年，又新开设"行天下探岐黄"栏目，内容包含历史地理、东西草药、典故文化等方面。我很高兴得知好友中振教授要将上述的文章集结成册：《读本草说中药》《行天下探岐黄》。本书显现了中振教授对中医药的热爱，更是他对于纵贯古今中医药的发展，比较东西方传统与现代医学异同的真知灼见，实值得精品细读。

（台湾）中国医药大学附属医院教授 张永贤

2013 年立秋

前言

　　《行天下探岐黄》是《读本草说中药》的姊妹篇。两书贯穿同一个理念，即用自己的双眼观察世界，用自己的头脑思考问题，用自己的笔墨记录人生。

　　《行天下探岐黄》以轻松随笔形式展开漫谈。结合我在世界二十多个国家和地区的实际考察所见与获取的第一手资料，试图将中医药在国际上的发展现状与世界传统医药的最新进展介绍给读者，以便大家共同思考并探讨我们的中医药学所面对的挑战与机遇。其中，有一些文字或是所到之处的背景介绍，或是我的社会见闻，或是个人行走路上的雪泥鸿爪，愿与大家分享。

　　自 2014 年开始，香港《大公报》中华医药栏目改版，我主笔的专栏主题转为"行天下探岐黄"。收载于本书的内容也将有选择地陆续在报纸上刊出。

　　为迎接 2018 年李时珍诞辰 500 周年，香港浸会大学中医药学院与香港健康卫视签订了协议，要联手打造全球首档大型文献式系列纪录片《本草纲目》。这将是一次穿越古今的文化之旅，是一个弘扬中医药文化的大工程。作为本片的总策划，我深感责任重大——虽力不从心，也需勉力而为。因为，这是我作为一个中医药人的神圣使命，也是当今时代对于我们中医药界的呼唤！

　　期待此次推出的两本小书，能成为这一本草文化工程的铺路之石。希望能有更多热心中医药事业的海内外人士关注、支持、参与本草文化工程。

赵中振

目录

[西方篇]

[世界医史纵横观]　　　　299

海外草药

他山之石可攻玉

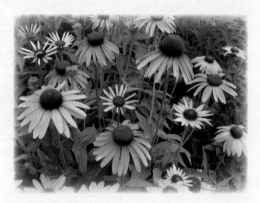

○ 紫锥菊

　　1987 年，我赴日本东京药科大学留学，主攻生药学。甫到日本，我打开一本《生药学》教科书，看到第一页是一张药用植物资源分布图。与中国同类课本不同的是，这张图的覆盖范围包括了全世界。教材中还介绍了不少西方药用植物，以及许多在中国教科书中未曾提及、在植物学词典中也难以找到的植物的中文名。

　　在全球经济一体化的今天，我们研究中药的同时，对西方植物药也不可不闻不问。

[山外青山]

2006 年，我应邀在母校北京中医药大学 50 周年校庆时作了一次学术讲座。开讲前我进行了简单的提问，请包括中药学专业高年级的本科生、研究生和年轻教师在内的约两百名出席者列出当今国际上最畅销的 10 种植物药。遗憾的是，竟没有人能够答出 3 种来。不过，大多数的答案都提到了原产于北美洲、但欧美人却极少药用的西洋参。下表所示为 2012 年美国最畅销的 20 种植物药，所列数字反映了近年来国际植物药市场的大致情况。

2012 年美国最畅销的 20 种植物药

中文名	英文名	原植物拉丁名	销售额（美元）
1. 亚麻籽 / 亚麻油	Flax seed and/or oil	*Linum usitatissimum* L.	18428450
2. 小麦草 / 大麦草	Wheat or barley grass	*Triticum aestivum* L. or *Hordeum vulgare* L.	17712193
3. 姜黄	Common Turmeric	*Curcuma longa* L.	16873153
4. 库拉索芦荟	Aloe	*Aloe vera* Gel	13667825
5. 螺旋藻 / 蓝绿藻	Spirulina/blue green algae	*Arthropira* spp.	9178398
6. 水飞蓟	Milk thistle	*Silybum marianum* (L.) Gaetn.	8552702
7. 西洋接骨木	Elder	*Sambucus nigra* L.	6170991
8. 锯叶棕	Saw palmetto	*Serenoe repens* Bartr.	6115161
9. 紫锥菊	Purple coneflower	*Echinacea* spp.	5857794
10. 大果越橘	Cranberry	*Vaccinium macrocarpon* Ait.	5078657
11. 缬草	Valerian	*Valeriana officinalis* L.	5012616
12. 玛卡	Maca	*Lepidium meyenii* Walp.	4806878
13. 蒜	Garlic	*Allium sativum* L.	4768064
14. 小球藻	Chlorella	*Chlorella vulgaris* Beij.	4685460
15. 奇异籽 / 奇异油	Chia seed and/or oil	*Salvia hispanica* L. & other *Slavia* spp.	4532562
16. 红曲米	Red yeast rice	*Monascus purpureus* Went.	4477054
17. 甜叶菊	Stevia	*Stevia rebaudiana* (Bertoni) Hemsl.	4474406
18. 白毛茛	Goldenseal	*Hydrastis canadensis* L.	4400290
19. 牛至	Oregano	*Origanum vulgare* L.	4361248
20. 银杏叶	Ginkgo	*Ginkgo biloba* L.	4153010

这次讲座引发了我很多思考。翻阅中国近年出版的中药资源相关教材，包括西医药院校使用的《生药学》教材，我发现其中对西方植物药及西方传统药物使用的历史与现状少有介绍。我想，相关资讯与教育的滞后，必然影响到学生对传统药物的整体认识。

其实很多西药也来源于植物，例如从毛地黄 *Digitalis purpurea* L. 中提取有强心作用的洋地黄毒苷（digitoxin），从欧洲红豆杉 *Taxus brevifolia* Nutt. 中分离出有抗癌作用的紫杉醇（taxol），从贯叶金丝桃 *Hepericum perforatum* L. 中提取出具有抗抑郁作用的成分，从银杏 *Ginkgo biloba* L. 叶中提取出治疗心血管疾病的成分，从青蒿 *Artemisia annua* L. 中发现的抗疟药青蒿素（artemisinin）等。这些植物药和西药很多都与传统中草药关系密切，有的中西药物有着共同的植物来源。

［药物资源］

提到 CM 这个缩写语，很多中国人可能会联想到 Chinese Medicine（中医或中药）。但在西方国家，人们首先想到的是 Complementary Medicine（补充和替代医学）。这一医学领域包括医（传统医学）与药（植物药）两部分。传统医学分为印度医学、中医学和其他传统医学三大部分。由此可知，中医学在补充和替代医学中的重要地位已得到世界的公认。

但就植物药的现状来说，中国并没有与其他国家三分天下。一份国际植物药市场销售额数据表明，美国约占 29%，中国约占 25%，德国约占 18%，日本约占 12%，法国约占 10%，印度约占 5%。所以，在中国以外的市场上，目前国际天然药物市场是以西方植物药和植物提取物为主体的。

中国是天然药物的生产大国，也是消费大国，人均资源相对来说是匮乏的。我们可以做这样一个比较：俄罗斯、加拿大、美国、南美洲、大洋洲和刚果占有 65.7% 的世界森林资源，而人口仅占世界人口的 14.5%；中国仅占有 4% 的世界

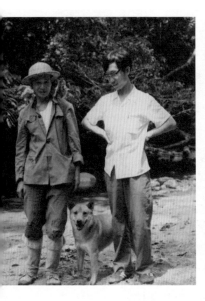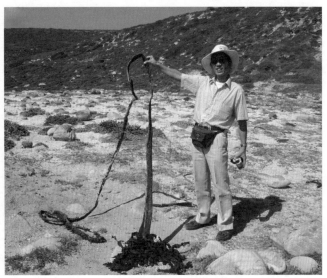

○ 海南尖峰岭原始森林考察（左）
　非洲好望角的大海带（右）

森林资源，人口却占了世界人口的 22%。

在过去 30 年间，我曾多次到全国各地进行中草药资源考察。与 30 年前相比，野生资源的减少、生态系统的破坏令人担忧。世界其他地方的情况也不容乐观，据环保人士估计，如果不加以保护，50 年后地球上约有三分之一的植物物种将消失，许多珍贵传统药用植物资源将日渐枯竭。我们这一两代人如果对资源保护不予考虑、盲目开发，将会成为历史的罪人。

1990 年，我应邀去海湾国家阿曼讲学及考察药用植物。当看到当地脆弱的生态环境和珍稀的大漠植物时，我向阿曼卫生部建议，该国不宜进行药用植物资源的开发与利用。阿拉伯世界如果要引入中医药，优先考虑的应当是针灸。2000 年，我到过西藏，感觉当地多数药用植物也不宜进行大规模开发。

2003 年，世界卫生组织发布了药用植物栽培和采收指南（WHO Guidelines on Good Agricultural and Collection Practices for Medicinal Plants）。药用植物的栽

培对于药用植物资源的保护和持续利用具有重要意义。

中医药的对外交流中，种质资源互换应当是重点之一。如果在国外种植中药，为我所用，将可缓解资源紧张的情况。尤其是当以获取某种中药提取物为目的时，由于有多种技术手段可以控制产量及质量，不必过分强调使用道地药材。另一方面，中国在面向世界传播中医药知识的同时，也应考虑因地制宜地引进国外的药用植物。

[中药外来]

地球上先有植物，后有人类。植物为人类的出现与繁衍提供了良好的自然环境与丰富的资源，是人类赖以生存的基础。人类在长期的生产实践中发现了植物的经济价值与药用价值，并将喜爱和需要的植物带回身边栽培养育。东西交流自古有之。伴随贸易上的互通有无，文化上的相互交流，某些植物巨大的附加经济利益也时常引发贸易之争甚至战争。

张骞通西域，郑和下西洋，把中国的丝绸、瓷器、中药等介绍到了西方。马可·波罗（Macro Polo，公元 1254～1324 年）的中国之旅打开了东西方之间的贸易大门，交流物品中的生姜、肉桂等，成为欧洲人广泛使用的药物和烹饪香料。

翻开唐代的《新修本草》，也可以见到不少外来药，其中有来自印尼的丁香、胡椒，来自大食（今小亚细亚地区）的石榴、乳香、玛瑙，来自波斯（今伊朗）的茉莉、青黛，来自大秦（原罗马帝国）的素馨、郁金，来自西域的仙茅、芥子、马钱子，来自南洋的木香、槟榔等。唐代文学家、药物学家李珣著有《海药本草》，书中载药 124 种，其中就包括一些自外国输入的药物。

唐代鉴真和尚 6 次东渡扶桑，他带去日本的 21 箱 60 种药材现仍完整保存于日本奈良正仓院博物馆，包括麝香、犀角、龙骨、肉苁蓉、大黄、甘草、芒硝等，这些药材已成为千余年前中日医药文化交流历史的实证。

金鸡纳（Chinchona）为茜草科植物，原产于南美洲的秘鲁、智利等地，1693 年传入中国。史料记载，传教士曾使用金鸡纳治愈了康熙皇帝的疟疾。康熙皇帝得知在江苏任职的曹寅患疟疾后，星夜派人送药，但很可惜的是，送药未及，曹寅最终还是因疟疾而亡。

现今我们日常生活中实际上谁也离不开外来植物，如粮食中的玉米、番薯、洋芋（马铃薯）；水果中的西瓜、葡萄、芭乐（番石榴）、番木瓜（木瓜）；蔬菜中的大蒜、胡萝卜、洋白菜、洋葱、西红柿（番茄）、芦笋、花椰菜（椰菜花、西兰花）、西芹、荷兰豆、芫荽、西洋菜；农副产品中的棉花、烟草、胡椒、胡麻。从名字上看，含"西、胡、番、海、洋"等字意味着曾是舶来之物。

经济的全球化与贸易的国际化，使得自给自足的年代已成为过去。中西草药同中有异，异中有同。东西方植物药学有很多可以相互交流的资讯，相互借鉴的技术方法与研究思路。

［其来有自］

西方国家同样有着悠久的植物药使用历史，埃及与希腊等西方文明古国与中国一样积累了丰富的医药知识。

展开历史的画卷，我们可以看到几座天然药物发展的里程碑。

在公元前约一千五百年的古埃及遗物，"爱柏氏纸草纪事"（The Ebers Papyrus）中，记载有芦荟、阿片、薄荷、桂皮、番红花、没药、蓖麻、大蒜等三十余种药用植物。

公元前 5 世纪，希腊医学之父希波克拉底（Hippocrates， 公元前 460～公元前 377 年）在其著作《希波克拉底文集》中提出，疾病是自然产生的现象，应当给患者服用药物，而不应使用巫术。该书收载有约四百种药用植物，如桂皮、龙胆、大黄等，并将医学分为药疗、食疗与香疗三大体系。

公元 64 年左右，有"西方医学之父"之称的希腊医生迪奥斯科理德（Pedanius Dioscorides， 公元 40 ~ 90 年）所著的《药物学》（De Materia Medica）中，记载了超过五百种药用植物，其中有很多现今依然常用，如鸦片、麦角、桂皮、欧洲刺柏、芍药、牛蒡等。此书在欧洲植物学与药学方面的重要影响一直持续到 17 世纪。该书也是已知世界上第一本附有彩色插图的草药著作。

公元 77 年前后，古罗马学者老普林尼（Pliny the Elder， 公元 23 ~ 79 年）编纂的《博物志》（Historia Naturalis）中，收载了约一千种药用植物。

公元 131 ~ 200 年，古罗马皇帝的御医盖伦（Claudius Galenus）著书 20 部， 总结了古罗马的医药体系，记述了 540 种植物药、180 种动物药和 100 种矿物药。由他倡导使用的植物浸膏制剂，至今仍被称为盖伦制剂（Galenical Pharmaceuticals）， 以区别合成制剂。这一时期大约相当于中国东汉的张仲景时代。

此后，直到 18 世纪，西方的药物学知识主要集中在对天然动物药、植物药、矿物药的认识与积累阶段。进入 19 世纪，天然药物王国出现了几个亮点，如吗啡、奎宁、阿斯匹林、麻黄素等。

从天然药物发现与发展的历史可以看出，不仅是亚非拉国家，欧美国家在第二次世界大战之前，几乎还完全依赖植物药治疗各种疾病，许多制剂原料也都来自植物。如第一次世界大战期间，英国军队用稀释后的大蒜汁，涂抹在代替棉花作敷料的泥炭藓上制成急救包，用来包扎伤口，可有效避免感染的发生。实际上， 1820 年出版的第一版《美国药典》主要收载的就是植物药。

［西方草药］

1928 年，青霉素被发现，1943 年开始大规模生产。抗生素的出现带来医药革命，促进了化学合成药物的迅猛发展，同时草药提取物制剂的应用持续下降。许多草药的活性成分尚不清楚，人们开始怀疑某些草药根本不含活性成分。

二战之后，植物药就少人问津了。特别是 20 世纪七八十年代之后，在西方的医药学院，药学研究内容多转向天然药物化学或者合成药物的研究，与植物药密切相关的生药学课程也名存实亡。

转瞬之间 60 年过去了，化学合成药物的弊端逐渐显现，其不可忽视的副作用和对某些疾病束手无策困扰着人类。人们开始反思，传统的植物药再次受到青睐，回归自然的呼声日渐高涨。

过去 20 年中，植物药的需求量急速、持续增长，但是也应当清醒看到，这一增长并不仅仅意味着中药的增长。过去的 20 年也是西草药迅速发展的 20 年，这一结论可以从以下五个方面得出。

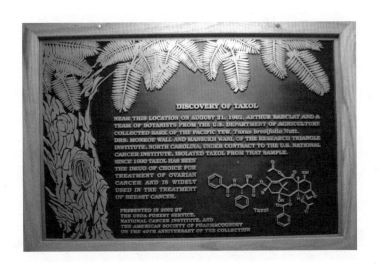

○ 美国科学家从红豆杉树皮中提取出的紫杉醇成分，被视为治癌良药

西方植物药市场销售额逐年上升

据世界卫生组织统计，现在天然药物的市场需求量超过 600 亿美元，并且每年以 7% 的速度增加。预计到 2050 年，市场需求将达到 5 万亿美元。

植物药相关法规陆续出台

近年来，传统医学以及补充和替代医学在发展中国家和发达国家的相应政策相继出台，如 2004 年欧盟《传统药品法》、2004 年美国 FDA《植物药研制指南》等。目前已经制定有关政策的国家占 32%，正在制定的国家占 54%，尚未制定的国家仅占 14%。

政府资助逐年上升

以美国国家卫生研究院（National Institutes of Health， NIH）的资助为代表，补充和替代医学获得的财政预算明显大幅度增加。从 1992 年的 200 万美元，增加到了 2005 年的 1.2 亿美元，增长了约六十倍。但拿到此项资助者，多为西方植物药研究者。

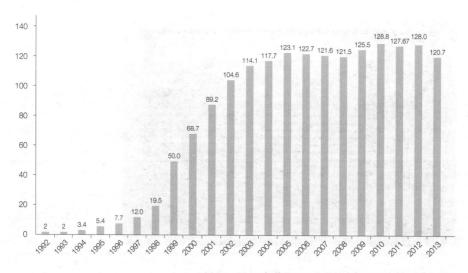

○ 1992～2013 年美国 NIH 资助补充和替代医学的财政预算

研究论文大幅度增加

我们比较了过去 20 年中，常用的 30 种西草药与 30 种中药研究论文发表的数量。可以看到，西草药研究论文的数量明显占有优势。研究论文是一个反映某种课题方向研究力度与深度的重要指标，中药的研究应当加强使用国际学术界认可的语言，应在国际杂志上多发表严谨、优质的学术论文，以便提升中医药在世界范围内的传播与竞争力。

植物药的研发上市

2006 年 10 月 31 日，美国 FDA 批准一种绿茶提取物制剂为处方药，作为外用软膏治疗由人类乳头瘤病毒引起的生殖器疣。这种被称为 Polyphenon E（Veregen）的新药是 FDA 根据 1962 年《药品修正案》条例首个批准上市的植物药。2012 年，FDA 批准了第二个植物药 Fulyzaq（Crofelemer），用于治疗爱滋病相关性腹泻，其主要成分是秘鲁巴豆 *Croton lechleri* Müll. Arg. 的提取物。目前，不少中国的复方制剂在寻求获得美国 FDA 的批准，从而进入美国市场，有的已通过 II 期临床试验，如复方丹参滴丸、扶正化瘀片，但是从研发到上市是一个漫长的过程。

［信息时代］

医药产业是 21 世纪的朝阳产业，这一点似乎为众人认同。近年来，中国的医药企业、医疗产品以及从业人员的数量都在大幅增加，而讯息交流的严重滞后影响着政府的决策和中医药发展的整体进程。应当看到资讯可转化为生产力，资讯也是生产力重要的组成部分。

改革开放以来，一大批中医药学人走出国门，在自己学习、研究、工作的同时，架起了一座座中医药对外交流与友谊的桥梁。他们将自己的所见所闻和亲身感悟传达给国内的同行们，也将世界传统医药发展的经验与教训回馈给国内同行，为祖国的医药事业发展提供借鉴，我曾是他们中的一员。这本书的许多资讯来自我的这些朋友们，主要有薛长利（澳大利亚）、李永明（美国）、窦金辉（美国）、赵凯存（英国）、戴昭宇（日本）等。

2003 年，在香港赛马会中药研究院资助下，肖培根院士和我共同主编了《当代药用植物典》。这一项巨大工程博采古今，荟萃中西，耗时六年。全书共分四册：东方篇两册，西方篇及岭南篇各一册，先后以中（简、繁体版）、英、韩文出版。全书共收录 500 个条目，涉及常用药用植物（含天然健康产品、天然化妆品、天然色素等）约八百种。

书中汇集了每种药用植物有关的古代文献与现代研究资料，包括药用植物资源、化学成分、药理作用与临床应用部分，并着重收集了近十年来海内外的最新相关研究进展，每篇均附有大量、最新的参考文献。书中不但有作者实地考察的收获，也有对老一代科学家宝贵经验的汇总，并对各药物的深度研究开发提出意见。

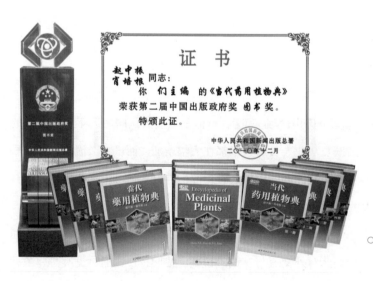

○ 《当代药用植物典》2010 年获得中国出版政府奖图书奖

随着编撰的完成和几种文字版本的陆续出版，这套书引起了海内外医药学界的关注，并得到多方面的支持，先后参加的学者达到数十人。海外如英国、美国、日本、德国、澳洲、印度、新加坡、韩国等国学者先后提供药材资料、照片、标本。这套书的编撰本身就是一次国际间的大合作。

这是一次尝试，让世界了解中国的药用植物，也让中国人了解世界植物药。他山之石可攻玉，期望这套书能够成为东西方植物药研究工作者彼此的"他山之石"。

中餐、针灸、中国功夫、中药美誉海外，有人称之为中国的"新四大国粹"。中医药也正在逐渐成为西方医疗保健体系的组成部分。

中草药与西草药有着共同的化学物质基础、相似的作用机理、共同的医疗保健使命，也面临着共同的挑战，因而更容易相互借鉴与沟通。超越时空的东西文化交流与融合，必将对中西草药的发展起到极大的推动作用。在中药走向国际化的同时，让西方人有机会体会中药的效果与魅力，从而逐渐接受中医药。并提升中医理论在国际上的认知度。正如国医大师颜德馨教授所言："中医要以中药为载体走向世界。"

东 方 篇

东瀛学药十春秋

日本

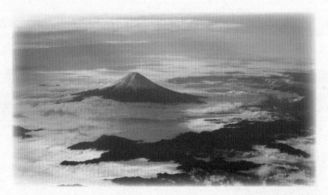

○ 万里高空瞰富士山景

　　20世纪90年代，我在日本生活了差不多十年。那是我人生中精力最充沛、学习吸收能力最强的十年。十年间，我获得了博士学位，在日本企业第一线做了七年中药鉴定工作，积累了中药研究的学识与经验。十年间，对日本文化和日本人民我有了较深入的了解；十年间，异国生活、海外旅行、与各种民族的人接触，这些之前几乎没有的经历使我的人生有了更丰富的色彩。

[扶桑探药]

1987 年 4 月，我第一次跨出国门。当时是应日方之邀，由中国中医科学院选派，作为客座研究员到日本东京药科大学，一年后回国。1990 年底，我再赴东瀛，这一次，攻读博士学位加上工作，一去就是八年多。

药学教育

日本的药学教育初建于明治维新时期，迄今已有百年以上历史，现有的药学教育体系基本上是二战后架构的。

1987 年我初到日本时，全日本有药学院校 46 所，包括国立 14 所，公立 3 所，私立 29 所，每年约有 8000 名新生入学。近年来，因为医药分开，对药剂师的需求增加，现在日本的药学院校已增加到近百所，数量几乎翻了一番。毕业生中大约有 60% 到药厂从事生产或研究，40% 在医院或药房当药师，一小部分人继续深造。

2004 年 5 月，日本修订了学校教育法，6 月修订了药剂师法，规定大学药学教育年限为 6 年，并从 2006 年开始实施。

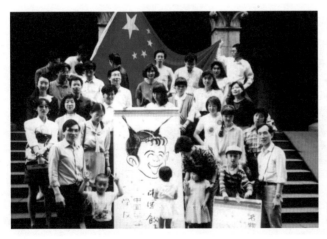

○ 为赈救 1998 年的国内洪灾，中国留学生在东京包饺子义卖

中国的中药专业教育相对于其他专业，有自己的独立性，同时又与其他专业具有统一性。例如，基础教育方面，有特为中药专业编制的数理化、医学相关学科的教材；专业教育方面，学习内容基本上全国统一，有统编教材，学时相近，考试内容大同小异；近年来还有分科越来越细的趋势。日本的汉方医药教育并没有独立的教育体系，而是融入西医西药学的体系之中；药学专业没有分科，教学内容包括汉方药学，学生可根据兴趣选修不同的课程，毕业实习时选不同的研究室，从而确定自己的专业方向；教材相对多样化，教材的内容应用性较强。例如，日本的外来药物很多，其临床使用的植物药，除了源于中药的汉方制剂、进口的中草药外，还有很多西方草药，所以日本生药学教材涉及的内容非常广博。

我所在的东京药科大学是一所具有百年历史的老校，也是私立药学院校中规模最大最典型的一所。中国生药界的老前辈赵燏黄先生早在辛亥革命时期曾就读于此。该校创立至今已有两万余名毕业生，如今大都活跃在日本的药学界。

日本大学的研究室相当于我们的教研室，有生药、药理、药化等不同的学术领域。每个研究室通常实行4人编制，即教授、副教授、讲师、助教各一人，其余则均为流动人员。流动人员的构成多为博士研究生、硕士数人研究生，毕业实习生数人到十几、二十人不等，以及国内外进修生。在这里，各研究室的面积、大

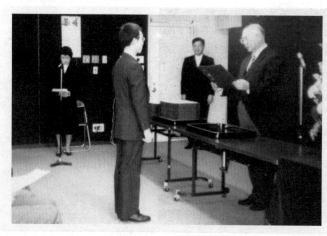

○ 作者在东京药科大学获药学博士学位

型仪器投资、基本科研费用都是相当平均的，打个通俗的比喻——大家在同一起跑线上。

这样，一个研究室发展的过程就成为：哪个教授及其团队能力强、成果多，凝聚力就强，前来学习的学生多，经费随之增加；有的进修生还带钱进来。人才多，经费多，成果就多，在社会上知名度上升，前来支持、赞助、找毕业生的企业就多，呈现良性循环。这个过程也是一个竞争的过程，内部的竞争使得本学术领域的教学科研水准提高，外部的竞争拉开了各研究室间的差距。有成绩的教职员就有机会另谋高就，甚至有能力另辟战场，使相关学术领域发展壮大起来。

我在日本走访过不同的大学，感觉情况大致相同，即在竞争中求生存，在竞争中求发展。

科研战术

在赴日前，我读了一些介绍日本的书籍。人们分析战后日本经济迅速发展的原因时，无不提到日本人总是紧盯着别人最新的科技成果，及时消化吸收，然后迅速赶超上去。到日本后，我对这一点有了切身的体会。在日本的十年中，总有一种追人与被追、盯人与被盯的感觉。

日本的学术活动十分活跃，经常化、制度化是其特点。如我所在的研究室，每周三下午有两个小时的学术讨论会，教员、研究生、进修生轮流汇报自己的研究进展。报告前，主讲人将自己的讲稿提纲发给大家，报告后大家就所讲题目从不同角度讨论，发表质疑，气氛活跃，有时争论得十分激烈。通过讨论，集思广益，完善实验设计，使研究的速度加快，论文的质量提高。

研究室中每人的生活规律、工作节奏是不一样的。除了上课和参加汇报会，多数时间由自己安排。愿玩，还是愿加夜班，无人干涉，但在汇报会上每人是要展示成果的。由于每人隔一两个月就会轮到一次报告，谁也不敢到时候两手空空站在那里，所以必须自己暗中加紧准备，这便是典型的日本"外松内紧"式管理。

快，是我对日本的另一个印象。在研究中只要有好苗头出现，他们就马上抓住。导师对有价值的题目，会全力支持。我能在赴日才两个月的时间内就将第一篇论文完成，不能不说是得益于这个"快"字。

东京药科大学内的植物园建在一座小山丘上。这里有木兰科十余种植物，大学的学生食堂也是以木兰为名的。我所在研究室时任教授指田丰，因发现了木兰科植物中的和厚朴酚（honokiol）而获得博士学位。指田教授告诉我："学校内的树皮标本，随便任你采；校外需何标本，我开车带你去采。需要实验用品，尽管作计划，经费问题不用考虑。"

有了指导教授的支援、便利的实验条件以及管理和辅助人员的尽职帮助，我的关于日本厚朴的植物形态研究和后来树皮年轮的研究进行得很快，64 个样品的采集、上千个切片的制作，全由我一个人在短时间内独立完成。研究从此起步，接着在研究室汇报阶段性结果，再参加日本全国性学术会并作报告，然后发表论文，感觉一路在跑。

日本大学在教学、科研、应用几方面环环相扣，使得学校能够既出人才，又出成果，与企业的关系也比较密切。

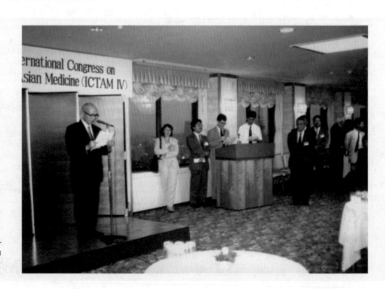

○ 日本汉方医学泰斗
  矢数道明博士在中
  日医学交流会上

药店一瞥

日本的很多词典和教科书都将"中医学"直接译成"汉方医学"，其实这是不准确的。中医学与汉方医学有很大区别。从历史源流看，汉方医学是中医学的一个海外流派。公元3世纪开始，中医学经朝鲜半岛传入日本，其后成为日本传统医学的主体。到了两百多年前的江户时代中期，为了与从荷兰传入的西洋医学"兰方"以及日本自古以来的民间"和方"相区别，源自中国的传统医学在东瀛便被称为"汉方医学"。

从明治初年（1868年）起，日本法律上对汉方医药加以限制。直到20世纪70年代，汉方药的临床应用限制才宽松起来。2008年9月30日，日本厚生省发布了汉方制剂注册的新规《一般用汉方制剂审批基准》，并从10月1日起实施。新规将汉方成药的使用分为三类：第一类属于医疗用汉方制剂，是148个汉方经典处方的提取浓缩散剂，此类药品须经医生处方才可使用，有名的如小青龙汤、小柴胡汤、麻黄附子细辛汤等。药费主要由社会医疗保险金支付，个人只承担少部分；第二类为一般用汉方制剂（OTC），210个处方，病人可到药店自由选购；第三类为其他含生药原料的制剂，称为生药制剂，包括中成药。日本津村药业是日本汉方制剂的最大生产企业。

日本市场上的中成药是由中国生产输入的，有的经日方重新包装销售。目前在日本市场上可见的有一百多个品种，主要有片剂、丸剂（蜜丸、水蜜丸）、胶囊剂、颗粒剂等剂型。

从数量和影响力上看，四川华西医科大学制药厂生产、日本星火产业株式会社销售的冠元颗粒首屈一指。冠元颗粒是在中国冠心II号方基础上加减而成的复方颗粒剂。该产品自1990年正式进入日本市场以来，在汉方医药市场上引起轰动效应，销售量逐年上升。现在，汉方药越来越受欢迎，经营汉方药的店铺遍布全日本。日本的汉方制剂已出口到世界许多国家。

现在日本天然药物的市场销售额约为1600亿日元，但其中从中国进口的中

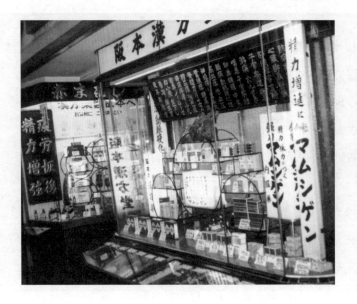

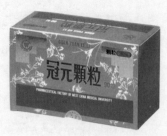

○ 日本的汉方药店与
  中国产品冠元颗粒

成药所占比例在 10% 以下。日本现有药店 6 万余家，但经营从中国进口中成药的药店不过千余家。中国的中成药在日本市场上的占有率低、销售网站少。从时间看，中成药打开日本市场已长达几十年；从民众用药习惯看，日本人人皆用汉方药，来自汉方药祖先之地的中成药却没有得到普遍接受。可以说，中成药在日本的发展不尽如人意。

［登富士山］

富士山，海拔 3776 米，是日本的第一高峰，也是日本国的象征。这座火山最近一次喷发是在三百多年前，现在山顶终年积雪，山下有温泉、瀑布、风洞、冰穴等 36 景。雨后初晴，薄云缭绕，时隐时现的富士山峰真有几分神秘的色彩。很多去过日本的人都上过富士山，但真正到达山顶的却不多。所以，容我赘述这一经历。

我一直想登上富士山顶，但总没能成行。转眼又到 1996 年的封山季节，9 月的连休是最后的时机，不能再错过。我打定主意，就和几位朋友一同行动了。出发那天，受台风影响，风云突变，我们的车子冒雨在高速公路上多走了两个小时。等到了富士山脚下，已过正午。车沿着盘山公路蜿蜒而上，到了海拔 2300 米的富士 5 合目公路尽头时，就只能见到低矮的杜鹃等小灌木了。雨还在下个不停，天也渐渐黑了下来，到了晚上 8 时多，我们只好在车内"下寨"，待机而发。

　　午夜零点，我们在夜幕中出发了。刚上路就见两道手电光迎面而来，真是莫道君行早，更有早行人！来人是两名老者，他们也为圆梦而来，走到半山腰时迷了路，又转回来了。老者向我介绍，他们已经是第 6 次来富士山，前几次或因逢雨，或因高山反应身体不适而没能成功，今天再来挑战。富士山从山脚到山顶，共分 10 段，每一段叫作"合目"，也就是 10 大步的意思。公路只到 5 合目，人们攀登富士山一般从这里起程。

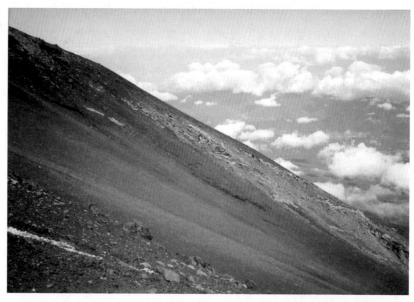

○ 蓝天白云映衬下的红色火山灰

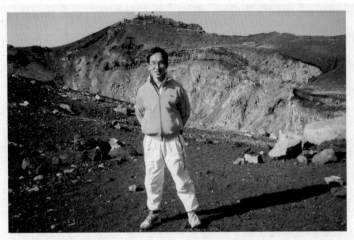
○ 富士山在我的脚下

　　听了老人一席话，大家劲头十足，争相一试身手。五六合目的路较好走，我们只用了1个半小时便顺利跨越。山上的风很大，似乎一下子便把云全吹散了，满天的繁星骤然间显得那样的明亮，离我们那样的近，想不到富士山的夜空竟是如此的绚烂。朋友们望着银河，找着北斗七星，要不是阵阵寒风袭来，还真好似在天文馆中。

　　7合目以上，山路巉峻，草木皆无，脚下是无规则的大块火山岩，若不是借助铁索，还真难以上攀。路上"注意落岩"的木牌更增加了几分紧张感。我们深一脚浅一脚地向上挪动着。到了8合目，海拔高度已经3350米，空气渐渐稀薄，气压只有山下的60%。不知不觉中东方的天际已逐渐分明，天空也开始由暗变明，又由明变暗。我急忙拿出照相机，把这瞬息万变的奇异景色摄入镜头。此时只见一轮红日喷薄而出，朝霞一下把富士山映成了橙红色，那气势炽烈迷人。

　　我们稍稍喘了喘气，又继续向上攀，当到达海拔3500米的9合目时，天已大亮，9合目一带已经都是火山灰渣了，偶有人从山顶跑下，后面留下一道红烟。富士山顶已经近在眼前。最后的半小时，也是最艰难的冲刺阶段，登山者中有人一边喘着粗气，一边大口嚼着巧克力补充能量，也有人斜倚在火山岩上吸着氧气，但大家都凭着毅力继续向上攀登。

终于，我们登上山巅。雨后初晴，一缕缕残雪在阳光下泛着银光。环顾四周，昨夜的雨水已结成了一根根晶莹粗大的冰柱，牢牢地倒挂在黑黑的火山岩上。展现在我们面前的是一个直径大约五百米的凹陷火山口，岩壁断层中有黑有红，有白有褐，色彩斑斓。脚下的火山灰使人感到似乎岩浆仍在流动。

［药学摇篮］

没到过日本的人，很容易把富山与富士山混为一谈。实际上，富士山位于日本的关东地区（临太平洋一侧），富山则位于日本的北陆地区（临日本海一侧），是一座依山（立山）傍海（日本海）的小城市。富士山是日本的象征，而富山是日本国际贸易的要塞港口，有 40 万人口。富山最值得夸耀的是，拥有 300 年历史的传统药业。如果将富山在日本传统药学界的标识作用比作富士山，恐怕一点也不为过。

1987 年，我跟随恩师谢宗万教授，前去富山医科药科大学和汉医药学综合研究所，拜访日本著名的生药学家难波恒雄教授，并寻访日本保存的中国医药古籍。转眼间 22 年过去了。2009 年初冬，我第二次去富山，参加第 12 届国际传统医药论坛。故地重游，想到两位老前辈已经驾鹤西去，心中十分感慨。

传统药学发祥地

凡到访过富山的人，哪怕只有一天，也一定会对一个半中半日的词"反魂"留下深刻印象。富山不少产品的名称中常有"反魂"二字，以至人们提到这个词，马上就会联想到富山。

"反魂丹"译成中文应为"还魂丹"，指此药有起死回生之效。关于此药的

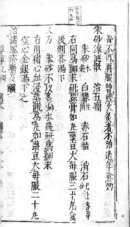
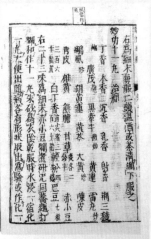
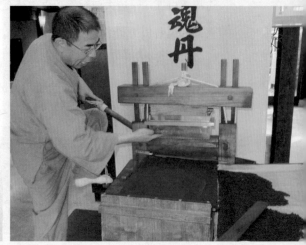

○ 《儒门事亲》中关于"妙功十一丸"的记载（左）
富山市的药商在因循古法制作返魂丹（右）

来源有多种说法，多数人认为这是日本江户时期的日本古方。但经过考证，我比较倾向此药来自于中国金元时期。

"反魂丹"应源自中国金元四大家之一暨攻邪派代表人物张从正的《儒门事亲》。原方名为"妙功十一丸"，主要用于治疗"痫证"，药物组成包括丁香、木香、莪术、沉香、乳香、麝香、荆三棱、牵牛子、黄连、雷丸、胡黄连、黄芩、大黄、陈皮、青皮、雄黄、熊胆、甘草、赤小豆、白丁香、轻粉、巴豆等二十多种植物、动物与矿物药。

"妙功十一丸"由曲直濑道三的弟子玄朔引入日本并加以改进，加入龙脑、冰片、连翘、缩砂等药物，更名为"延寿反魂丹"。明治时期，由于毒剧药管理条例的限制，去除了含砷的雄黄，逐渐演变成今日的处方。

在江户时代，富山藩王前田正甫（1649～1706年）因腹痛难忍曾服用反魂丹，立见奇效。此后他常随身携带此药，并介绍给其他藩王，受惠者众。一时间，各地来富山求此良方者络绎不绝。于是，富山藩王命当地药商制作生产，以应全国之需。富山药商们以此为契机，将反魂丹的制造、贩卖、宣传一体化，还将行销网络布及全国。明治时期达到鼎盛，庞大的行销队伍曾经发展到12000人。他们不辞辛劳背着柳条筐走遍列岛，使此灵丹妙药风靡日本。

富山的药商还采用了"家庭配置"方法（后付款制度）售药，有点像现今的信用卡付款方式。具体做法是，在患者家中放置一个保健盒，年底根据使用药量来收款。这种灵活独特的售卖方式，使得富山药商脱颖而出，加之日本胃肠道疾病多发的特点，反魂丸在日本成为家喻户晓的必备胃肠药，300年来长销不衰。

药都文化

在富山，草药的痕迹无处不在，就连车站下面的地下通路墙壁的瓷砖上也镶嵌着草药图片。从出租司机到售货员，无不以自己是药都人而自豪，人们的言谈话语中总是离不开药，整个富山弥漫着传统医药的文化气息。在富山机场的候机厅，我买过一包名为"反魂旦"的小点心，不禁感慨，一个古方不但成就了一个城市，而且为其他产业所用，真是风光无限。

小小的富山还有众多博物馆。1965年，富山开设了民俗民艺村、乡土展示馆。那里服务设施齐备，免费车辆穿梭其间；图文并茂的解说书中不但有日文，还备有英文、韩文、中文版本，随手可取。当地居民利用江户中期卖药商的仓库，开设了售药资料馆。馆内将富山300年来的医药史料，从制药工具、招牌、药箱到包装纸、信仰、礼节用品无一不收；研究者用尽心思，挖掘这些史料的价值。此地已被日本政府列为重要的有形文化遗产加以保护。

在日本生活的十年中，从北海道至九州，我几乎走遍了日本的大小城市，唯富山纯朴务实的民风，使我难以忘怀。

在富山，我还走访了一家叫做池田屋的老药铺，这里是反魂丹的陈列室，同时仍在制药、卖药。在一楼的售卖大厅，展示有店内制造的二十多个传统药物品种，以及新推出的草药茶，如鱼腥草、杜仲叶、银杏叶、桑叶等茶。这里能见到日本传统医药产业制造的两百多个产品。店主人向我介绍说，店内二楼还在筹建药膳部与食疗教室。在向我详尽介绍了店内情况后，店主人还专门为我现场表演了丸剂的全部制作过程。

出门时，店长问我会不会骑自行车，然后找来一辆自行车。他告诉我，在富山市内，可以随意在任何一家便利店借车、还车，而且不用花一分钱。我信马由缰地骑车缓行，饱览富山民俗民风，好不惬意。不觉之间，我来到了富山港旁的岩濑古镇，这里保存有几百间江户时期的民居。古朴的街道在深秋红叶的映衬下显得洁净肃然，木板房前悬挂的串串鱼干，使人彷佛又回到了江户时代。我想找个人拍照留念，等了约莫 5 分钟，才见到一位骑自行车的老妇人经过。

历史与文化，是最具凝聚力的药之魂。三百年前一个反魂丹，兴起了一个日本药都，开拓了日本的传统药业。中国是中医药的发源地，与其他国家和地区相比，中医药有关的史料最丰富、文物最多彩、无形文化遗产最丰厚。我到过中国内地主要的药材集散地，还有韩国、新加坡以及中国台湾、香港的药材市场，

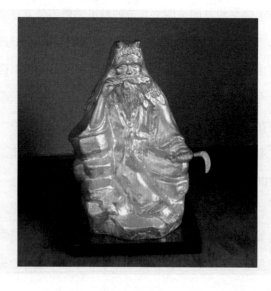

○ 金冈邸博物馆收藏的神农金像

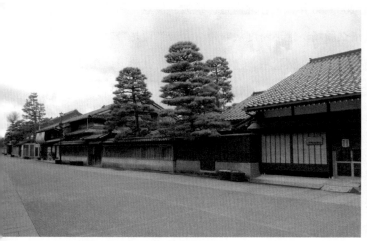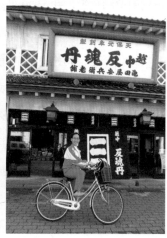

○ 宁静的古镇真似远离闹市的世外桃源（左）
　古镇单车自由行好不惬意（右）

但觉得没有哪里对药物传统文化像日本如此"精耕细作"。我越来越感到在中医药传统文化的继承与传播上我们要做的事情还有很多，而来到富山，这种感受尤深。

［中药栽培］

作为传统的农耕民族与农业国家，日本的种植业较为发达。但日本国土狭窄，地价昂贵，生产成本高，一般进口生药的价格远比日本国内栽培便宜。然而，外国的资源毕竟是他人之物，并非取之不竭。如何应对非常情况，对日本生药界来说是一个长期的研究课题。日本有关方面已经认识到生药质与量、供与需的矛盾。随着近年日本汉方药制剂产量的上升，生药的需求量不断增长，这种危机意识越来越强。

为指导促进药用植物栽培业的发展，日本厚生劳动省成立了专门的药用植物栽培与评价方针制定委员会，农林水产省也制定了相应的开拓山地种植药用植物的奖励政策，并于 20 世纪 20～80 年代，在北海道、筑波、伊豆、和歌山、种子岛建立了五个药用植物栽培试验场，地理跨度从寒带、温带到亚热带。各栽培场经营至今，均建有标本馆、种子库、试验室、温室、堆肥池、试验田，在良种选育、种子保存、栽培技术、病虫害防治、组织培养等方面进行了综合研究。此外，他们还同世界上五十多个国家约三百个研究所建立了种子交换关系。

在学术方面，近年有关生药资源、栽培、质量评价的综合讨论会在各地不断举办。一些农学专业的学者也开始向药用植物栽培方面转向。厚生劳动省每年在茨城县召开一次学术讨论会，并组织对重点生药的栽培资料进行总结整理，现已出版《药用植物栽培与质量评价》10 册，共收录 53 种生药，体裁规范，数据详尽，学术性和应用性强。

在生药主要栽培地——北海道，日本第一大制药企业武田会社药用植物园的专业技术人员，与当地药农密切合作，参与技术指导，同时每年都有大量研究论文发表。可见日本在药用植物栽培生产与科研的相互促进方面，正进行着积极努力。

我通过实地考察认为，日本作为从中国进口生药最多的国家，栽培生药的历史短，可供选育的生药品种也远不如中国，其生药的生产仍以重点品种为主，一些地域性强的品种如甘草等，只限于试验范围，不会大规模推广。但他们能将现代农业栽培技术移植到药用植物上，栽培技术不断改进，逐渐筛选出一些质量较优的品种，可以说在日本已出现道地药材。以大黄与当归的栽培为例，日本大黄的主要栽培品种为掌叶大黄 *Rheum palmatum* L. 和信州大黄 *Rheum coreanum* Nakai，后者为掌叶大黄与朝鲜大黄 *Rheum coreanum* Nakai 的杂交种。日本的东当归 *Angelica acutiloba* Kit. 亦有两个栽培品系，一个是主产于奈良县、富山县的大深当归，另一个是主产于北海道的北海道当归，两者质量均优。

[品种异同]

中日两国不仅是一衣带水的近邻，而且在文字和医药方面也有许多共同之处。早在唐代，两国就在药物学方面有所交流，至今日本正仓院博物馆还保存着不少中国唐代传去的药物标本。至于本草书籍，在日本就更多了。但是，由于国情的不同和时代的变迁，某些药物在两国之间虽然药名相同，但品种有异。了解这些情况，有助于双方的技术交流。

中日生药品种间的同名异物

中日生药品种同名异物者较多，同名异物的现象在常用大宗品种中的情况如表 1 所示。

○ 表 1   中日药用植物差异举例

中药名	中国用原植物	日本用原植物
川 芎	*Ligusticum chuanxiong* Hort.	*Cnidium officinale* Makino
黄 连	*Coptis chinensis* Franch.	*Coptis japonica* (Thunb.) Makino
当 归	*Angelica sinensis* (Oliv.) Diels.	*Angelica acutiloba* Kit.
厚 朴	*Magnolia officinalis* Rehd. et Wils.	*Magnolia ovata* Thunb.
薯 蓣	*Dioscorea opposita* Thunb.	*Dioscorea japonica* Thunb. *D. batatas* Decne

中日植物汉字名称差异

日本的文字源于汉字，生药汉字名称上的差异，为中日生药品种差异中的一种特有现象，也属生药同物异名范畴（品种举例见表 2）。

中文名	日文名	原植物
鱼腥草	十　药	*Houttuynia cordata* Thunb.
绞股蓝	甘茶蔓	*Gynostemma pentaphyllum* (Thunb.) Makino
北沙参	浜防风	*Glehnia littoralis* Fr. Schmidt ex Miq.
儿　茶	阿仙药	*Acacia catechu* (L. f.) Willd.
紫　草	紫　根	*Lithospermum erythrorhizon* Sieb. et Zucc.
丁　香	丁　子	*Syzygium aromaticum* (L.) Merr. et Perry
土茯苓	山归来	*Smilax glabra* Roxb.

学名上的异名问题

植物的拉丁学名为国际上通用的唯一合法名称，但由于历史原因，中日生药中可见到不少来源相同，拉丁学名却不一致的情况。与汉字名称上的异名相比，这种学名上的异名现象较为少见，但若不注意则易误解成两种植物，特别是在引用英文的学术著作时更应加以注意。例如防风，中国用 *Saposhinikovia divaricate* (Turcz.) Schischik.，日本曾多用 *Ledebouriella seseloides* Wolff。白术中国用 *Atractylodes macrocephala* Koidz.，日本用 *Atractylodes ovata* DC. 等。

除以上所涉及的植物药之外，矿物药中的滑石，《中国药典》记为滑石（硬滑石），日本用英文记录为 Talc，收入药局方，其主要成分为含水矽酸盐及镁盐。日本药局方用汉字记载的滑石，则是指中国的软滑石，另分条目收入，主要由含水矽酸盐和铝盐组成。动物药中的蝮蛇，日文汉字名称为"反鼻"等。

与生药品种相关的问题

中日两国对某些生药药性的认识不同，有时同一植物以不同的部位入药。如中国用 *Artemisia capillaris* Thunb. 的幼苗作茵陈，有地区用其全草作青蒿，日本则用其果穗作茵陈蒿。

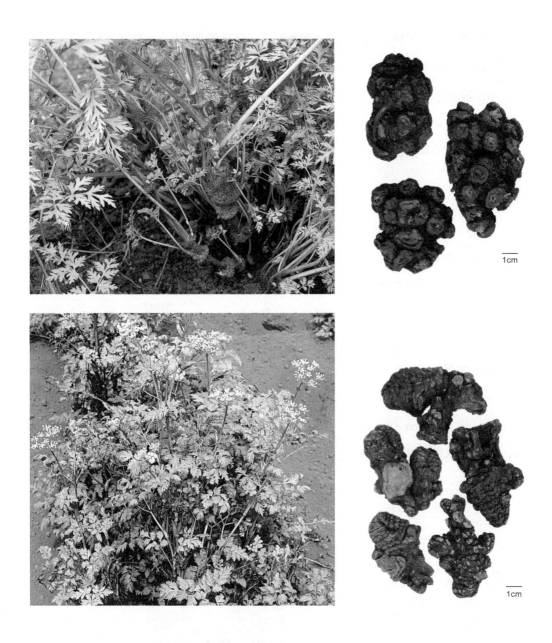

1cm

1cm

○ 中国川芎（原植物）（药材）（上）
　日本川芎（原植物）（药材）（下）

有些生药在中日两国用途不同，如阴行草，全草在中国北方称作刘寄奴，用于清热利湿，活血化瘀；而日本则用其根作漏芦，清热解毒，消肿排脓。

中国使用的生药在数量上大大超过日本，与此同时就出现有很多在中国为多源，而在日本则为单一来源的生药，如紫草、钩藤。不过，日本也有一些独特的民间药，如水冬瓜、麻枥等。

差异浅析

造成中日生药品种差异的原因，有历史地理因素，如有的植物书中虽有记载，但在该地区并无分布。有文化文字因素，如一些生药名在引用中国汉字名时有所改动（如表 2 中的紫草和丁香）；有的张冠李戴与中国的原生药材相去甚远，如胡萝卜在日本的汉字名为人参；有些生药名古代传入日本而中国现已不用，如蝮蛇日本沿用"反鼻"一称；还有自创的日本汉字名，如藻类植物的加工品琼脂，在日本称为寒天等；更有一些转译、误译的生药名，如中药椿根皮的基原植物为苦木科臭椿，别名樗 *Ailanthus altissina* (Mill.) Swingle，原产于中国，传入欧洲后被称为 Tree of heaven Ailanthus，再传到日本，日文名根据英文意译为"神木"。这样形成的汉字名与中文汉字名已几无联系。

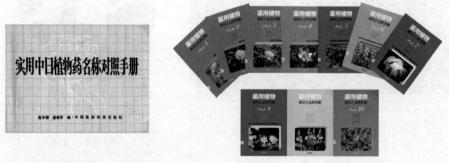

○《实用中日植物药名称对照手册》（左）
日本厚生省组织编写出版的《药用植物栽培与质量评价》（右）

随着现代植物学的发展与普及，中日两国学者都认识到生药与原植物之间应有清晰的关系，要以国际上通用的植物拉丁学名为基础进行整理研究。白井光太郎等对日本《大和本草》进行了学名的考证与注释。中国学者对生药品种和本草学的研究，也澄清了许多生药品种的混乱。我与同事唐晓军先生曾整理出版了一本《实用中日植物药名称对照手册》，相信通过不断的学术交流与对照试验，中日之间的品种混淆现象会逐渐得以澄清。

[医药协会]

在日本时，我有一个特别的专业之家——在日中国人科学技术者联盟医学与药学协会。在"架桥、务实、贡献"的活动宗旨下，这里聚集了一批学术上有所建树，又肯奉献的海外学子。1996 年 6 月，协会发起成立之际，承蒙大家信赖，我被推选为会长。

说起我们这个家，我眼前马上浮现出一张张生气勃勃的面孔。

戴昭宇是协会里的文豪，他当时在东洋学术出版社负责日文版《中医临床》等中医书刊的编辑工作，在协会活动中尤其注意人才资讯的收集，对在日中国医药学者的状况了若指掌。在他的主要策划下，编著《日本传统医药现状与趋势》项目得以启动。我还记得，1997 年在该书编纂过程中，不巧昭宇博士生病住院，他就将一摞摞书稿带到了病床上。在该书出版之际，一度遇到经费不足，又是他瞒着大家，捐出十万日元。1999 年我离开日本后，医药协会在他的领导下继续向前。

陈乃宏，负责会员组织。发起成立协会时，他正在为攻下博士学位做最后的冲刺。但他不吝时间，默默无闻地为大家服务。回国后他任职于中国医学科学院药物研究所，成为中国药理学会补益药药理专业委员会主任委员。

倪健伟，思维敏锐，作风干练，把会刊编辑得像自己的博士论文一样漂亮。

现在，他依然是新药研发领域的技术骨干，在中日两国的业界受到关注。

徐明，早在协会成立前便在日本关西地区创办了中国人分子生物学会。他温文儒雅，被称为协会内的最佳会议主持人。现任中国中南大学分子药物与治疗研究所所长。

韩晶岩，充满能量与激情，里里外外一把手。他在庆应大学攻读医学博士期间，于东京操办起辽宁中医药大学日本分校。近年，他就任北京大学基础医学院中西医结合系主任，是中药与微循环研究领域的学科带头人。

刘克辛，毕业于东京大学，多才多艺，在日本期间，曾参与出演中文电视台的健康咨询节目。回国后，担任大连医科大学药学院教授和院长。

夏宝森，为人诚挚，性格沉稳，堪称协会中的老大哥。在协会集体编著《21世纪世界分子医药学前沿》（天津科技出版社，2001年）一书的过程中，以及促成协会与天津医药集团的系列交流活动中，发挥了举足轻重的作用。

何仲涛，是来自湖北省的一位经由日本笹川医学奖学金推荐的名医。他在东京创立了自己的诊所，病人上至日本前首相，下到普通百姓。何先生更是一名妇

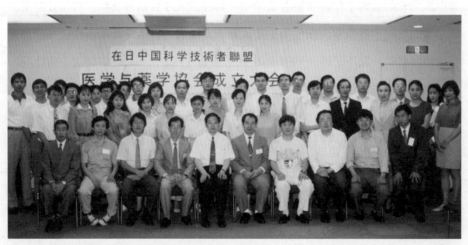

○ 在日中国科技工作者联盟——医药协会成立大会

科专家，尤其长于不孕症的治疗，在日本有"送子观音"之美誉。因何先生在台湾的积极联系，还促成了医药协会代表团于1998年的访台交流活动。

正是因为有这样一批中坚力量，协会才越办越红火。当年协会的一百六十余名会员中，有中医，有西医，有搞基础的，有从事临床的，内、外、妇、儿、五官、针灸、气功、中药等各专业俱全。学会活动是以学术为中心开展的，我们曾不定期地召开了多次规模不一的学术研讨会；还多次为在日中国人提供义务医药咨询，充当海外同胞的健康保健顾问。

学会自成立之日起，时刻关注着国内中医药事业的发展，热望着为促进中日医学交流，加快中医药事业的振兴与中医药学走向世界的步伐而群策群力。会员们认为，在力争使中医药走向世界的千头万绪中，加大力度掌握国外最新的第一手资讯与动态是至关重要的。为此，协会决定邀请日本专家、学者，共同编著一部《日本传统医药现状与趋势》。会员们根据自己身居海外，深入教学、研究、生产第一线的切身体会，探讨总结中日两国传统医药学间的异同，日本汉方医学在现代化进程中的经验与教训，并介绍了日本的医药制度、法规，制剂技术与生产管理等。同时，该书也全面介绍了日本传统医药学的概况，促进了中日两国医药学领域的相互了解。该书更有矢数道明、川濑清、真柳诚等26位日本著名医学专家担当顾问，中方执笔专家有54位，日方作者41位。1998年，该书由华夏出版社出版，在首届世界中西医结合大会上，作为身在海外、心系中华的儿女献给祖国母亲的礼物。

此后的2000年，在进一步充实和更新内容与相关图片的基础上，该书繁体修订版《日本传统医药学现状与趋势》上、下两卷本，由亚洲医药出版社在香港再次推出。这本由中国旅日医药学者主编、日本传统医药界人士参与编写的专著，被中日两国众多专家评价为迄今最客观、最全面的介绍日本传统医药现状和发展趋势的好书。

我们的会员在成长，不少人从学校走向社会，已经成为海内外中医药界的栋

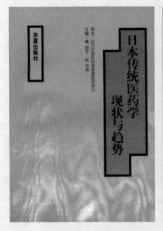
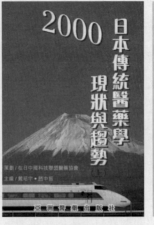
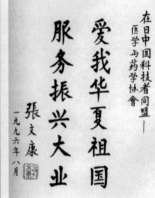

○ 《日本传统医药学现状与趋势》简、繁体版（左、中）
　前卫生部部长张文康为医药协会题字（右）

梁之才。有的创办了自己的公司、药店、针灸诊所、医院以及学校。许多学术领域的老会员，后来事业都有了新的发展，除了前面所述，还有很多，这里仅就所知简记如下：杨凌（中国科学院大连化学物理研究所研究员）、姜志宏（澳门科技大学药物及健康应用研究院院长）、迟玉明（北京同仁堂中药研究所所长）、王铁策（黑龙江中医药大学医史学教授）、梁永宣（北京中医药大学教授、图书馆馆长，中华中医药学会医学史专业委员会主任委员）、杨智钧（香港浸会大学中医药学院副教授）、刘园英（日本北陆大学药学部教授）、李建新（南京大学教授）、李小康（日本国立成育医疗研究中心研究室主任）、杨维兴（日本明治制果中国投资公司总经理）、吴坚（日本日清奥利友中国投资公司总经理）、胡梅（香港卫生署中药主任）、郭佩玲（浙江中医药大学日本分校校长）、袁世华（杏林中医药情报研究所所长）、张亨（协会第三任会长，中国联想集团养老事业部负责人）……当年我们聚是一团火，现在大家分散在各地是满天星。

　　相信我们每位曾经经历过这段时光的会员，都会留下难忘的记忆。我们的医药协会，也将载入中日两国医药交流的史册中。

［共步杏林］

1996 年 10 月 12 ～ 24 日，日本药史学会 "探访医药史迹之旅团" 一行 20 人到访中国，进行医药史迹的考察与参观。在此以前，日本药史学会已经举办了4 次探访医药史迹的旅行，其探访地均在欧洲，在中国举办这样的学术旅行还是第一次。

作为中日双方药史学会的秘书，我与东京药科大学的川濑清教授牵线，共同促成了这次中国传统医药之旅。这次活动由时任中国药史专业委员会主任、中国中医科学院医史文献研究所所长郑金生教授担任全程学术指导。

日本药史访华团访问的首站是中国中医科学院，成员们先后参观了西苑医院、医史文献研究所医史博物馆、中医药资讯研究所、图书馆及中药研究所等单位。

在中国中医科学院图书馆，老馆长薛清录教授专程前来，向日本学者展示了《本草纲目》的首刊金陵本珍本。当善本书库大门开启的那一刻，一股樟木香味扑鼻而来，大家惊奇地看到， 6 万册线装古籍被完好地保存在一排排特制的樟木藏书柜中。

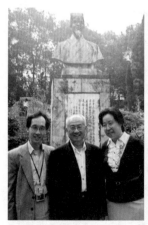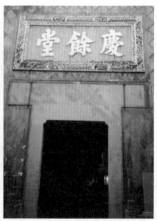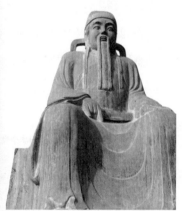

○ 笔者与钱超尘教授（中）、梁永宣教授（右）在蕲春（左）
杭州胡庆余堂（中）
陕西耀县药王故里孙思邈石雕像（右）

当日下午，中国药史专业委员会主要领导人：马继兴、谢宗万、宋之琪、郝近大及原中药所所长原思通、章荣烈研究员等学者在座。日本药史访华团中有好几位学者都来过中国多次，新老朋友共聚一堂，共话友情，气氛非常热烈。中国药学会的老前辈陈新谦教授当场赋诗一首：

> 昨宵喜见烛生花，今日欣迎倍仲麻[1]。
> 太白深情悲碧海，高僧六渡授香袋[2]。

在杭州，我们访问了著名老药店胡庆余堂及该堂的药史博物馆。胡庆余堂是一座百年老药店，始建于清同治十三年（1874年），"胡庆余堂雪记国药号"是中国南部规模较大，以全面配置中药成药为特色的中药店，其名气可以与北京的同仁堂相媲。建筑所用的材料均为当年修建颐和园所余，大厅内悬挂的字画、摆放的太师椅、张贴的一幅幅对联，件件皆是文物。其古色古香的传统中药店建筑及陈设至今完好无损。该店在1988年被国务院列为全国重点文物保护单位，又辟为中国第一座中药博物馆。

在胡庆余堂，日本朋友们领略了古代中药业的风貌，他们惊异地观赏着迷宫似的老药店，对其精美的建筑、丰富的药史内涵赞不绝口。访华团一行还观看了"百刀槟榔"的切制表演，参观了展示室内用于制药的金锅、"戒欺"的厂训、药膳制作以及标本室中陈列的丸散膏丹和胶露油酒等成药。

---

1 倍仲麻，即阿倍仲麻吕，为日本奈良时代的遣唐留学生之一。后在中国参加科举考试，高中进士，留唐任多项要职，是出身日本的唐朝政治家、诗人，在中国时取汉名晁衡。晁衡渡海时，所搭乘的船一度下落不明。诗人李白误以为友人已经遇难，悲痛地写下了七言绝句《哭晁卿衡》，表达了对他悲切的思念之情，历史上传为佳话。

2 唐代鉴真和尚为弘扬佛法，六渡日本，历尽艰辛，终于在754年抵达日本，带去麝香、沉香等香药，在彼邦传授佛法及中医药学术。

告别秋色满西湖的杭州，考察团抵达古都西安。秦兵马俑令日本学者感叹不已。参观陕西中医学院医史博物馆后，大家又兴致勃勃地驱车来到向往已久的唐代名医孙思邈的家乡耀县参观。孙思邈（公元581～682年）是中国唐代伟大的医药学家，有"药王"之称，位于耀县的药王山和孙思邈故里孙家原，是国内外医药界人士敬仰的胜地。

药王山的主要景区分为北洞与南庵，博物馆副馆长张世英先生引导我们参观了药王史迹：高耸挺拔的铜旗铁杆，栩栩如生的药王神像，沿廊排列的历代医方碑和十大名医塑像，以及处处充满传奇故事的药王遗迹。在孙思邈故里，热情好客的孙思邈家乡人还把日本友人迎进了他们整洁而丰裕的家中。第一次见到窑洞和土炕的日本朋友惊喜地举起了相机，摄下了孙思邈家乡的风貌。

参观孙思邈家乡的激动心情还未平息，代表团又来到了天府之国、药材之乡——四川。在成都市荷花池药材交易市场，时任中国药史专业委员会副主任委员的邬家林教授早已等候在那里。据邬教授介绍：至少在唐代，四川的梓州就已经有药市，这是古代药材交流的重要形式。荷花池药材市场，是中国十大药市之一。

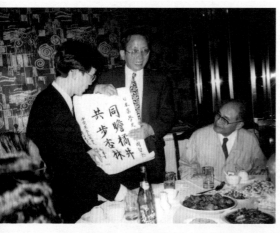
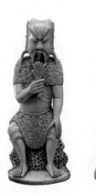
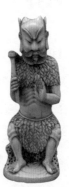
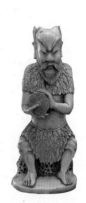

○ 同瞻橘井，共步杏林（右一为川濑清教授）（左）
上海中医药大学博物馆藏神农、黄帝、伏羲象牙雕像（右）

考察团的最后一站是上海。当时上海中医药大学医史博物馆尚未迁往新址，但丰富的馆藏已经令日本朋友们陶醉。

日本药史访华团中有好几位药师，他们最想了解的是中国药品的经营。这一愿望在上海得到了满足。童涵春堂国药店是著名的老字号品牌，也是上海历史上四大药店之一，始建于乾隆四十八年（1783 年），创始人童善长乃药商出身，他在上海闹市区南市小东门开创了这家药店，经过两百余年的经营，现坐落于闹市中心的上海大世界西首，并与外资合作在美国纽约开设了分店，成为享誉国内外的著名中药店。日本药师们在这里看到医生坐堂行医和药师出售中药的全过程，并与童涵春堂的老药工包光宇师傅座谈。日本同行提出了许多他们关心的问题，诸如出售药物的标准、中西药使用的比例、药品与医疗保险等等。

在告别宴会上，日本药史博物馆岩井馆长感慨地说："我们虽然也是搞医药历史的，但实地考察了中医药的史迹和发展情况之后，仍然感到十分吃惊。希望中日两国的药史界将以此次学术旅行为契机，不断加深友谊，增进了解，共同推进药史研究。"郑金生教授将手书的"同瞻橘井，共步杏林"条幅赠送给日本访华团，为这次考察锦上添花。

［奥洼夫妇］

2008 年 11 月初，我收到了一封令人心碎的电子邮件。邮件来自一对日本友人——奥洼夫妇。从信中得知，奥洼夫人身患肝癌，已经发展到了晚期，靠吗啡止痛维持生命，医生预期她的生命很难维持到月末。然而，令我感动的是，他们来函并不是为了告知这个悲痛的消息，而是表达奥洼夫人的强烈愿望：捐款 10 万美金，为香港浸会大学中医药学院设立一个中药奖学金，用以培育英才，促进中医药事业的发展！奥洼夫人在弥留之际，想到的竟是遗爱于中国，助力中药事业。读罢此信，我不禁热血上涌，泪盈眼眶，一段段往事又在脑海中浮现。

我第一次结识奥洼先生，是在 1988 年的北京，算来已经二十多年了。奥洼先生当时的职位是公司董事，对他称谓的日文发音为：O-KU-KU-BO-TO-LI-SHI-MA-LI-YA-KU（"奥洼取缔役"，"取缔役"即公司董事），那时我日文不好，讲起来真好似绕口令一样。这也是他给我留下的最初、最深的印象。不过，那时我只是中国一个普通研究人员，和他并无什么个人交往。

我和奥洼先生真是很有缘分。1992 年，我在东京药科大学取得博士学位后，进入了日本星火产业的汉方研究中心工作。奥洼先生时任星火公司总部中国部部长，此后与他的接触渐渐多了起来。

奥洼先生是战后成长起来的日本人，这批人在日本被称为"团块阶层"，译成中文应当为"出生于战后生育高峰期的日本社会基石"，在他们身上体现着勤奋、刻苦、奋发向上的优秀品质。他们平日像工蜂一样忙碌，日本经济的腾飞靠的正是这一代人。

奥洼先生是一位在事业上十分执着的人。20 世纪 60 年代中药输入东瀛之初，日本民众对于中成药几乎一无所知。奥洼先生作为公司的推销员，首先从推广治疗脚气皮癣的华佗膏寻找突破点。他提着小包挨门挨户地探访客户，推介中成药。凭着蚂蚁啃骨头的精神，从华佗膏、六味地黄丸、补中益气丸、舒筋丸、至宝三鞭丸，再到冠元颗粒，一个个中国名优中成药品种依次进入了日本市场。这一切都凝聚着奥洼先生的心血。

为将中医药在日本得到普及，奥洼先生四十年间往返中国超过 200 次。他所在的公司，是当年周恩来总理肯定的两家热衷于日中友好的日本中药会社之一，他本人也是中医药走进日本市场的开拓者之一，先后促进在日本全国建立了超过 1000 家的中医药会员店。从 20 世纪中日关系未解冻的年代，到中国改革开放的今天，近半个世纪以来，奥洼先生结交了中国各界众多朋友。每逢新年，奥洼先生都会收到来自中国各地友人的贺卡，从外交部、外贸部、卫生部、对外友协，到大学、药厂；上至部长、教授、名老中医，下到一般工作人员，可见人们对这位为中日友好和交流做出重要贡献的民间外交家的感谢之情。

奥洼先生在公司是高级管理人员，平日不苟言笑，从不提工作之外的事情。在日本这个等级严明的纵向社会，他常给人一种不怒自威的感觉。虽说他不是中医药专业出身，但几十年在第一线工作的磨练，使他积累了丰富的中成药管理经验。他经常深入生产车间、包装车间、药材市场及药材生产基地，以至于后来在与科技人员探讨中成药片剂包装、丸剂霉变、颗粒结块等问题时，常可一针见血地指出问题之关键所在，堪称自学成才的中成药专家。我一直视奥洼先生为课堂之外最好的老师。奥洼先生为人正直，在日本星火公司的日本与中国员工中都拥有很高的威信。

奥洼先生工作上吃苦耐劳，身先士卒。记得一次他来我工作的汉方中心实验室检查工作，恰值日本连降数日大雨，实验室屋顶一处出现漏水，大家正忙着用盆和桶接水救急。只见奥洼先生脱下西装、除去领带，一身短打钻入满是泥灰的天棚，用塑胶布补，用锤子钉，三下五除二就把问题解决了，身手就像个熟练的建筑工人。

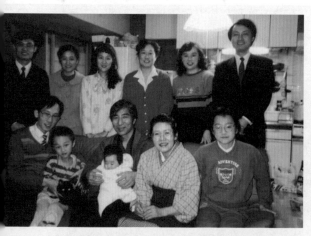 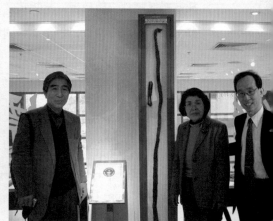

○ 奥洼夫妇邀请中国学人到家中做客（左）
2006年初奥洼夫妇在香港浸会大学中药标本中心（右）

说来更深地了解奥洼先生的为人，是通过他的夫人奥洼荣子女士。荣子夫人是位典型的日本家庭主妇。他们与一般的日本工薪阶层一样，住在普通的居民公寓楼中，平日过着十分俭朴的生活。可每逢新年之际，他们都要把公司里的中国员工、来日进修生及其家属请到家中，十数年如一日，这在日本社会并不多见。在他们不大宽敞的家中，有时招待多达几十位客人。荣子夫人为大家精心准备丰盛的日本餐饮，如昆布、年糕、鲷鱼、金箔酒等，用到各式各样的盘碗杯碟至少上百件。因为每年都有新的研修生来，她不厌其烦地一遍遍讲解有关每种日本菜肴的习俗与典故。更令身处异国的学子们感动的是，在奥洼家中，我们每年都可以吃到好似中国家乡美味的水饺，不时从饺子馅中显现的贺喜钱币更令人喜出望外。在冬日的阳光下，我们围坐在奥洼家的暖炉旁，欢声笑语，其乐融融的场景至今令人难忘。

为了与中国朋友充分交流，荣子夫人从十几年前开始坚持不懈地学习中文。同事们都把荣子夫人当作亲人，有些中国朋友虽离开日本回中国工作，但他们在日本求学的子女仍旧得到荣子夫人的关照。至今已经长大成人的孩子们都时常忆起这位慈祥的夫人，并保存着当年发给他们奖学金用的新年"小红包"。

奥洼先生是一位十分重情谊的人，我自1999年来港执教的十余年中，一直得到他的指导与关照。奥洼先生先后几次访问我所在的香港浸会大学中医药学院。他为香港中医药事业的发展而欣喜，对我的工作进展不断给予鼓励，同时也对中医药的发展提出了很多中肯的意见。

奥洼先生对中国文化、风土人情有着很深的了解，常戏称自己是"日本气管炎（妻管严）协会会长"。他对夫人关爱有加，但从来公私分明。在工作的四十几年间，他往来中日之间数以百计，但从来没有带过夫人出游。2006年初春，退休后的奥洼先生，终于抽闲陪同夫人来了一次香港。此间，我曾陪奥洼夫妇在维多利亚港湾短暂漫步，不曾想，夫人当时已经身患绝症，这次相聚竟成了人生的永别。我更不知道，夫人此行之后，竟默默许下了为我院捐赠的心愿。

人生病的时候，最需要用钱。我深知奥洼夫妇作为普通的工薪阶层，勤俭持家，节省下 10 万美元是何等不易。夫人看病需要钱，未来奥洼先生养老也需要钱，我们怎能忍心接受此笔捐款。当我再度与奥洼先生联络，婉言谢绝此笔馈赠时，电话中传来了奥洼先生像以往一样爽朗、坚定的声音。他再次表达了与夫人发自肺腑的意愿："请理解我们的心愿，赶快办，拜托了。"

我明白，这一拜托不单单是对我个人工作的支援，更是一种重托，是对中日友好交流的珍视，是这对日本友人对中医药事业发展的期盼。

2008 年 11 月 19 日，我惊悉噩耗，奥洼夫人已于上午 11 时 51 分与世长辞。奥洼先生来电转达：夫人上路前得知我院已用最快的手续落实了奖学金事宜而深感欣慰，能为中医药事业的发展尽最后的绵薄之力，荣子夫人终于含笑九泉。

2009 年，奥洼先生手捧夫人的遗像，不顾身患重感冒，如期赴约，参加了香港浸会大学中医学院举办的奖学金捐赠仪式。在此之前，他刚刚驾车陪伴夫人的骨灰完成了环绕日本的旅行。

我与奥洼先生相识二十年，在他领导的部门一同共事七年，深深地为其精神感染。奥洼夫人虽然离开了我们，但她留给我们的除了一笔奖学金外，还留下了一笔宝贵的精神财富。

> 在日本学习、工作与生活的十年间，一扇又一扇窗在我面前打开，让我从多个角度看中药，看日本汉方，看世界植物药。中日两国传统医学同源异流，同根异枝，相互交流与借鉴大有裨益。

东医韩药亦风流

韩国

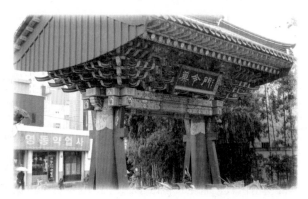

○ 大邱药材市场的门楼"药令门"

这些年里我多次到过韩国，可不知为什么，对这个理当越来越熟悉的国度，反而觉得越来越陌生。1994 年，我第一次去韩国的时候，街上随处可见汉字，乘车无需问人。那时我在日本工作，与韩国同行借以沟通的语言是日语。20 年过去了，韩国日新月异，但现在年轻人中讲日语者却不像以前那样普及，街头汉字标牌寥寥无几，连首都的名字都从汉城变成了首尔。然而，无论社会发生了怎样的变化，历史是不可更改的。传统医药是历史文化的产物，就让我从传统医药入手，来说说韩国吧。

[长今之国]

几年前，一部韩国电视剧《大长今》风靡中国，掀起了一股韩国热。长今是朝鲜王朝唯一的女性御医，"大长今"是她得自国王的赐号。电视剧中的情节虽多为演绎而来，但展现了大量关于韩国美食和传统医药的内容。因此，本片的热播，成为韩国旅游业与传统药业的最好广告，看过的人也的确对药食同源的理念有了更多的了解。

韩国古代历史的进程大致跨越了四个阶段：三国时代、统一新罗时代、高丽王朝和朝鲜王朝。接下来便是人们所熟悉的日据时期与二战后朝鲜半岛的南北分裂时期。大长今所在的时代是 16 世纪。

历史上，中国、朝鲜以及日本都曾出现过所谓三国时代，但朝鲜半岛的三国指的是公元 676 ～ 935 年间，高句丽、百济、新罗三国争霸时期。后由新罗一统天下，史称统一新罗时代，时间上相当于中国的唐朝，在此期间佛教对韩国的影响较大。其后，新罗因贵族的霸权争斗而衰退，朝鲜半岛进入四百年统治历史的高丽王朝。高丽参的名称，便有着这一时代的历史烙印。高丽王朝大量吸收中国文化，并从中国引入了科举制度。1392 年朝鲜王朝建立，其统治时期相当于中国的明清两代，直至日俄战争后，1910 年日本占据了整个朝鲜半岛。

自古以来，从政治、经济到文化，中国对韩国影响至深。文化方面，包括中国的《周易》和道教、儒教，以及 16 世纪以前的文字等。韩国的国旗源于中国的阴阳八卦图，但做了不少改动。将太极图形阴阳鱼的黑白色，改成了红蓝色；四周的八卦图形只取了四卦，乾卦代表天，坤卦代表地，坎卦代表月亮和水，离卦代表太阳和火。自 1883 年（朝鲜王朝后期）起，韩国开始使用太极旗。大韩民国建国后继续延用。1949 年，韩国文教部正式确定韩国国旗为现在的样式。据韩国官方解释，太极图中的红色代表阳，蓝色代表阴，阴阳合一代表宇宙的平衡与和谐。

有关韩国国旗的来历，有这样一段故事。1882年8月，李氏王朝的两位使臣朴泳孝和金玉筠奉命赴日本谈判。当时李氏王朝尚没有国旗，这两位使者认为，国旗作为一个国家的象征，必不可少。两人商议后，决定用《周易》中内涵丰富、富有深刻哲理的太极图作为国旗图案。于是，他们在去日本的船上绘制了一面太极八卦旗。两人回国后，将绘制国旗一事向政府作了汇报，并受到肯定和赞扬。第二年，李氏王朝正式决定以太极旗为国旗。

近代中国与朝鲜半岛关系一直非常密切。第二次世界大战以前，坐火车从北京就能直达汉城。朝鲜战争后，东西方冷战，中国与韩国分处于两大对立的阵营。但四十余年的隔绝，割断不了中韩两国人民千年的文化情缘。1992年8月，中国和韩国宣布正式建交，双方交流步入了新的阶段。

韩国民众受中国文化的影响颇深，儒教在韩国的影响力一度超过了它的发源地。20世纪70年代，当中国如火如荼地批孔之时，韩国却在大兴儒学，民众将儒家学说作为日常生活与行为的准则。

韩国是一个崇文重教的国家。在韩国，大学教授的地位很高，受到全社会的尊重。韩国对于教育的重视程度从大学校园便可知晓。首尔市内虽有奥林匹克公园、景福宫等名胜，但景色最美的地方还是大学的校园。庆熙大学是一所私立大学，在韩国大学排名中名列前茅。2009年该校60年庆典时我曾应邀到过那里。巍峨雄壮的教学大楼，让我联想到古罗马的建筑和艺术作品。

韩国还是一个讲究礼仪的国家。我在韩国的学术会议上有过两次意外的经历。2005年，在韩国生药学大会上，作为特邀讲者，我被安排在第一个发言。不料当日早上因交通事故，约有三分之一的人迟到。主持人随即调整演讲次序，请本地的演讲者先发言，待听众到齐后，才安排我开始演讲。2010年的永川国际草药研讨会上，我的演讲时间原定为30分钟，但考虑到一些与会者不能完全听懂英文，大会主席张日武教授临时增加了半个小时，并亲自担当翻译，以保证与会者更多地吸收外来资讯。这些特殊安排在一般国际会议上是十分少见的。

[东医宝鉴]

从传统医药的发展史上看，日本和韩国等国家的医学主要源自于中国传统医学。此后，在各自发展过程中，又形成了自身的特色。

韩国最早有记载的医学就是中医学。1613年，韩国人许浚编著的《东医宝鉴》问世，"东医学"一词成为韩国传统医学的特定名称。《东医宝鉴》约有三分之二的内容源于中国的古医书，作者还标明了出处。该书分为内景篇（内科）、外形篇（外科）、杂病篇、汤液篇（药学）、针灸篇五大部分。日据时期，"东医学"跟随日本改称为"汉（方）医学"，如今称为韩医学（Korean Oriental Medicine）。

四象（太阳、太阴、少阳、少阴）医学为19世纪末韩国医生李济马所创立，在其代表作《东医寿世保元》（1895年）中，参照中国《黄帝内经》中"阴阳二十五人"篇，将人体体质归纳成四象，提出了"四维之四象"的论述。先辨象、

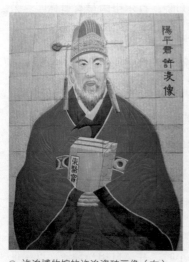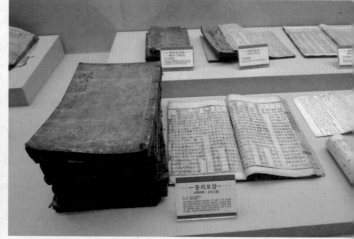

○ 许浚博物馆的许浚瓷砖画像（左）
　现存的《东医宝鉴》初刻本（右）

后辨证是韩医在诊断上的独到之处。药物也依四象加以分类，分成太阳人用药、太阴人用药、少阳人用药、少阴人用药，强调按象用药，并在此基础上组成四类方剂，以用于相应之象患者的各种病证的治疗。方剂的使用方面，韩医总结出了一系列规律，如少阳人宜用六味地黄汤，少阴人宜用补中益气汤等。在百花齐放的传统医药领域，这一流派值得我们中医界深入了解，加强交流。

韩医药大学均为私立大学，入学成绩要求很高，在全国高考中只有成绩位列前1%的学生才有可能入读。韩国非常重视传统医学的传承，1948年传统医学纳入现代高等教育，早于中国大陆（1956年）和中国台湾（1966年）。

韩国的传统医药教育中，医学学制为6年（前两年是基础课），现也有学校主张同欧美一样改为大学基础4年，加医学专业4年的模式。药学学制现为4年，但有改为6年的趋势。此外，还有硕士、博士研究生课程。现每年培养西医3000名左右，韩医1000名左右，据称市场已基本呈饱和状态。

韩国的国民健康保险自1987年开始包括韩医药，含针灸、拔罐和购买提取

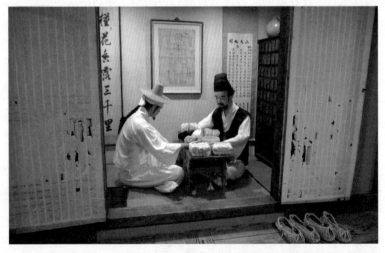

○ 韩医学博物馆内的医生诊脉蜡像

物颗粒剂的费用及诊疗费。传统医药支付金额约占国民健康保险总额的 5%，但其在全国医药服务中所占的比例却达 13%，这一点说明传统医药在韩国不可或缺的重要地位。

近年来，韩国大力推动韩医学国际化，韩医发展迅速。他们自己创办的英文杂志 JAMS（*Journal of Acupuncture and Meridian Studies*，针灸与经络研究杂志）在国际上已经产生了一定的影响。国际神经研究杂志（*Neurological Research*）于 2007 年及 2010 年为韩国针灸出版了两期特刊，介绍韩国针灸研究进展。在历届全球中药大联盟（CGCM）等国际会议上，亦都可见韩国学者的身影。世界卫生组织西太区草药论坛（Western Pacific regional Forum for the Harmonization of Herbal Medicines, FHH）于 2002 年 3 月在北京正式成立。FHH 的主要成员包括中国、中国香港、日本、韩国、新加坡、澳大利亚以及越南、老挝、柬埔寨、马来西亚、印尼等国家及地区官方的代表，加拿大亦作为特别代表加入。FHH 的最主要目的是为了促进西太区草药生产、注册标准协调一致。我曾多次参加 FHH 会议，所见到的韩国代表参与意识很强，在会议讨论时的态度十分积极。目前 FHH 的网站主板便设在韩国，韩国从政府到民间均充分利用这一国际学术平台，以促传统医药的对外交流与发展。

药材市场

在韩国各地分布有大大小小的药材市场，其中最为出名的是首尔药材市场（汉字写为"药令市"）。该市场位于首尔东大门区祭基洞和龙头洞一带，占地面积 26 万平方米。据称这里是韩国最大的药材市场。门楼上"药令门"中间的"令"字意味深长，使人联想到"命令""发号施令"之意。传统药材市场冠以此名，想必是为了彰显药市的权威性吧。

1995 年 6 月，位处繁华地带的"药令市"，被首尔市政府指定为传统的药材市场。这里聚集了一千多家药店，韩国 70% 的药材在这里交易。这里还有 185 家韩医诊所，以及各种小吃和杂货店。所以，每天不仅有药业人员进行交易，还有当地百姓到此寻医问药、观光购物。这里已成为首尔的旅游景点，入夜后仍灯火通明。整个"药令市"划分为 12 个区，似迷宫一般，若不看导游图或无人带领，很容易晕头转向。

2014 年 5 月，我再次来这里考察，有幸得到韩国国立食品药品安全研究所成乐宣博士和当地市场管理机构负责人的引导，将这里看了个仔细。

药材市场售卖的药材 80% 来自中国，也有不少韩国特产药材，如桑黄、白首乌、海桐皮、五味子、松针、野葛、东当归、韩国川芎、韩羌活、韩独活、韩续断、韩厚朴、大枸杞及马鹿茸等。

这里还有颇具地方特色的保健品，如肉桂松子茶和五味子茶等草药茶以及草药香囊、草药米酒等，不少商店门前还栽培着各种药草，如紫苏、薄荷、紫仙人掌、人参等。

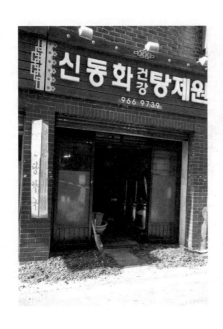

○ 煎药专门店在门前晒药渣

我在一家煎药店铺门前，看到了地上晾晒着药渣。中国旧时有煎药后将药渣撒在门前的习俗。为何要这样做？民间说法不一：有的说把药渣倒在路上，任千人踩、万人踏，有助患者早日康复；有的说端午节焚烧药渣可驱邪避瘟。那天正值端午节前日，不知店家如此做是否应节之举。踏药渣治病或驱邪虽无道理，但从临床实践看，观察药渣确有必要，李时珍曾通过识别药渣来确定病人用药的真假，有经验的中医也会叮嘱病人在煎药后保留药渣，以便有疑时复核。

我们到访首尔"药令市"的最后一站，是药材市场的质量检验所。这个所目前有三十多人，先进的药材分析设备应有尽有。该检验所作为药检机构，不仅在药材交易现场能及时发现问题、解决问题，而且在药市的规范化管理方面发挥着重要作用。

热情的接待人员安排我在这里做了一个中药质量控制的演讲。交流过程中我得知他们正在参与新版《韩国药典》与《韩国草药典》的相关工作。韩国政府近年极为重视药品与食品的安全性问题。韩国药监局（Korea Food and Drug

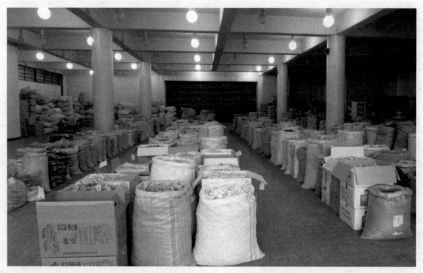

○ 大邱药材市场的药材

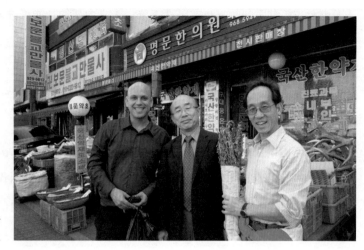

○ 与Eric Brand先生（左）、成乐宣博士（中）一起考察药材市场

Administration, KFDA）已经更名为药品食品安全部（The Ministry of Food and Drug Safety, MFDS）。

除了首尔的"药令市"，另一个著名的药材市场应该算是大邱药市。大邱为韩国第四大城市，原名大丘，后为避孔子的名讳，改名大邱，人口250万左右，从首尔搭乘高速列车只要1.5小时便可到达。大邱以传统医药贸易著称，是一个活力四射的现代化都市。2001年竣工的世界杯体育馆就坐落在那里，是韩国目前最大的体育场所。

大邱的"药令市"自朝鲜王朝时期便已存在，至今已有350年的历史。在300米长的药材街上，聚集有一百五十余家韩药零售批发店和几家医院。

韩国人十分注重清洁，药材市场也一样打理得干干净净。加工后的药材装在麻袋中整齐地摆放成排，似在等候来宾的检阅。在大邱药材交易市场大厅最显眼的位置，悬挂着一块黑板，上面用粉笔写着药材当日的牌价。听管理者介绍，韩国大部分药材的价格由大邱来决定，这块小黑板上的数字，竟相当于韩国传统药材市场的纳斯达克指数。

韩医处方虽包括我们所用的中药饮片，但尚未被列入国民健康保险，市场处于萎缩状态，韩医的收入也在随之下降。未来中药饮片能否进入保险，将是传统医药的地位能否提升的关键点。

［人参产业］

提起韩国的物产，人们自然会想起高丽参。高丽参是韩国传统医药领域最为成功的开发范例。韩国鼓励民众用国货，流行一句话，叫作"身土不二"，意思是指在一个地方长大的人，应该吃、用这块土地上产出的东西，类似中国谚语"一方水土养一方人"。高丽参早已走上韩国民众的餐桌，在韩国的药食文化中占首要地位。韩国还利用一切可能的机会宣传高丽参，使之不但扬名海外，还要成为世界之最。

人参在韩国的历史可追溯到韩国的三国时代以前。我国南北朝时期陶弘景所著《本草经集注》中关于人参有这样的记载："人参生上党山谷及辽东。上党人参形长而黄，润实而甘，百济人参形细而坚白，高丽人参形大而虚软，并不及上

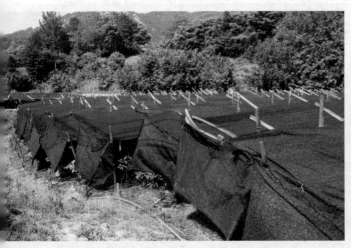
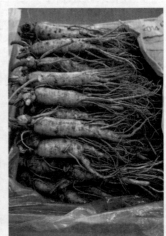

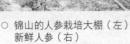
○ 锦山的人参栽培大棚（左）
　新鲜人参（右）

党者。"李时珍在《本草纲目》中称朝鲜半岛所产人参为"百济参"。

在宋代，高丽向中国朝廷进献人参，后因野生的人参数量不能满足需求，当地药农开始尝试栽培。宋徽宗宣和年间，徐兢奉命出使高丽，前后逗留一个多月，回到中国后，把所见所闻撰写成《宣和奉使高丽图经》。书中记载了高丽王朝的历史、政制、社会等方面的情况，共有 40 卷，是研究当时朝鲜半岛历史的重要典籍。在《宣和奉使高丽图经》中，有关于运送的贡品人参"涉夏而损虫，不若经汤斧耳，熟者可久留"的文字记录。这是我见到的关于熟制人参（红参）的最早记载。

为了将历史上质量不及上党人参的百济参或高丽参变成特色产品，韩国人做了大量扎实的工作。经过数百年坚持不懈的努力，从高丽参药用历史、植物栽培、化学成分、药理活性到临床疗效都积累了大量资料，终于打造出了"锦山人参"等品牌。

2014 年 5 ～ 6 月，我来到有"人参之乡"美誉的锦山郡参观考察。锦山位于韩国中部，这里栽培人参，加工人参，进行人参贸易，似乎所有行业、所有的人都在围绕人参工作。

在锦山宁静的山地田间，一片片人参荫棚构成独特的风景。清新的空气，肥沃的土壤，良好的水质为人参的生长提供了适宜的环境。农户的精耕细作，多年的经验积累，形成了成熟的栽培技术。

在人参的栽培基地，我参观了一家普通参农的参棚，看到了 1 ～ 6 年生人参的生长情况。为了使根部获得更多的营养，参农已经剪去人参的花葶。几年前我曾去过吉林省位于长白山麓的人参基地，那里的纬度在北纬 42 度左右，海拔较高，气候偏寒凉。而此次考察，看到在 500 米以下的低海拔地区，人参苗也可以绿油油、粗壮壮地生长。本草书上记载，上党是野生人参产地之一，有人曾经怀疑这样的纬度是否适合人参生长，特将人参的种子拿去做栽培试验，结果生长良好。锦山（北纬 36.10 度）与中国山西上党（现长治，北纬 36.18 度）都位于北纬 36 度的区域，人参在锦山栽培成功的实例再次证实了人参可以在这个纬度生长，从另外一个角度佐证了历史上上党是可能有野生人参的说法。

4～6 年生的人参可以供应市场。人们将一部分人参趁新鲜去除参须，然后加工成红参。这里红参制作过程一般不示外人，所以我也未能一窥其与中国红参加工的不同之处。高丽红参根据生长年限及烘干工艺的不同，参照其大小、形状、颜色、芦头等根和根茎的外部特征，分为"天""地""良""切参"和"尾参"五个等级。韩国产的正官庄牌高丽参，在国际市场，特别是东南亚地区很受欢迎，有"人参中的红宝石"之称。一支上等的高丽参，在香港可以卖到 1500 港币。在韩国，正官庄的专卖店比比皆是，在首尔机场更处于醒目位置。

锦山作为韩国人参的交易中心，专门销售人参的店铺有一百九十余家，是我所见到的最具规模的人参市场。每天人参交易量为 50～60 吨，占韩国国内市场的 80%。因为是产地，价格比一般市场要便宜 20%～50%。不仅有新鲜的生品、各种规格（直参、曲参、尾参、生参、红参、太极参等）的干燥药材，还有红参、稀有的九蒸九晒的黑色人参等加工品以及各种人参相关产品。

除了大宗的人参批发贸易，锦山也有人参零售，传统市场的模式与现代化的

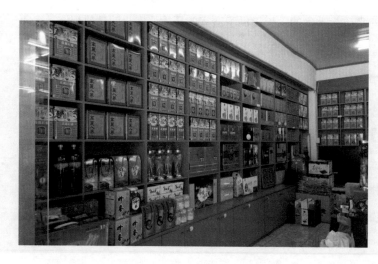

○ 琳琅满目的人参产品

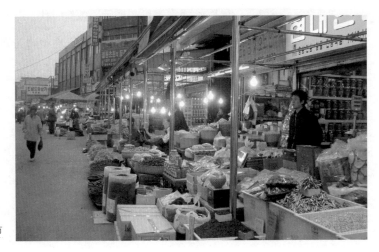

○ 韩国药材夜市

流通中心相互补充。每月逢 2、7 的日子是集日，即每月可遇到六天大集。我们到访的翌日才是大集，所以那天市场上客人相对较少，但各个店铺内并不冷清。当地人介绍说："明天一定会达到人挤人的程度。"在锦山，每年都要举办人参节，2014 年已经是第 34 届了，预期在 9 月举行，但大大的宣传标语早已经挂出，节日的气氛浓郁，让人感觉到这里的勃勃生机与处处商机。

人参的气味弥漫在锦山，人参的印记在锦山无处不在，有用钢筋水泥铸造的人参造型塔，也有各式各样的人参招牌，就连街头石墩、厕所里的装饰画上都有人参的图案。人参相关产业在这里越做越大，健康保健品开始占据市场主流。

［产学互动］

这里的产，指的是行业、产业；学，指的是学问、文化。近年来，韩国十分注重对传统医药文化的保护以及民族医药历史的宣传教育，让文化的元素渗透于传统医药产业和市场中。在我参观考察的首尔、大邱药市以及人参之乡锦山，都设有传统医药文化相关的主题博物馆。

在首尔"药令市"的韩医学博物馆里，展示了朝鲜时代（公元1392～1897年）500年间的医药发展兴衰过程、药材市场的历史变迁。在朝鲜王朝建立初期，首尔"药令市"的所在地，有一个专门为赈灾济民设立的场所——普济院，院内有医生，免费配发药汤，收容露宿穷人，逐渐形成了药业街道。

博物馆内有古代采集、加工、煎煮、储存药物的实物展品，一切是那样的亲切与贴近生活。博物馆是免费的，有介绍资料供自由选取，有人参茶供饮用。此外，博物馆特别开辟了供小学生体验的动画、触控板、视频、电子网页，以通俗易懂的方式，介绍传统医药的常识与健康管理的道理，使其深入人心。

锦山的博物馆，是以人参为主题的博物馆，让参观者充分了解人参和人参文

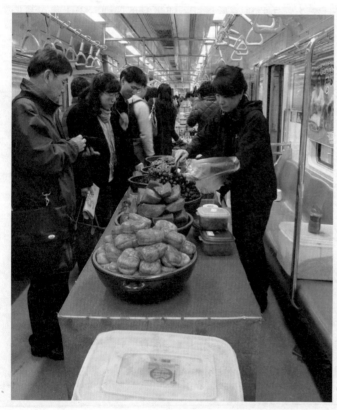

○ 韩国"泡菜列车"

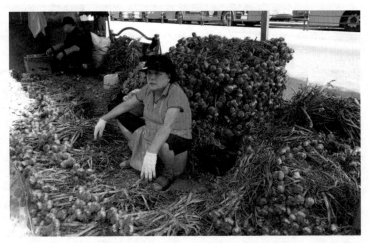

○ 新鲜的大蒜是泡菜必不可少的原料

化。馆内的专职导游员讲解得头头是道："为什么要采集4～6年生的人参呢？因为人参的有效成分——人参皂苷与微量成分，在这种年份含量最高，降压、降血糖、保肝等临床疗效也最好。"

博物馆内展示了人参与西洋参在中国、日本、韩国、北朝鲜、美国、加拿大的栽培情况，还展示有越南、尼泊尔等国人参属植物的分布情况，将人参产业的视野从本土扩大到了国际。

韩国每年都会举办人参国际专题研讨会，邀请世界上对人参研究有所建树的学者前来，将研究成果汇集成册。用人之智，加速自身产业的发展。

韩国人做事有股执着的劲头，一旦选择了目标，便锲而不舍。在打造品牌、营造产品文化方面，比高丽参更为人们熟知的韩国物产——泡菜，可谓另一典型范例。

韩国的日常餐饮以米饭、汤、泡菜为三大主旋律，再搭配以辣味为主的各式小菜，爽口开胃。电视连续剧《大长今》播映后，泡菜产品更是风靡亚洲。我还在韩国买到过别具风味的泡菜巧克力呢。曾有位韩国朋友不无得意地告诉我一个小故事：一个美国大兵，在朝鲜当了五年战俘，刑满释放时，对泡菜上了瘾，回家第一件事情，就是要求妻子学会做泡菜。2003 年 SARS 肆虐全球，韩国得以幸免，许多韩国人将之归功于泡菜。

泡菜文化现已渗透到韩国的每一个角落。我曾见过硕大的泡菜坛子点缀在现代化的仁川国际机场。一次，我乘首尔的地铁去机场，踏入车厢，见到有人在贩卖泡菜，原以为搭错了车，定睛一看，才知来到了传统美食专列。

腾飞中的韩国，正在寻找新的发展突破点，能够将经济增长与文化建设结合在一起的传统医药产业倍受关注。韩国人注重美容，植物药在此方面具有潜在优势。现在，以传统中药或韩药为原料的产品已形成了美容产品、健康保健品、韩药三分天下的市场格局。

在韩国，对用于食品的药材有监管，要求有资格的生产商向韩国药品食品安

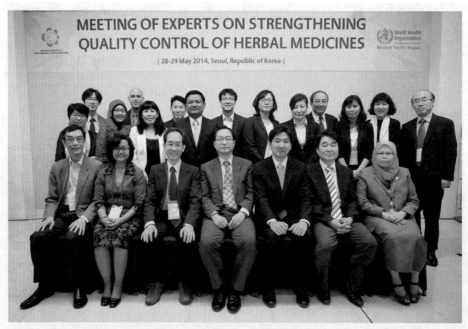

○ 2014 年 5 月在首尔参加植物药质量控制专家论坛

全部提出申请，内容包括产品标准、营养价值、适用范围、安全性等。保健品进入市场前同样需要审批，但较天然药物产品而言，要简单得多，故近年保健品的销售额与日俱增。

　　韩国很注重产品的产业化研究。2009年新建立的韩药产业化研究院，是韩国产、学、研结合的标志性机构。该研究院为卫生署直属，由地方资助成立，主要研究方向为韩药产业市场转化，在科学研究与产业相结合方面进行尝试。研究领域涉及韩药原料、产品开发、市场化转换和医疗服务。接待我的研发部主任赵熙在博士早年留学日本京都大学，有丰富的工业界经验。该院设备精良，2010年我到访时虽仅仅开设一年，人员也未完全到位，只有20余名研究人员，但已经有了明确的发展方向。目前，他们将重点放在以天然草药为原料，开发保健品、化妆品、药品方面。

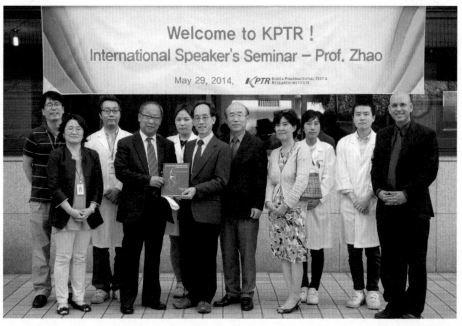

○ 到首尔药物检定所交流

韩国南部的正南津市是一个气候温暖、文化发达、观光及健康养生的好地方。这里有牛肉、扇贝、蘑菇等山珍海味。2009 年，正南津建立了一所地方政府出资设立的药用植物研究所。研究所有 60 多人，为了实现韩国政府提出的全民"无病长寿"的目标，围绕大健康产业进行产学结合的研究。他们收集栽培了当地产的 200 多种药用植物，提供种子，发展规模化的绿色产业。与此同时，还开展草药的质量控制、化学、药理及生物技术研究。

离研究所不远，便是全罗南道道立公园天冠山，这里保存着大片的原始柏树林。为享受大自然的恩赐，清晨 6 点钟，我与金钟焕博士、Eric Brand 先生一同去爬山。虽然下着细雨，但行走在山林步道，脚下有用锯末、麻包片编织成的铺垫，并没有感到路滑。路上我们遇到各色行人，拄着拐杖、打着雨伞也在登山。雨中的空气格外清新，树叶倍显翠嫩，山间喜鹊的啼叫更添几分幽静。雨越下越大，因早上 8 点半还要赶去研究所，此次无缘登上峰顶，只得带着些许遗憾离开了天冠山。

子曰："三人行，必有吾师焉。"以韩国为镜子，反思我们自身，应能得到一些启示。以人参为例，中国是人参原产国，但中国的人参产品在国际上的名声却逊于韩国。韩国人将人参产品从外观到质量、从研究到宣传都做到了极致。

我将韩国的人参产业发展历程概括为：以此为生、以此为业、以此为乐、以此为荣的四个阶段，这也是人生从业的四个境界吧。我们的药业及其从业人员处于哪个阶段呢？

九龙江水连中华

越南

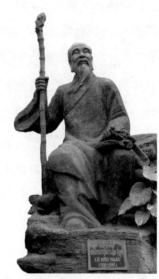

○ "海上懒翁"雕像

越南对于我们这一代中国人来说是再熟悉不过的邻国。"越南、中国，山连山水连水，共临东海我们友谊像朝阳，共饮一江水，早相见晚相望，清晨共听雄鸡高唱"的歌声早已耳熟能详。

我还记得小时候收音机里经常播放一出由著名演员马泰出演的叫做《阮文追》的评戏，讲的是一位抗美英雄的故事。唱词中有"高高的椰子树啊，千里放清香，秋盆河两岸呀，万顷稻米闪金光。故乡无限好，祖国是天堂。美帝践踏我故乡，我心似滔滔九龙江……"后来我才知道，九龙江指的就是贯穿印度支那半岛的湄公河。这条河流发源于中国西藏的崇山峻岭，全长4180公里，流经缅甸、老挝、泰国、柬埔寨，穿过越南，最终注入南海。

2011年11月，应邀参加世界卫生组织西太区草药论坛期间，我终于踏上了越南这片神奇的土地，长久以来希望对越南传统医药做些实地考察的愿望得以实现。

[河内侧记]

越南从字面意义上讲，有越族聚集在南方的意思。越南有 54 个民族，和中国的 56 个民族数目上不相上下，其中越族占了全部人口的 85% 以上。越南人口 9 千多万，国土面积约 33 万平方公里，大致为中国的三十分之一。越南版图南北狭长，呈长 S 形，看上去好似一条扁担担着两个米筐。越南属热带季风气候，11 月到 4 月为旱季，气候宜人，我在河内的 5 天当中没有遇上一场雨。

越南有悠久的历史，其发展进程中大致经历了以下五个阶段：鸿庞氏时代（公元前 278 ～公元前 258 年），中国管辖时期（公元前 111 ～公元 938 年），越南王时期（公元 980 ～ 1856 年），法国殖民统治时期（1857 ～ 1945 年），近代（1945 年至今）。

经过战后的重建，越南目前正跨入改革开放的新时代。首都河内原来只有 400 万人口，而未来的发展目标是要成为 2000 万人口的大都市。我考察期间，

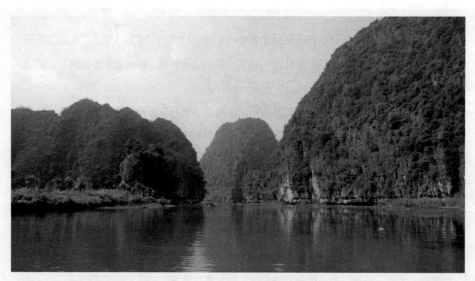

○ 越南秀美的湖光山色

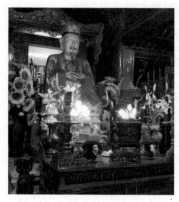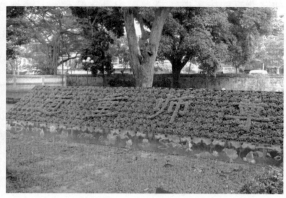

○ 河内文庙孔子像（左）
　教师节期间的越南街景（右）

河内正四处大兴土木，沸沸扬扬。街上摩托车疾驶而过，不论男女老少，几乎个个都戴着防尘口罩。若在闹市横过马路，如同在枪林弹雨中穿行。令我这个初来乍到者战战兢兢，几次都是跟在挑担的老婆婆后边才过得马路。在与市民的接触中，我能够感觉到他们的眼神与话语中透露着对新生活的渴望。置身于此，好似又回到了上世纪 80 年代初期的中国。

历史上，中国文化与习俗对越南产生了巨大而深远的影响。至今，在越南的古建筑上还可见到汉字。春节、端午节在越南均为盛事。越南还有和中国一样的筷子文化，一样使用十二生肖纪年，只是在越南黄牛变成了水牛，排行第四的小白兔不知为何也变成了小黑猫。有种说法是，当时中国的十二生肖纪年法传入越南时，"卯兔"的"卯"与汉语"猫"的读音相似，结果"卯年"被误读成了"猫年"。

两千年前，儒学传入越南，河内的孔庙（现称作文庙）始建于 1070 年，几经修葺，气势恢宏。庙内孔子端坐其中，亚圣孟子、宗圣曾子、复圣颜子、述圣子思位列两侧。越南在历史上还从中国引入了科举制，作为越南君王选拔人才的重要途径，考试以儒学为主，从 1075 ～ 1917 年期间，共有 2000 多人取得功名。

如同北京的国子监一样，院内矗立的石碑上镌刻着历史上中举者的名单。"忠、恕、孝、悌、仁、义、德、才、智、信"，一个个巨大的汉字让人回味无穷。一幅"道德宫墙自古今，纲常栋干存天地"的对联，反映出越南人对儒教的推崇。

我们到访之时，正值11月20日越南教师节前夕，孔庙内处处洋溢着节日的气氛，"尊师重道"的花坛格外醒目。"老师"一词在越南语中有"园丁"、"我的另一位母亲"的译法。多么亲切的称谓，中国的传统美德与文化在这里得以保存与弘扬。

［草药市场］

河内市中心有个秀美的还剑湖，还有个李黎太祖依仗天赐宝剑夺得天下后，神龟又将宝剑叼走的传说。周边是热闹的购物街与一个叫做36条古街区的地方，因这里每条街都有一个固定行业而得名。到达河内的当天下午，我迫不及待地来这里探寻草药街。

一条百十来米长的小街道上，聚集着几十家药店。小街内有卖鲜花的、卖蔬

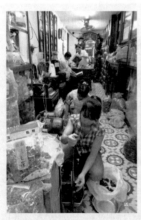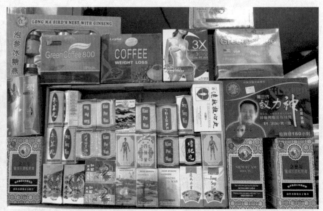

○ "前厂后店"式的药铺布局（左）
　增肥丸在河内很有市场（右）

菜的、流动小贩卖油炸食品的。人们来来往往，但也有人闹中取静、纳凉下棋，看上去显得杂乱无章，但最多的还是买药卖药的。

这里店铺的铺面一般都很窄小，纵深很长，据说是因为政府收税按照铺面房大小来计算。店铺当中有的古朴陈旧，也有的装潢现代，但大多数沿袭着传统药店百子柜的陈列方式，部分药店有医师坐堂。

百子柜上清晰地用汉字标着甘草、大枣、枸杞子、地黄、当归、黄芪、丹参等药材名称。从来源一看便知，这些中药都来自中国，在当地被称为"北药"。

店铺内畅销产品或在当地被称作"南药"的地产草药，有的悬挂在庭前，有的用口袋放置在门前，我粗略看了看，有豆蔻、肉桂、桂圆、鸡血藤、砂仁、檀香、罗汉果、香茅、芭乐叶、十大功劳木等，其中不乏近年流行的桑黄、灵芝。因大多药材都是采收不久的，药香中带着浓浓的青草味。

市场中也可以见到一些假药与混淆品出现，如用黑色染料染制的沉香，以石竹科的草石蚕充当冬虫夏草，且价格昂贵。

中成药中大部分为中国进口，如北京同仁堂的安宫牛黄丸、乌鸡白凤丸、六味地黄丸以及云南白药集团的云南白药等。成药中还有一些产品较为抢眼，如大陆笑星赵本山作广告的蚁力神；最让人大开眼界的是在香港可能滞销的增肥丸在这里备受欢迎，仔细一想也有道理，因为越南街上几乎见不到胖人。

[药学教育]

越南的传统医药高等教育与中国大陆、中国台湾和韩国一样，多是在二战后起步的。

中越之间的文化有着千丝万缕的联系，发展过程中也有许多惊人的相似之处。不知是否是两国领导人事先交换过意见，1955 年 12 月中国的毛泽东主席发布了"中国医药学是一个伟大的宝库，应当努力发掘加以提高"的指示。在同年

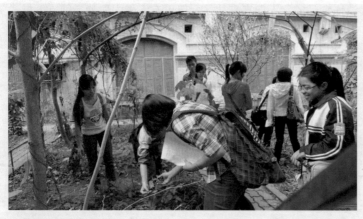

○ 莘莘学子认药忙

早些时候，越南的胡志明主席，发出"在科学、民族、大众三个原则的基础上，把东医和西医结合起来"的号召。

在越南传统医药领域，有几个里程碑式的标志：1957 年越南传统医学医院成立，1961 年越南国家药物研究院成立，1971 年河内药科大学成立，1988 年世界卫生组织第 22 个世界传统医学合作中心建立。

目前在越南全国的医药院校中，50% 设有东医系，这一比例似乎高于中国大陆。在药学教育方面，全越南主要有两所药科大学，一所在河内，另一所在胡志明，其余的则是规模比较小的学院和 15 所医学院下属的药学系。

我们走访了河内药科大学，校内一栋有百年历史的法式深黄色老建筑，学院里的一切，包括桌椅、书籍件件都称得上是文物。学校正逢 50 周年校庆，到处可见庆典的横幅标语，运动场上年轻人身着印有校庆标志的短衫，更加透出青春的活力。草药园内学生们边认药、边做笔记，十分投入。

越南大学目前的入学率约为 20%，竞争很激烈，医药专业毕业生的就业前景很好。听说现在医药专业每年招收新生约 500 人，全校现有学生 5590 人。过去 50 年间，全国虽说培养了过万名药剂师，但城乡之间人才分配不均，导致药剂师总体上仍供不应求。该大学已经将 2030 年在校学生人数的目标定在 8050 人。

越南的药学教育为五年制，处于国际上通行的普通药学四年制与临床药学六年制中间。前三年为基础教育，后两年根据兴趣专业分流，如西药、传统医药，学习的课程包括传统课程和现代课程两个部分。毕业实习期间分别去医院或药房。学生毕业 5 年，有了一定的实际工作经验后，方可参加全国统一考试，考试合格后方能获得药剂师的执照。

我仔细看了一下他们的课程设置，有西医基础部分，也有传统医药基础部分、公共课程部分。与传统医药相关的特色课程为：营养保健食品学、药物加工学、传统医学与临床药学、传统药学、方剂学、中药的炮制学、生药学等。

［研究开发］

越南国家药物研究院（National Institute of Medicinal Material）直属越南卫生部，当时有员工 100 多人。

1989 年 WHO（世界卫生组织）曾资助出版过三册传统植物药的丛书。第一册介绍的是韩国，第二册是中国，第三册则是越南。恩师谢宗万教授带领我一同编著了《Medicinal Plants in China》（中国药用植物）一书。当时参加的三国之间实行互相校稿制度，我承担校稿的便是越南分册《Medicinal Plants in Viet Nam》。我对越南传统医药的留意，也是从那时开始的。后来得知，之所以只选了中、韩、越这三个国家，是因为这三个国家是 WHO 认可的世界上传统医学体系与现代医学体系并存的国家。

越南自然资源丰富，高等植物超过 12000 种，归属 385 科，已知药用植物约 2000 种。1861 年越南沦为法国的殖民地后，曾更名为交趾支那（Cochin-china），所以很多植物名称的种加词便由此而得。

在药物研究院的陈列室中，我们看到被列为濒危植物品种的蛇菇、五加科的越南人参、小檗科的十大功劳木等，研究院院长还向我展示了一棵野生的大黄精。

在药物的陈列室与资料室内，《越南东医杂志》已出版至 400 多期，虽说内容是越南文，但封面上的繁体中文与植物照片已经告诉了我们大概的内容。另有一本名为《草药》的刊物，以越南文字出版，附有英文摘要。

越南目前对于植物药的研究，尚处于资源普查、摸清家底的阶段。中药鉴定人才不足的问题尤为突出。

该研究院还参与了《越南药典》的主要编辑工作。《越南药典》初版于 1984 年完成，收录植物药 244 种。2007 年第四版已增至 335 种，包括 94 种传统医药制剂产品，60 种常见的种植品种，与药典中的 355 项西药制品相比，东西药物大致旗鼓相当。我拿起一本厚厚的红色《越南药典》，因为两国的国徽相似，乍一看，还以为是《中国药典》呢。

在《越南药典》中，收录有不少具有地方特色的品种，如《中国药典》未收载的功劳木、叶下珠、越南人参、白千层、越南安息香、宽筋藤、鹅掌柴、鸡蛋

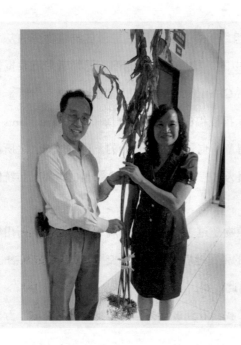

○ 越南国家药物研究院收藏的大黄精

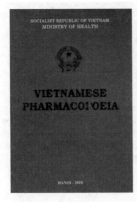
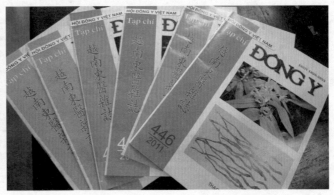

○ 《越南药典》（左）
《越南东医杂志》（右）

花、长春花、刺桐等。还有些品种，与传统中药所使用的药用部位不同，如曼陀罗叶、红背叶、接骨草、海滨木巴戟、台湾海棠、磨盘草、臭茉莉、野甘草、罗勒、叶下珠、山竹、毛当归、崖豆藤、云木香、赤蜈蚣等。其他一些同属不同种的植物，如越南马钱子、越南巴豆，都值得进一步比较研究。

研究所所长送给我们他们主持编著的英文版《越南药用植物选录》，收载200种药用植物，详细记载了药用植物的名称（学名、当地名、英文名和法文名）、植物形态、分布、栽培、药用部位、化学成分、药理作用、性味功效、临床用途和复方应用。

目前越南的研究设备比较陈旧，尚处于提取分离等研究的初级阶段，但研究所已经建立了文献、资源、栽培、炮制加工、化学、分析、药理、制剂等研究室，在民间药物研究与开发方面大有潜力。

美国在医改，中国在医改，越南也在医改。如何降低成本、提高疗效，更好地服务民众，是当今世界各国共同面临的问题与巨大挑战。越南政府已经宣布目标：5年后传统药物的使用量从目前的10%上升到30%，并将选择40种有开发潜力的药用植物进行重点研究。

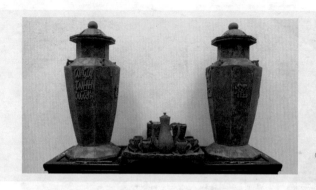

○ 用越南"清化桂皮"
制作的茶具与大花瓶

［传统医疗］

在越南的医药卫生领域，传统医药与现代医学并行。越南的医疗保险包括了东医与东药的使用和治疗。在传统医药中，有来自中国的北药与本地生长的南药之分。这一点有些似西医、中医、汉方医并存的日本。

目前，越南全国 90% 的地区已经建成了医疗网，乡镇还建立了卫生院或医院。70% 以上的省与直辖市有传统医院。此次访问的越南中央传统医学医院直属卫生部，在全国具有龙头地位，1988 年被列为 WHO 传统医学合作中心。

如同日本的丹波元简、韩国的许浚一样，黎有卓在越南被视为民族医药的代表人物。黎有卓（1720～1791 年）别号"海上懒翁"，曾用中文编著《懒翁心领》28 集 66 卷。他的著作被翻译成越南文字，广泛流传。在越南传统医药领域，提到海上懒翁，几乎无人不知。在越南传统医药的相关场所，到处可见他的塑像、画像、书籍。

在越南传统医学医院入口处，便有一座巨大的海上懒翁石雕像。接待我们的陈国平院长为该院的第七代掌门人。陈院长可讲流利的中文，并多次到中国进行学术交流。据陈院长介绍，该医院建立于 1957 年，已经有 50 多年的历史，该院主要任务是将传统医学与现代医学相结合，用于疾病的诊断与治疗。同时提供人

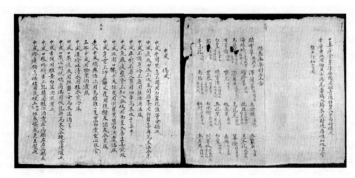

○ 海上懒翁医著《懒翁
  心领》手抄本

才培训并加强国际交流。

2011 年时，医院已有 400 名员工，40% 为医生、药剂师，有病床 470 张。此外还有很多传统的医术，如针灸、按摩、体育疗法等。医院下设 8 个诊室：内科、老年医学、ICU 危重急救中心、保健医学、小儿科、外科、妇科、皮肤科等，有现代的仪器诊疗设备和医学实验室，并且有自己的药厂，可以生产院内制剂供患者使用。

> 历史上，中华文化对于周边国家的影响很大，中、日、朝、越形成了所谓"儒文化圈"。中医药是中国文化的重要组成部分，在对外传播中与当地文化结合、生根、成长，结出了累累硕果。
>
> 越南的传统医药源于中国，在发展过程中融入了自身特色。我曾经引用"同干异枝、同源异流"来比喻中日与中韩医学，我想这句话也同样适用于中越传统医药。
>
> 传统医药作为越南卫生保健事业的重要部分，有政府的支援，有民众的基础，有充足的资源，故得以蓬勃发展。中越之间在传统医药方面的互相借鉴交流，不但可互惠互利，对传统医药学科的发展，对人类的保健事业都将做出贡献。
>
> 九龙江水汇聚了多国的细流与沃土，载有多民族的文化与风情，愿世界传统医学如同九龙江水一样奔腾不息，不断绽出新的浪花。

东西文化汇狮城

新加坡

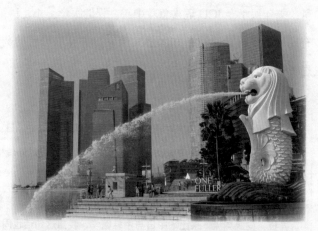

○ 狮身鱼尾像（梁鹂提供）

　　我第一次到访新加坡是在 1988 年，参加首届国际全息生物学国际大会，留下了非常美好的印象。我曾在当地一家博物馆的留言簿上写道："希望能再来。"天遂人愿，从那以后，我又多次到访过新加坡。

［花园城市］

新加坡是位于马来半岛最南端的一个岛国，面积 700 平方公里，国家就是一个城市。马来语 Singapura 原意为"狮城"，从词源来看，"Singa"是狮子的意思，"Pura"则代表城市。这里云总是白的，天总是蓝的，空气总是那么清新，虽然天气很热，但不会使人感到烦躁。在本岛南边还紧贴着一个小小的宝岛——圣淘沙。那里是大自然赐给新加坡的奇妙礼物，是新加坡的旅游胜地，有小夏威夷之称。

据新加坡统计局 2013 年 6 月公布的资料显示，新加坡总人口有 540 万；而 1988 我初次访问时，人口仅为 260 万。

人们常用香蕉来形容新加坡人，说的是外表是黄皮肤，内在却完全西化了。但在我看来，新加坡内在不少地方依然还是很"中国"的。飞机上，空姐穿的是合体的旗袍；市中心有些建筑的顶部，是中国古典建筑风格的大屋顶；宴会厅里播放的是《好一朵茉莉花》的旋律；华文报刊上使用的是简体汉字。可以说，新加坡处处洋溢着浓浓的中国气息。

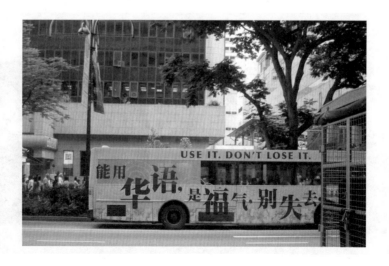

○ 汉语宣传随处可见

随着中国的崛起，新加坡与中国之间的贸易往来发展迅速，从而带动了新加坡的华语热，甚至在公交巴士车身上都可见"能用华语是福气"的大幅广告。现在，新加坡是中国以外，世界上唯一一个逛街购物用汉语畅通无阻的国家。怪不得很多中国游客见了新加坡人都不由得出口说，咱们中国人如何如何。

新加坡是一座花园城市，公园里、街道旁，就连过街天桥上都开满了鲜花，成为花的世界、花的海洋。花把整个城市装扮得绚丽多彩。新加坡的市政管理井井有条，街上干净整洁，见不到烟头、纸屑、口香糖的污迹。从彬彬有礼的路人身上，可以感受到新加坡人的文明与礼貌素养。

当地还有一个旅游的好去处，即新加坡植物园。我去过三次，在这个植物园拍摄的一幅照片曾发表在《人民日报》（海外版）上。

植物园内首先要看看胡姬花，因为她是新加坡的国花。此外，热带植物的品种非常多，如番木瓜、人心果、芒果、红毛丹、山竹、杨桃、莲雾、菠萝蜜等，果实令人垂涎欲滴；而花叶宜人的有扶桑、西番莲、鸡蛋花、夹竹桃、凤凰木、腊肠树、木麻黄、槟榔、大王椰子、炮弹树、鹿角蕨类、猪笼草等。另有艾纳香、香荚兰、胡椒、丁香等热带香料，或色彩鲜艳，或香气扑鼻。植物园还是鸟的世界，小鸟欢快的叫声不绝于耳。鸟语花香，好一个世外桃源。

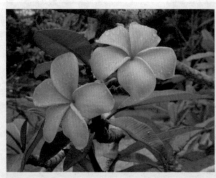
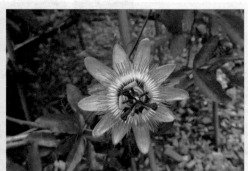

○ 多彩多姿的热带植物

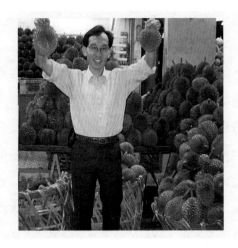

○ 热带水果之王——榴莲

　　榴莲原产地在泰国、马来西亚一带，在东南亚被誉为"热带水果之王"，这种木棉科植物 *Durio zibethinus* Murr. 的果实，与众不同的地方是那独特的气味以及外壳上锋利的凸刺。

　　二十多年前，对于榴莲，我还是只闻其名不见其身，直到第一次去新加坡时，才有机会亲眼目睹。当时，买一个大榴莲要 10 美元，按那时的物价，算是十分高档的水果。可是，既然来到这里，面对如此神秘的水果，怎能不尝一尝？

　　一天，我买了一个带回住所，想与同伴分享。不料房东太太回来后，高声尖叫道："是谁买了榴莲？不得了哇，地铁上要受罚的！"原来，由于榴莲气味浓烈，无论本地人还是外国人，谁将榴莲带上地铁，都会被罚款。我暗自庆幸，那日没有碰上巡逻的执勤人员。

　　除了臭烘烘的气味，榴莲特有的奶油般的味道也让初尝的人感觉怪怪的。不过，一旦习惯，那浓郁香甜的滋味会令人回味无穷。后来，我在香港市场上多次买过榴莲，或是空运来的鲜品，或是冷冻的保鲜品；还买过榴莲糖、榴莲冰淇淋等等，但总觉得比不上新加坡鲜榴莲的味美。榴莲与"流连"谐音，现在人们常戏说"榴莲忘返"，也是对这种"热带水果之王"的赞美吧。

[狮城中医]

新加坡的人口中，70% 是华人，很多与香港有着千丝万缕的联系。如香港注册中医学会首任会长吴钟能教授便是新加坡华侨，他在治疗骨伤方面非常出名。老人家已年过七旬，仍然活跃在香港、新加坡临床的第一线。中医药的文化传统在新加坡有深厚的影响，中医药的使用在这里有广泛的民众基础，特别是中老年华人大多对中医药有所依赖。新加坡比较潮湿，苦于腰腿痛的病人很多，他们喜欢找中医扎针灸、吃汤药。在当地，中药店、杂货店、大超市出售的凉茶和很多甜品都是以中草药为原材料制作的，主要用于清热解毒，祛暑除湿。在日常保健方面，当地人喜欢用枸杞、党参、山药、黄芪、地黄、白术、茯苓、西洋参、雪蛤、燕窝、三七等滋补品；八珍汤、四君子汤等补益剂也很畅销。

新加坡同济医院与香港的东华医院、马来西亚的同善医院一样，是由华人创办的医院。他们相似的创业历史和发展经历，成为海外中医药发展史的重要组成部分。

1867 年，初创时期的同济医院还是一家中医诊所，也是华人同乡互助、聚会和议事的地方。"不分种族，不分宗教，不分国籍，施医赠药，分文不取"的同济文化，历经百年，声辉日隆。目前，同济医院已成为新加坡规模最大、最具代表性的中医院。

同济医院是专门为社会中下层百姓赠医施药的慈善机构，医生多为义诊，在当下很多人推崇金钱万能的社会里，实在是难能可贵的。到此看病的患者不但不用交诊金，还可得到免费的药物。同济医院的资金来源有两方面：一是该院多年来积攒的房产租金，二是社会各界人士的热情赞助。2012 年 9 月同济医院扩建后，门诊人数突破了每日 1200 人次。我去参观时，见到患者中除多数为华人外，还有不少马来人和印度人。

在中医药专业教育的进程中同济医院发挥了重要的作用，作为临床教学基地，同济医院每年颁发奖学金给多名优秀生，使同济精神得以传承，生生不息。

新加坡全国共有三千多名中医，以使用针灸为主。一位新加坡的朋友向我介绍说，新加坡的中医虽已经注册，在法律上有了名分，但地位低于西医。

多少年来，新加坡的中医师们一直在努力求生存、求发展，提高自身水准，改善专业形象。1946年他们创办了中医师公会，又于1953年创办了中医专门学校。该校1976年易名为新加坡中医学院，经历61年的漫长岁月，现在已成为当地规模最大的中医教育机构，培养了近3000名毕业生。

近年，新加坡与中国内地中医药界开展了广泛合作，如新加坡中医学院于2001年开始与南京中医药大学合办5年全日制学士学位课程，2006年起与广州中医药大学合办7年制中医学士学位课程；南洋理工大学生物科学系与北

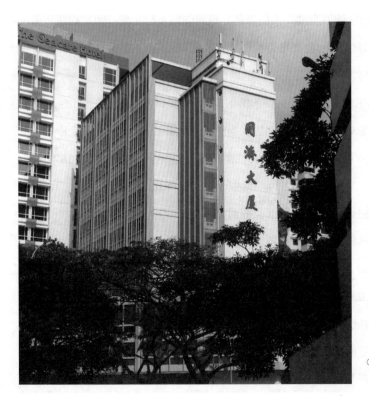

○ 新加坡同济医院
（陈玉婷提供）

京中医药大学合办中医课程等。为提升教师阵容，很多学院还以长期或短期的方式，从中国内地聘请多位专家教授前来授课，大大提高了当地中医药的教学水准。聘请的专家授课内容涵盖中医、中药、护理、针灸、药膳，以及兽医等，涉及大专、本科、硕士、博士等不同层次。这种灵活的办学方式，很适合新加坡的国情与市场的需求。

在最近几年香港"现代化中医药国际协会"举办的学术会议上，新加坡南洋理工大学的研究生组团参加。我见到学生们参会态度非常认真，他们提交的论文也受到好评。

［百年老店］

提到新加坡的虎标牌万金油，人们自然会想到创始人胡文虎、胡文豹两兄弟，这两位新加坡华侨辉煌的创业史享誉南洋。在新加坡，像这样的华人成功人士有很多，如在香港鼎鼎大名的余仁生公司也始创于新加坡。

1873年，余仁生创办人余广从广东佛山漂泊到马来西亚寻求发展。他后来在霹雳州的一个叫做务边的锡矿小镇定居。当时挖掘锡矿工作艰苦，环境恶劣；工人借鸦片麻痹身心，因此鸦片泛滥成灾。余广决心以中药解救矿工。1879年，他在务边开设了第一家药店，取名为"仁生"，寓仁泽众生之意。

余广二十多岁的长子余东旋继承父业后，重整家族业务。他年幼时接受的是西方教育，凭着熟练的国际交流技巧、广泛的人脉和生意头脑，使余仁生公司迅速在当地打出了品牌。20世纪初，余仁生的业务版图扩展至香港地区和马来西亚各地，生意渐渐由原来的中药杂货发展至锡矿、橡胶、地产及金融等业务，余东旋亦一跃成为世界十大华人富商之一。

在父亲仁泽众生的理念引导下，余东旋与新加波殖民政府一起周旋，致力于打击鸦片及赌博，还积极支持教育发展及慈善活动，为改善华裔的教育做出了不少贡献。他常以无名氏名义捐款筹办孤儿院、图书馆和学校。1930年捐赠善款予香港大学，为改善香港的教育出力。由于余东旋积极行善，令他赢得"一代大慈善家"的美誉。

近年来，余仁生公司的事业发展很快，仅在香港的过去十年间，就增设了三十多家店铺。余仁生公司还是在香港率先实行生产质量管理规范的中成药生产企业之一，并与教学科研机构合作，对传统产品的质量控制进行探索。我曾经对其拳头产品保婴丹进行过系统的鉴别研究，为鉴别其主要组成药味（如防风、天竺黄、钩藤、全蝎、蝉蜕、川贝母、牛黄、珍珠、郁金、天麻等）提供了方法。有关研究结果已经发表在国际期刊《显微研究与技术》（*Microscopy Research and Technique*）上。保婴丹在香港市场很受欢迎，新一代产品已输入到中国内地。百年老店余仁生走过的历程告诉我们：既要继承传统，也要不断创新，与时俱进是企业生存之道。

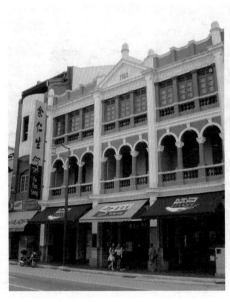
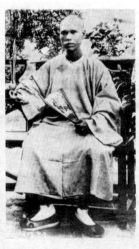
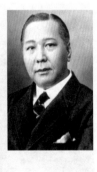

○ 百年老店余仁生（左）及其创始人余广（中）与其子余东旋（右）

[血燕之谜]

燕窝被华人社会所钟爱，是香港地区和内地很多高档餐厅里上等名贵的滋补汤料。其实，燕窝的药用历史并不是很长，本草文献中始载于清代张璐于 1695年写的《本经逢原》。其味甘、性平，无毒，可养阴清肺，益气补中，化痰止咳。

新加坡是不出产燕窝的，但我对燕窝的认识，却是始自新加坡燕窝博物馆。新加坡是燕窝的主要消费市场之一，同时也是观察马来西亚燕窝市场的窗口。在1965 年新加坡独立之前，原本是马来西亚的一部分，从古到今两者之间的关系千丝万缕。看市场，也要看产地；看过产地，以再来看市场会有了更透彻的了解。

将马来西亚考察的内容插叙于此，也算作是对下一章马来西亚传统医药的引言吧。

在燕窝博物馆里，模型制作得十分逼真，加之声光电的配合，如同身临其境。以致我后来我到马来西亚实地考察，丝毫没有陌生的感觉。后来，我又有机

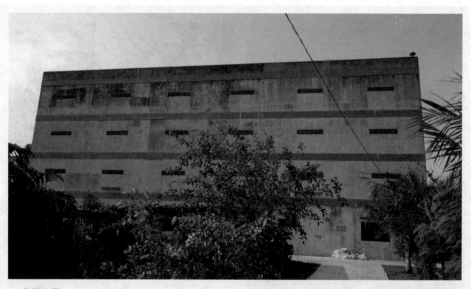

○ 燕屋外景

会去马来西亚的燕窝产地，得以深入了解燕窝的情况，特别是近些年来当地筑屋引燕、发展燕窝生产的现状。

燕窝来自金丝燕 *Collocalia esculenta* L. 的巢窝，由金丝燕的唾液与绒羽等混合物凝结所筑成。这种金丝燕多见于印尼、泰国、马来西亚等热带沿海地区，飞翔能力很强，一般在岛屿险峻的岩洞深暗处筑巢聚居。金丝燕喉部的唾液腺在产卵前非常发达，所筑巢若是色白洁净，称为"白燕"，但往往会夹杂一些绒羽，色泽也稍暗，称作"毛燕"。

野生的金丝燕因筑巢于山洞内而称为"洞燕"。现今，人们多不再采集洞燕的巢窝，不仅因为危险，而且也因为有了更好的方式大量"生产"燕窝。

人们搭建了专门的燕屋，并播放录制的金丝燕的叫声，吸引金丝燕飞来筑巢，但并不喂养。主人说，不知道金丝燕飞到哪里觅食，不过，它们具有特异的能力，无论飞出去多远，都会记住这个遮风挡雨之所。在燕屋筑巢的金丝燕被称为"屋燕"。这种类比野生环境下的筑巢方式，既为燕子营造了繁衍后代的良好环境，

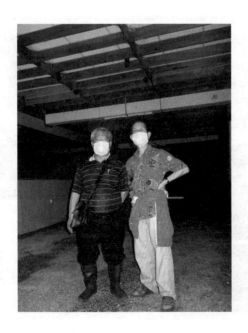

○ 与台湾中国医药大学的张永勋教授在燕屋内

又满足了人类对燕窝的需求。燕屋最早是由印尼华人修建的，如今在印尼、马来西亚和泰国都有大量的燕屋，已经形成了燕窝的产业链，完全可以满足市场的需求。应当说这是开发天然资源，保障资源永续利用的成功例子。

在马来西亚，燕屋的修建大都是一家一户自己进行的，设计上各有奥妙。觅食的燕子早出晚归，漆黑的屋内只有孵蛋的母燕和雏燕，通常不会让外人进入打扰。在当地中医药界人士的特别安排下，我们得以进入了一户人家的燕屋。友善的主人还特意打开照明灯，并让我们登上梯子近距离观察拍摄。

只见屋顶下是一个个长方形的格子状的木制棚架，金丝燕就在高高的棚架上做窝。据主人介绍，屋燕一年可以做窝三次，母燕孵小燕子的时间一般为两周，屋燕的寿命约有十年。现在，人们已经摒弃了过去那种摘取燕窝时不管雏燕是否离巢的残忍做法，只摘取金丝燕已经使用过的巢穴。

燕窝一般为 5 ～ 6g 重，在我们浸会大学中医药学院的中药标本中心，保存着香港中药业协会理事长李应生先生捐献的一个大燕窝，超过 60g 重，那是几代金丝燕居住的"老房子"。

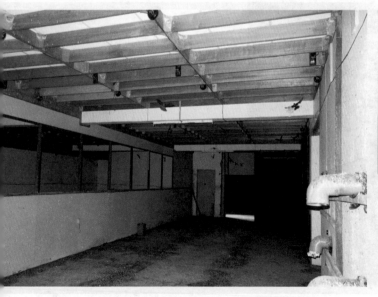
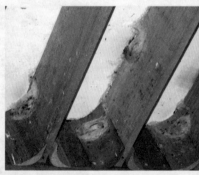

○ 燕屋内景，棚架上黑色的物件为播放燕鸣的喇叭，灰白色的燕窝多在角落处。右侧墙壁上有通风管道（左）
在燕屋内的燕巢，内有金丝燕正在孵化小燕（右）

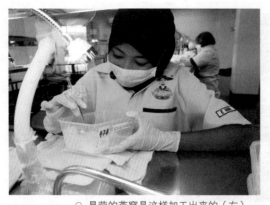
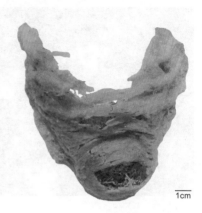

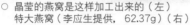
○ 晶莹的燕窝是这样加工出来的（左）
特大燕窝（李应生提供，62.37g）（右）

1cm

　　燕窝采摘后，还要经过浸泡清洗、挑毛除杂、分别定型、烘干等加工步骤，最终制成燕窝成品。我们隔窗参观了一个封闭式的燕窝加工车间，主人介绍说，所有工序有着严格的质量管理，以确保加工出的产品符合卫生检验标准。我们看到，车间确实窗明几净，工人们也衣帽整齐。但是，燕窝原品（毛燕）呈灰黄色，看上去细密结实，何以变得洁白晶莹？询问才知道，他们以双氧水清洗浸泡毛燕。听后，我们不由得对该产品的安全性暗生疑虑。

　　还有一种燕窝商品叫作"血燕"，也称"红燕"。曾经有过不少关于血燕的传说，有些学术书刊也以讹传讹。商人抓住了消费者的心理，将血燕作为噱头大肆渲染，如说燕子妈妈辛苦建造了燕窝，却被人采走，几经反复，使燕子妈妈耗尽津液，最后只有喋血筑巢……故事凄惨动人。我早知此说，也没有怀疑，直到第一次到新加坡参观燕窝博物馆，才了解到血燕形成的真相。原来血燕的形成与金丝燕的生活环境有关，只有洞燕的巢被含铁元素的岩壁矿物质渗入时，才会呈现晕染状的铁锈色，成为血燕。在马来西亚的这个燕窝加工厂，有一个完整的血燕样品，可看到最先形成的两端所呈红色深于中部，证实以上说法比较真实。天然血燕出产的概率非常之低，根本无法形成批量产品。

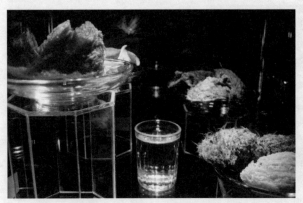

○ 不同的燕窝品种
（从左至右顺时针依次为人工染色的血燕、天然血燕、毛燕、白燕）

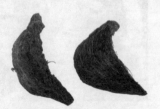

○ 人工染色的血燕

2011年下半年，香港报刊披露有不法商人为牟取暴利，用鸟粪熏制，制造人工血燕。消费者一时群情鼎沸，但有关商会声明清白，并向政府监管机构提出抗议，使得血燕成为媒体的热点话题。

有对血燕生成不明的代理商找到我，让我出面说句"公道话"，帮助"摆平"这件事，即以科学的方法证明血燕是自然的产物，完全无害。代理商愿意资助完成相关的研究，因为手中积压了数以吨计的血燕，如无法售出，将损失惨重。虽然我对血燕有了一定的了解，心中知道大概，但为了慎重起见，我还是请药商们将他们的白燕与血燕样品拿到我的实验室，在控制温度和湿度的条件下进行加速稳定性试验。一个星期过去了，白色的燕窝并没有如药商们所期盼的那样变成血燕。

同时，我们还把这些所谓"血燕"与来自印尼、泰国、越南的洞燕和屋燕产的天然白燕及血燕进行比较。测试结果表明，天然血燕中所含硝酸盐/亚硝酸钠含量最低的仅为42 mg/kg，而人工制造的血燕亚硝酸盐含量最高的竟达到了68750 mg/kg，令人震惊。看到实验报告，代理商心服口服，撤回了原来的诉求。

我们还运用性状鉴别与显微鉴别相结合的方法，鉴定了六种市售的燕窝伪品。结果发现，有的加有琼脂，有的是用猪皮膨化后制成燕窝状。真正的燕窝主要含有蛋白与唾液酸，其疗效和特殊的营养价值还有待进一步研究。

通过这件事，我更真切地认识到，中药深奥复杂，进行品种研究一定要以实际调查为基础。另一点感受是，要科学地评价中药产品的效用和质量，对中药的神化与夸大无利于中药事业的发展。

［资讯中心］

我对新加坡出版行业的初次认识是在 1989 年。当时我和摄影师崔海明先生跟着谢宗万老师，历时两年编著了 *Medicinal Plants in China*（《中国药用植物》）一书。这是由中国学者编著，由世界卫生组织出版的第一本用英文介绍中国药用植物的手册。世界卫生组织西太区负责出版，其总部在马尼拉，却选择了新加坡的印刷商。由此，我了解到出版印刷业在新加坡国民经济中扮演着重要的角色。

新加坡是东盟地区的出版中心，其出版资讯产业在国际上具有很强的竞争

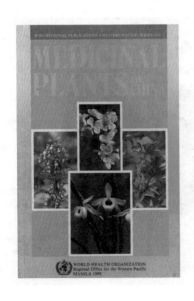

○ *Medicinal Plants in China*

力。新加坡有国际性的语言环境，又是重要的金融中心，与香港一样都是免税港，这些都为发展出版资讯产业营造了良好环境。

据当地出版界的朋友介绍，现在新加坡有110家出版商和超过30家的多媒体教育出版商；仅印刷企业就有超过1000家，其中大中型企业有300家；出版物不仅质量上乘，而且双语并行。近年来新加坡还注重发展以文化艺术、设计和媒体为主题的创意产业，作为新世纪的战略产业。国家成立了媒体发展管理局，管理广播电视、数位媒体、电影录影、唱片、媒体印刷等。

时隔15年，我与新加坡的出版业再续前缘。我主编的《香港中药材图鉴》的英文版 *Illustrated Chinese Materia Medica in Hong Kong*，2004年由新加坡的世界顶尖级出版商——世界图书出版社（World Scientific Publishing Company）出版。这是难得的缘分，让我也更加体会到了新加坡作为国际都市的作用。

世界图书出版社于1981年创立于新加坡，其后迅速跻身至全球顶尖学术出版社之列，更是亚太地区规模最大的学术出版社。该社每年出版四百余种高质量

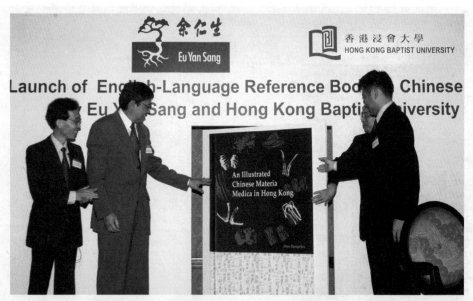

○ 《香港中药材图鉴》（英文版）在新加坡首发（左二为余义明先生）

的英文图书，很多被全球一流大学如哈佛、普林斯顿、斯坦福、牛津、剑桥等大学采纳为教科书。近年，中医药在世界范围越来越受到关注，该出版社也开始出版中医药相关图书。

我们这本书发行后，出版方组织了一系列宣传推广活动。除了首发式，我们还参加了作者见面会、记者采访会、专题讲座等活动。书也很快出现在药材店、机场与 Amazon 的网页。

这次新闻发布会还为我提供了一次拜老友、识新朋的机会。我见到了老朋友洪世忠先生。洪先生是当地的老华侨，也是一位针灸师。1988 年中国与新加坡还没有正式建交，他积极参与举办首届世界全息生物学大会。如今，中国与新加坡的交流已经走上宽阔大道，洪先生作为大道上的铺路石仍在发挥着作用。

在招待晚宴上，我还见到了一位热心支持中医药的读者。他说曾经看过我主编的《百方图解》，并给予高度评价。他本人虽不在中医药行业，但表示会买一批这次出版的新书送给当地的学校，以推广普及中医药知识。

出版发布会后，在余义明董事长的陪同下，我拜访了时任新加坡卫生部长的许文远先生。许部长是马来西亚华侨，热爱中国传统文化；他还是一位书法家，办公室里陈列着他的书法作品。借此机会，我们与许部长一起讨论了中药的安全性问题：从小檗碱到马兜铃酸，从青蒿素到莨菪碱，从中药原料到中成药。对这些话题，许部长不但感兴趣，而且都有一定的了解。对此，我并不觉意外，因为在世界卫生组织西太区的草药协调会议上，我多次见过参会的新加坡政府官员，知道他们对中药有关资讯的重视。

中医药要在世界上广为传播，应当驶上资讯产业的高速公路。新加坡作为资讯中心，在东西方交流过程中发挥着重要的桥梁作用。

多元沃土育奇葩

马来西亚

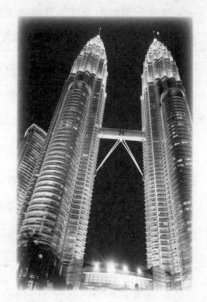

○ 吉隆坡双子塔

马来西亚是一个多元文化共存的社会。作为世界传统医药的重要组成部分，中医药在这里不仅有一席之地，而且日渐发展。马来西亚又是个法制化程度较高的社会，加上多种语言沟通的便利，使得其发展传统医药的政策有从下而上和从上而下的良性互动。马来西亚近年不断开展国际交流，加强同中国、印度等国家在传统医药方面政府与民间的合作。

2014年5月初，应马来西亚的邀请，参加马来西亚中医药国际学术高峰论坛暨南方大学学院中医药学术顾问团成立典礼，我第二次来到了马来西亚。

[大马印象]

马来西亚，华人习称大马。人们常常将她与热带灌木丛林联系到一起，最近有去那里观光的游客，居然还在路边见到两米多高的野生大猩猩。中国某中医专家应邀到马来西亚行医，随身带了一副筷子，当地人问为何，答曰："这里不是都用手抓饭，没有筷子吗？"惹得接待者捧腹大笑。

马来西亚建国于 1957 年，在此之前曾是英属殖民地，长达 87 年。中国与马来西亚的关系渊源已久，早在明代，郑和七下西洋，曾多次经过马来西亚西岸的交通要塞马六甲海峡。清代末年，曾有大批的华工迁移到此地，这些劳工主要来自广东与福建，以开采锡矿为业。

马来西亚的国土由西马与东马两大岛屿组成，总面积为 36 万平方公里，与日本的面积相当，但总人口不到日本的四分之一。根据 2010 年对全国人口的调查，总人口 2830 万人，其中 67.4% 为土著，24.6% 为华人（700 万人），印度人为 7.3%，其他种族为 0.7%。

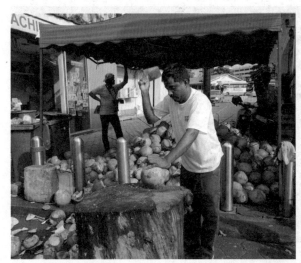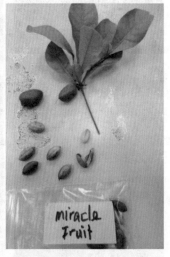

○ 炎炎夏日甘冽的椰汁格外诱人（左）
山榄科的神秘果，放到嘴里可以改变人的味觉（右）

这里地处北纬 5 度，气候属于热带，不少地方被茂密的原始森林所覆盖。西马的最高峰有 2000 米，东马则超过 4000 米。马来西亚的产业素来以农业为主，其中油棕、胡椒、橡胶等经济作物享誉世界。大马榴莲独特的甜味、苦味是其他地方享受不到的。其他热带水果如山竹、百香果、人心果、红毛丹、蛇皮果、山荔枝、沙梨、椰子、菠萝蜜等果香四溢、色彩纷呈。马来西亚人骄傲地说，我们大马地上有油（油棕），地下也有石油。由于无火山、地震、台风的侵袭，一年四季都可收获，因此马来西亚可称得上是一块风水宝地。

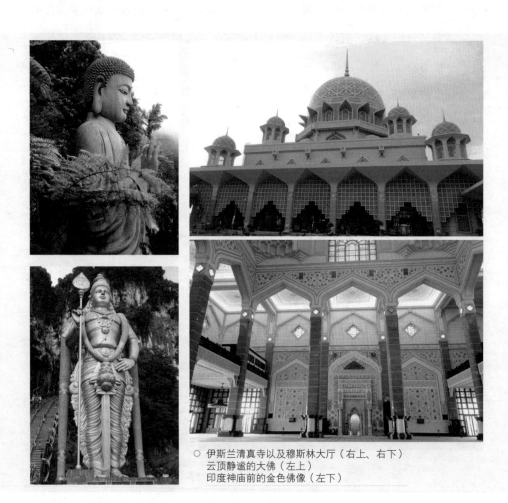

○ 伊斯兰清真寺以及穆斯林大厅（右上、右下）
云顶静谧的大佛（左上）
印度神庙前的金色佛像（左下）

[中医教育]

马来西亚由政府认可的传统医药高等教育开始于 2009 年。在此之前，多为民办方式，如中医师公会创办的马来西亚中医学院（前身为马华医药学院）、槟榔屿中医学院、吡叻中医学院、沙捞越中医学院等。在传承中医药传统与文化方面，这些学校功不可没。现在 8 家开办传统医药课程的综合性大学中，有 6 家已导入了中医课程。以上均获得了马来西亚教育部的资格认证。第一届学生即将在 2016 年毕业。

南方大学学院（Southern University College）位于马来西亚最南端的柔佛州柔佛巴鲁市，与新加坡一桥之隔。校名有些令人费解，经询问才知道，该学校 1990 年创立，为马来西亚全国华社首创的民办非营利高等学府，以培育英才与传承中华文化为使命。这是一所正在从学院向大学升格的教育机构，所以校名中 University 与 College 并存。校区风景宜人，富有浓厚的东方色彩与多元文化气息。大楼入口处，矗立着孔子的雕像。不但有中华文化元素"自强不息"的校训，学校手册中也有回教先知穆罕默德"上苍只协助那些尽心尽力的人"的警句。

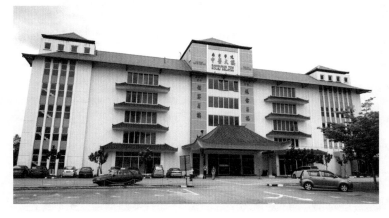

◎ 南方学院中医大楼

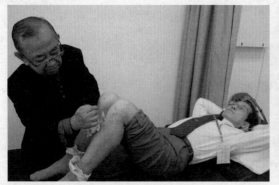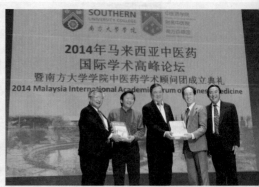

○ 体验火针治疗（左）
2014年5月马来西亚中医药国际学术高峰论坛（右）

南方大学目前设有五个学院，其中中医药学院为南马最具规模与规范化的中医药高等学府。借鉴中国大陆中医药高等教育的模式，这里多是自中国来的优秀教师执教，课程参照中国课程纲要，涵盖了中医及西医所需修读的科目。为达到优势互补，他们与天津中医药大学合办了 3+2 的双联课程，即前三年基础课在马来西亚上，后两年临床课在天津上。目的是培养出适应本地市场，能够迅速投入中医药行业的专业人士。

南方大学附属中医院，是全马首个教学、门诊与科研结合的中医药基地。设有内、外、妇、儿、针灸、推拿、肿瘤、皮肤、老年病、康复等专科与物理治疗中心。医院内有一批具有丰富临床经验的老专家。副院长陈期发教授，擅长针灸，同时将火针——这一具有数千年历史的传统技艺发扬光大。"火针治疗二十年"，治疗患者四万人次。我切身体验了一下，陈教授的手法很好，火针并没有以往人们描述的那样疼痛可怕。

在柔佛巴鲁的几天里，我感受最深的是当地华人的奋斗精神。从一间大学，可以看到马来西亚 600 万华人的顽强斗志，以及他们对中医药发展的期盼。在处于非主流文化的社会中，开展中医药教育是何等的不易。为完整传承中医药文化精髓，该校得到教育部批准，可使用纯中文教学，这在马来西亚高等学府中，是得来不易的权益。

南方大学占地 25 英亩，土地也是华人慈善家肖畹香先生捐赠的。肖畹香先生关心民族的命运和中华传统文化的命运，一分一分地筹款，经历各种坎坷，披荆斩棘，从不言放弃，体现了执着、淳朴、认真、自强不息的精神。

[同善医院]

马来西亚的医疗体系，是以西医、西药为主导的。现在虽有中医师的注册制度，但属于自愿性质，尚未在法律上强制实施。从 2005 年马来西亚中医师暨针灸联合总会订立中医注册准则以来，已经注册的中医人数超过 4000 人，但估测民间行医者有万名以上。随着法律的健全，这一数字将会逐渐清晰。

目前，马来西亚已经有 11 家政府医院开始提供传统医疗服务，其中包括马来传统医疗、印度传统医疗和中医。提供中医药服务的有 3 家，但 11 家都提供针灸服务。

同善医院的前身是"培善堂"，由当地华人创建于 1881 年，1894 年改建为

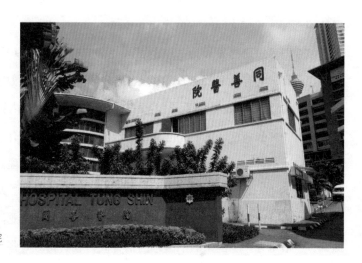

○ 同善医院

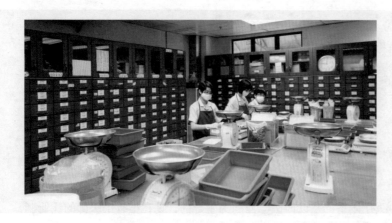

○ 药房

公共慈善机构。我们参观了这所医院，感觉同 1867 年在新加坡建立的同济医院、1872 年在香港成立的东华医院有许多类似之处，都是由当地华人出资兴建，作为慈善机构服务于当地的贫苦民众。

非营利的民办中医院，面对激烈的竞争，要维持生存与寻求发展实属不易。无论是英国殖民地时期政府不闻不问的政策，还是在日本统治时期的排斥举措，均没有使之消亡，反而使用中医药的人日渐增多。我想，中医药的疗效在患者中得到肯定，应是其长久不衰的基础。同善医院可谓中医药在马来西亚发展的缩影。

如今同善医院已发展为一座中西医并举的机构。1989 年扩建启用了一座 10 层的西医楼，共有病床 238 张，内设有癌症诊疗中心和急救中心等。

我们参观了 2006 年启用的 12 层高的中医大楼。大楼内设有中医门诊和住院部，拥有 108 张病床。在中医门诊部，玻璃罐、竹筒等应有尽有。为环保与降低成本，这里的针非一次性使用，但由于采用严格的消毒管理，未出现过安全性事故。患者的平均诊金为 10～50 马币不等（1 马币约折合 2 人民币）。除本地医师外，还有来自中国陕西、南京、湖北、湖南、北京、黑龙江以及韩国的挂牌中医师。一般来说，中国来的中医师因信誉高，收费相对高些。这里每天门诊接待

800 名左右患者。住院病人则主要是中风后遗症患者。住院病房分 5 人房、4 人房、2 人房与单人间，每天的住院费用在 50 ～ 120 马币之间。

我们重点参观中药房，其管理很到位，井井有条，并给患者提供代煎药的服务。药房还标示出容易混淆的中药，说明有关部门对此问题的关注。但我留意到，仍旧存在一些问题，如有些中药名称书写不规范，另外五加皮误用萝藦科的杠柳（香加皮）等。有的学员还将取自其他诊所的"五加皮"样品拿来让我鉴别，结果均为混淆品，这也反应了马来西亚中药材市场的普遍情况。

［草药学习班］

马来西亚卫生部于 1998 年开始设立传统与辅助医药委员会，并于 2004 年正式建立了传统与辅助医药管理部门（Traditional and Complementary Medicine Division），现任负责人为吴清顺医生。2014 年，马来西亚将公布实施《传统医药法》。为扎实稳步地推进这一工作，马来西亚卫生部特意举办了以中药调剂为主题的短期课程。2013 年 11 月底，我应邀来到吉隆坡，担任此次培训班的主讲，郭平博士与从美国专程赶来的 Eric Brand 先生担任协助。

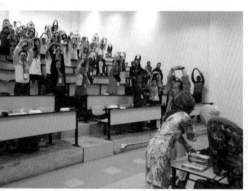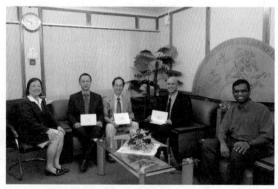

○ 课间与学员们一同练习八段锦（左）
在传统与辅助医药管理部拜会吴清顺医生（左一）（右）

培训班共召集了200人左右，学员以西医、西药师、中医、针灸师、推拿按摩师为主；还有中药商和自由职业者、大学教师；也有政府官员前来助阵。他们来自大马全国各地，有的专程乘飞机从东马或西马的南部赶来。学员中有华人、印度人、马来人，文化背景不同，中医药基础更是参差不齐。有初学者，也有的曾经到中国内地与中国台湾深造，但共同点是都十分认真执着。

　　面对如此不同文化背景与水准参差的学员，我们以"授之以鱼不如授之以渔"为准则，主要讲解了药用植物的分类知识与基本的鉴别方法。为了提高教学效果，每天下午，我们分成几组，尝试着因材施教。学员们也十分主动，头一天讲到草药专题，第二天便采来几十种草药放在我们面前。

　　有位学员带来一株新鲜的植物，花很香，她告诉我当地称之为杨贵妃。并问我可不可以吃。我仔细观察这株植物，它有着白色的圆锥状花序，叶对生，叶缘具齿，初步判定为醉鱼草类植物。因为这类植物体内含生物碱等多种活性成分，可祛风湿，疗跌打损伤与皮肤病，同时有一定的毒性。我在课堂上提醒大家，醉鱼草属为马钱科植物，这个属广泛分布在全世界热带和亚热带等温暖地区。有些种类鱼吃了会醉晕过去，有"毒鱼草"之别名，可不要随便尝试呀。就在我回香港的路上，手机上收到一封学员的电邮："最后一天课程结束后，我回到家中，两只公狗打起架来。有一只两眼被咬伤，一边伤在内眼角，一边伤在外眼角。我想起老师说的醉鱼草，心想既然可醉鱼，是不是也可以当麻醉药来应用？于是我拿了几片叶子给那受伤的狗吃，然后为它清洗敷药，并用您提到的斑鸠菊粉止血。狗的反应镇定安详，不像以前那样烦躁；它受伤部位想必是很痛的，但任由我给它清洗与敷药。这是我对这植物的临床体会，特与您分享。"

　　短训班期间，热情的学员与组织者，给我们提供了《本地草药专辑》供参考；学员们将自己采来的草药，拿到课堂上交流，鉴别。互动教学，我也从中获益良多，开阔了眼界。还有人送来了当地的特产甜品和自家树上采摘的红毛丹，让我们品尝，借此要向学员们再次说声，感谢啦！

[马来人参]

在人类发展的历史上，传宗接代为一大要事。在不同的传统医药宝库里，均可见促进生育能力的药物。如印度有称为"印度人参"的茄科植物，秘鲁有称为"玛咖"的十字花科植物。

被称为"马来人参"的东革阿里（Tongkat Ali），植物来源涉及不同的物种，以苦木科（Simaroubaceae）植物长叶宽树冠木（*Eurycoma longifolia* Jack）为主。东革阿里与燕窝、锡器一起并称为马来西亚三大国宝。在拉曼大学中医学院的标本收藏馆，我第一次同时见到了红、黄、黑色的东革阿里。

据《马来西亚植物志》记载，*Eurycoma* 属植物共有 3 种，分布于东南亚热带地区如缅甸、泰国、印尼、马来半岛和菲律宾。在 21 世纪初，马来西亚开始禁止采挖其野生资源。如今，长叶宽树冠木在马来西亚已有广泛种植，栽培品一般在 4 年后就可以开始采挖。

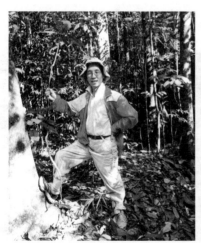 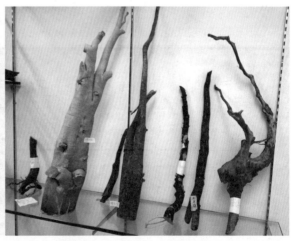

○ 在马来西亚的原始森林，终于亲眼看到了东革阿里的原植物（左）
东革阿里药材照片（作者拍摄于拉曼大学标本室）（右）

东革阿里是小乔木，高可达 10 米。其树皮、根、叶在马来西亚民间供药用，据称有增强性功能，抗疟疾，抗糖尿病，解热等作用。不少国家的科学家对其化学成分和药理活性进行了研究，但是对东革阿里制剂的安全性和疗效尚知之不多。

［药材市场］

马来西亚目前还没有自己的国家药典，相关标准参照世界上其他国家的药典。在马来西亚，中成药与中药商均已有注册，但中药在马来西亚还没有法定药物地位，中药的销售，也还沿用传统，与售卖杂货的方式一样。

为了了解大马的中药市场，我还来到吉隆坡的唐人街——茨厂街。茨厂街是观光客寻找便宜商品的市场，多为小商小贩经营，卖各种服装，但有些店铺出租给外籍人，已没有多少中国传统文化的印迹了。但在入口处有一凉茶店，"恭和堂"的金字招牌和装凉茶的大茶壶格外醒目，售卖的品种中有五花茶，这里正是我要找的地方。真是世界上有人的地方，就有华人，有华人的地方，就有中医药啊。

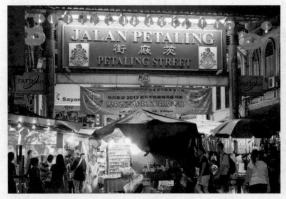
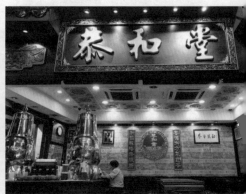

○ 吉隆坡中华街（左）
　吉隆坡中华街的凉茶店（右）

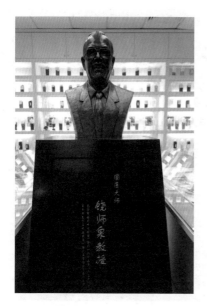

○ 一代宗师饶师泉

　　传统医药在马来西亚有社会需求。民众崇尚自然，对养生保健的理念越来越被大众接受，这是马来西亚中医药学事业发展的先决条件。近年来政府开始对传统医药进行管理，目前马来西亚的中医药发展处于转型期。随着传统医药技术的专业化，地位的合法化，逐步将传统医药纳入政府医疗体系的呼声日渐高涨，如能实现，这将是一个巨大的飞跃。

　　惜别吉隆坡，我不禁又回望了一眼 452 米高的双塔。这座建成于 1996 年的88 层的摩天大楼是现代建筑学的杰作与大马经济实力的展现。在塔身中央有可行走的连接天桥，恰好似两个巨人在携手。愿马来西亚传统医学与现代医学，如同双塔一样相互贯通，并行向前。

初探南洋千岛国

印度尼西亚

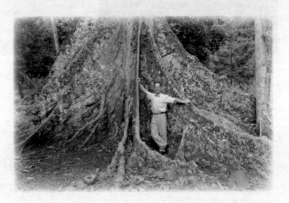

○ 独木成林：硕大的板状根

　　2010 年 10 月底，应印尼科技部之邀，我参加了雅加达国际传统医药大会。虽然仅逗留了短暂的 48 小时，对那里的一切，认识得还很肤浅，但印象却是非常深刻。

　　我对印尼的最初印象来自于小时候看过的一本画报，其中有关于 1955 年万隆会议的画面。万隆会议是新中国外交史上重要的里程碑，"和平共处五项原则"就是出自这次会议。画面上会议所在地的印尼风光吸引着我——芭蕉宽阔碧绿的叶子，雨水打过后水灵灵的；一栋栋白色的建筑物，不高大雄伟，却玲珑秀美。印尼是郑和当年下西洋的驻足之处，那一片万业兴隆的土地令人憧憬。

[椰城印象]

印尼是许多香港人熟悉的国度。香港的佣人来自菲律宾的最多，其次就是印尼了。在媒体上时常报道印尼火山与地震的消息，2009年的那次大海啸让经历的人谈之色变。每次印尼受灾，香港总是赈灾捐款最踊跃的地区之一。

印尼地跨赤道，是亚洲唯一一个南半球国家。疆域跨度之大可以和中国相比。其300万平方公里的领海与中国的领海面积相当。印尼有"千岛之国"之称，整个国家由一万七千多个岛屿组成，是世界上最大的岛屿国家。从飞机上俯瞰，无数岛屿似一颗颗璀璨的明珠，镶嵌在东印度洋上。印尼常年盛夏，具典型的热带雨林气候，几乎每日下午都会迎来阵雨的冲刷，尽管闹市中车流不息，空气却很清新。雨过天晴，人们可以尽情享受阳光、蓝天和白云。

印尼是当今世界第四人口大国。据2010年的统计，人口总数已超过2.38亿。平时我们一提到中国有56个民族，往往觉得很多，但印尼的民族却超过100个。印尼还是世界上穆斯林人口最多的国家，这里有87%的人信奉伊斯兰教。在黄昏时分的雅加达，能听到远远传来的颂经之声，祥和的声音为这座城市平增了几分宁静。

首都雅加达位于爪哇岛，为印尼第一大城市，也是印尼政治、经济、文化的中心与海陆交通的枢纽。因为这里盛产椰子，故有椰城之别称。雅加达的社会治安整体上还比较好。但在大宾馆的入口通道，汽车都要将前后盖打开接受例行检查。住客进门之前，也必须通过安检通道，缉毒犬转来转去地嗅闻，不免增加了一些紧张气氛。总督府前的大草坪上，上千只梅花鹿在悠闲地漫步；而一步之遥的地方，便是杂乱的贫民窟，衣衫褴褛的穷人聚居在一起，奢华与贫困对比鲜明。

雅加达的交通困扰着人们，在路上被堵一两个小时如同家常便饭。各种型号的摩托车在汽车的缝隙间穿梭，让人揪心。在上下班高峰期，可见一幕奇特的场景，路旁常站有男男女女，有的还抱着小孩，他们向私人小轿车伸出一个或两个

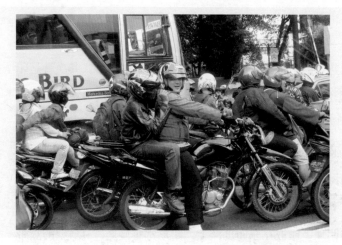

○ 摩托车在汽车的缝隙穿梭

指头打着招呼，令我这个外来客十分不解。经询问才知道，原来印尼政府为了缓解交通与保护环境，规定私人轿车只有满员搭载才可以优先走快车道。于是便涌现了这批"搭车送客族"，充个人头，讨些小费补贴生计。

印尼近年的教育发展很快，大学已经超过 1300 所，仅从数目上看，已经有美国的一半了。其中公立大学不足 100 所，比较有名的是位于雅加达的印尼大学。来接我的托尼博士便是从这所大学毕业的，驾车途经校门时，他不无自豪地自报家门。在印尼，海外归国留学生享有很好的待遇，我这次结识的戴尼博士毕业于东京大学工学院，哈戴卢博士在德国获得博士学位，他们均高就于政府部门。在印尼读不读名校、留学与不留学，待遇看来是有明显区别的。

［药物资源］

印尼的森林覆盖面积约为 74%，高等植物种类 8 万余种，超过中国 1 倍多，物种丰富程度可与巴西相比。其中已经发现的药用植物有七千多种，在亚洲名列前茅。

我们驱车前往位于雅加达郊外 60 公里的茂物区，这里有建立于 1817 年，亚洲最古老，也是最大的波格尔植物园。"茂物"这个名称翻译得很好，这里的确物产丰茂。以水果为例，"水果之王"榴莲、"水果之后"山竹在这里为寻常之物。红毛丹、蛇皮果、人心果、牛心果、西番莲、香蕉、凤梨、鳄梨、柑橘、番木瓜、无花果、槟榔、柠檬、椰子、芭乐、莲雾等热带水果更是数不胜数，仅芒果就可见几十个品系。在一个小果摊上，我还品尝到了一种香甜可口，名叫杜古（Duku）的棕色果实。

植物园内，翠竹挺拔，溪水蜿蜒，大自然的美景令人目不暇接。高大的榕树上覆满青苔；五色的鸡蛋花竞相开放，又引来无数小鸟欢快的啼鸣。

印尼不仅有极为丰富的天然药物资源，还有悠久而丰厚的民族药用历史。在这块多民族群体聚集、多文化交融的土地上，诞生出不同的传统医药理论，积累了丰富的传统医药知识。印尼的药物原料来自于动物、植物、矿物。非药物疗法则包括脊医、针刺、气功、太极拳、瑜伽等。

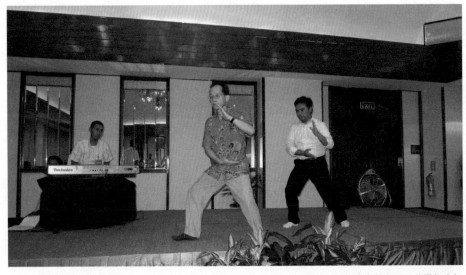

○ 晚会上与印尼兄弟同舞太极

植物园的民俗博物馆内，展示了印尼人民如何将自然疗法应用于疾病的预防、治疗和康复。馆内的藏品从渔猎垦荒的大型器具，到衣食住行的细小物件无一不收，仅药用植物的种子就超过 5000 种。

盛情的主人还向我详细介绍了印尼的传统草药制剂——Jamu。Jamu，一般译成"佳木"，原是印尼古代宫廷时期的御用秘方。古时印尼实行一夫多妻制，为繁衍后代，壮阳药物最受人关注。经过四个世纪的传承发展，现在佳木已经是印尼当地所有优良草药制剂的统称。佳木产品不仅涉及壮阳药、妇科药，也包括当地治疗常见病的胃肠药、抗风湿药、哮喘药等；剂型有粉剂、片剂，但多数为液体制剂。

在印尼，服饮佳木产品，如同香港饮凉茶一样成为习俗。据当地人介绍，大大小小生产佳木的作坊超过 4000 家。在雅加达我走访了两家佳木专卖店，其规模类似街头卖糖果、烟酒的小摊，但货品不少。我好奇地饮了一杯佳木，生姜与桂皮的味道浓烈，大概是用来驱逐胃寒之品吧。

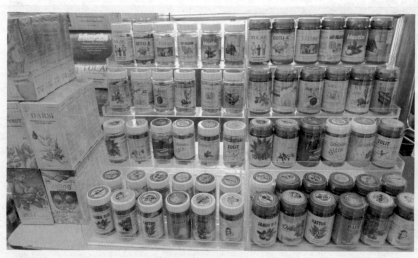

○ 琳琅满目的佳木产品

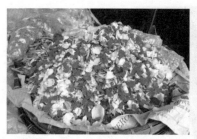
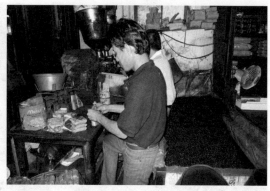

○ 花卉摊（左）
咖啡小作坊香飘四溢（右）

目前在印尼，药物主要还是来自野生。但无计划的采伐导致了资源的破坏，生态失衡，物种灭绝，特别是濒危树种，如萝芙木、苏木、紫杉等。这些已经引起政府的警觉，并颁布法律，禁止非法采伐，政府已将药用植物资源保护研究确定为国家项目。

［潜力无限］

伴随人口的迅速增加，西药费用昂贵与副作用的问题，发展医疗卫生事业是摆在印尼政府面前的棘手课题。人们的目光开始投向民间药物这个宝库。

近年，印尼传统医药市场迅猛扩增，每年都在以超过 15% 的速度增长。无论是在大城市还是边远的离岛，印尼的传统医学在不同阶层的人群中广泛使用。不到印尼，很难想象这里竟然有超过 300 万人在从事传统医药行业，大小传统医药企业一千两百多家，产品数以千计。

2010 年的国际传统药物会议由印尼科技部主办，有一百多人参加，主要为印尼和马来西亚的大学与研究所的科研人员、产业界与政府部门的代表，也有医生和消费者的参与。印尼卫生部长在大会上作了特别演讲。他总结了近年传统医药

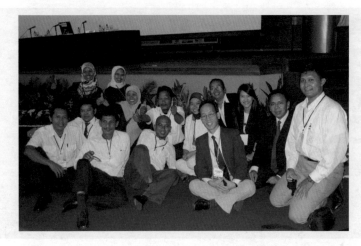

在印尼的发展，讨论了医药工业所面临的问题。强调今后要注重产学结合，目标是要将自己的产品打入国际市场。

我应邀在这次大会上作了主题报告，介绍了中药的资源保护和质量控制的方法，也介绍了香港浸会大学中医药学院在中药标准化与国际化方面所做的努力和取得的成绩，指出传统医药的研究与开发涉及的方方面面，与中药质量的控制一样要从源头做起。在印尼，传统药物的开发研究，有些类似中国改革开放初期，但因为目前研究人员较分散，教育尚未开始，法规亦未确立。中国在药用植物开发过程中所得出的经验与教训，对印尼很有参考借鉴意义。

印尼药监局目前将天然药物分为三类：传统草药、标准提取物和植物药。政府已经在12个省的医院里建立了传统医药中心，任务之一是整理传统医疗经验。中心拟优先开发的植物品种有：*Curcuma longa* L.（姜黄），*Andrographis paniculata* (Burm.f.) Nees（穿心莲），*Centella asiatica* (L.) Urban（积雪草），*Zingiber officinale* Rosc（姜），*Alpinia galanga* (L.) Willd.（大高良姜），此五种药在 Jamu 中出现频率最高，有的产品商标已经注册。

印尼人口中华人约占 5%，他们将中医药也传播到这里。自古以来，中国与印尼在传统药物方面互通有无，中国的甘草、黄芪输往南洋；印尼的砂仁、豆蔻等成为中医临床用药不可缺少之品。以前我只听说片仔癀在印尼最受欢迎，这次眼见为实。在印尼受欢迎的中成药还包括安宫牛黄丸、牛黄清心丸、云南白药等。名牌中成药的价格可以卖到一般品牌的 6 倍。

目前，印尼的主流医疗体系还是西医，对中成药的监管尚待解决。中成药是否要重新登记注册，需要多长时间，如何进行质量控制等仍然是个未知数。印尼虽已制定了传统植物药的指南，但目前尚未要求药厂必须实施药品生产质量管理规范 (Good Manufacturing Practice, GMP)，不过从长远考虑与增加市场竞争力而言，这一工作势在必行。

印尼目前还没有正规的传统医药教育，依然是师带徒的方式。一些有志投身传统医药的年轻人，踏上海外求学之路。我们香港浸会大学中医药学院教授的硕士研究生班中，便有一位来自印尼的同学。

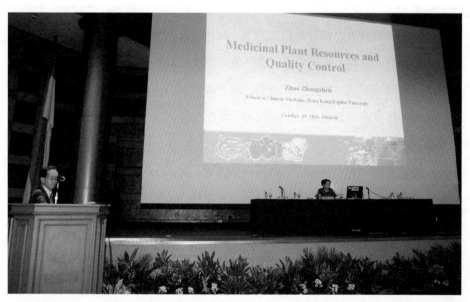

○ 作者在大会上发言

111

近年，印尼兴起了香薰疗法，很多外国人专程来印尼体验。此外，传统药物作为功能性食品的重要来源备受关注。印尼目前还没有功能性食品相应的法规，只有用于食品添加剂的法案。药品、保健品与化妆品在印尼天然产物市场已经形成了三足鼎立的格局。

印尼走的多元化发展之路，很值得中国借鉴。

[香料之王]

香料，一般是指可提供色、香、味甚至质感的所有植物产品。近年我们的课题组结合岭南草药的调查，对此开展了研究。

大多数香料作为植物药，几千年来一直应用于传统医疗领域，在人类战胜疾病的历程中留下了不可磨灭的功绩，代表性的品种有胡椒、小豆蔻、丁香、肉豆蔻等。

公元 15～17 世纪是大航海时代，葡萄牙、西班牙、英国、荷兰等国争先开辟新航线，为香料贸易进行激烈的竞争。此后的几个世纪，在西方国家的掠夺之下，印度洋沿岸及西太平洋各香料原产地，相继沦为殖民地或半殖民地。

印度、印尼等国，常年气候炎热，盛产香料，自古以来便以香料做植物药使用，印尼传统草药制剂佳木和印度阿育吠陀医学流传至今的处方中依然不乏香料的存在。

以胡椒为例，有人说："香料贸易的历史，基本上就是寻求胡椒的历史。"早在三千多年前，胡椒便由阿拉伯商人从原产地印度带到了埃及和欧洲。黑胡椒更被称为"香料之王"，在历史上曾担任过货币的角色。许多帝国和贸易航线的兴衰，都与胡椒息息相关。直至今日，胡椒依然是西餐调味品的主角，从总产量和经济价值来看，仍是最重要的香料。

在印尼，众多的香料中，给我留下印象最深的是胡椒。如果说印度的小豆蔻

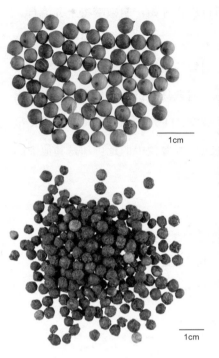

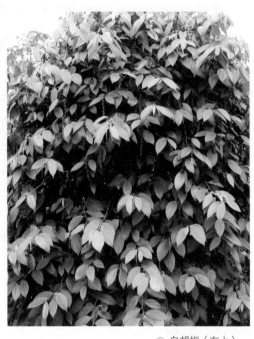

○ 白胡椒（左上）
黑胡椒（左下）
胡椒原植物（右）

是"香料之后"，那印尼的胡椒则是当之无愧的 "香料之王"。

胡椒大家并不陌生，凡是西餐馆桌上必放的两个小瓶，胡椒与盐。

中药胡椒来源于胡椒科（Piperaceae）植物胡椒 *Piper nigrum* L.，其干燥近成熟或成熟果实入药。

胡椒药材有黑白之分：果实呈暗绿色时采收，晒干，为黑胡椒；果实变红时采收，用水浸渍数日，擦去果肉，晒干，为白胡椒。黑胡椒是我国卫生部规定的药食同源品种之一。

胡椒属（*Piper*）植物全世界约有 2000 种，分布于热带地区。主要产在印尼与印度。中国有 60 种， 4 变种，分布于中国台湾经东南至西南部各省区。广东、海南地区已有栽培。

胡椒之药名始载于《新修本草》。中国自唐代开始，胡椒变得十分流行。唐代段成式在他的笔记小说《酉阳杂俎》中写道："胡椒……子形似汉椒，至辛辣，六月采，今人作胡盘肉食皆用之。"胡椒的果实主要含酰胺类生物碱。其中胡椒碱为主要活性成分。药理研究表明，胡椒具有抗炎，抗癫痫，降血脂等作用。胡椒为中医临床用药，功能是温中散寒，下气止痛，止泻，开胃。虽说处方中的出现频率比不上常用中药，但在东西方餐饮中的地位却是其他中药难以匹敌的。

中国与印尼，均为新兴的发展中国家，在整理传统经验，合理利用自然资源，加强知识产权保护，打造国际品牌方面有很多共同点与合作点。中国传统医药的对外交流，欧洲、美洲固然重要，与第三世界国家的交流，特别是东盟国家，同样不可忽视。

文明古国西游记

印度

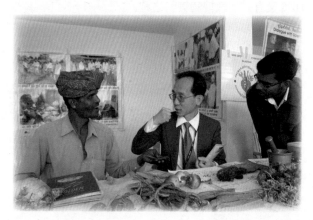

○ 向印度草药医生讨教

印度是世界上国土面积第七大的国家，人口仅次于中国，约有 12.14 亿（截至 2012 年）。印度民族和种族众多，号称"民族博物馆"，其中印度斯坦族约占印度总人口的一半，其次是泰鲁固族、孟加拉族等。印度各个民族都拥有各自的语言，仅宪法承认的官方语言就有 22 种之多，其中印地语被定为国语，英语在印度非常流行。悠久的历史、广阔的国土和多民族的文化孕育了印度多姿多彩的传统医药体系。

有位中国驻印度的资深外交官曾说过："对印度的任何评价都是正确的。"2010 年我去印度参加学术会议时顺便做了些考察，对这句话有了切身的体会。我所见到的印度，远超出原有的想像，用两个字简言观感，就是"震撼"。

[天竺佛国]

天竺国是古代中国对印度和其他印度次大陆国家的统称。印度又是佛教的发祥地，天竺佛国是我小时候读《西游记》时头脑中的印度。其实，印度宗教众多，宗教色彩非常浓厚，有印度教、伊斯兰教、耆那教、拜火教、锡克教、佛教、基督教、犹太教等诸多教派，换句话说几乎能在印度找到世界上所有的宗教，故而印度又有"宗教博物馆"之称。

风景如画

2010 年新建的新德里机场第三航站楼，整洁、宽敞、明亮，堪称世界一流；大厅遍铺富有民族风格的地毯，巨大的佛像高及天花板，好似艺术宫殿。

首都的印度门是仿法国凯旋门建造的，威武雄壮；通往总统府的街道笔直宽阔，两旁绿树成荫，气势可与北京长安街媲美。

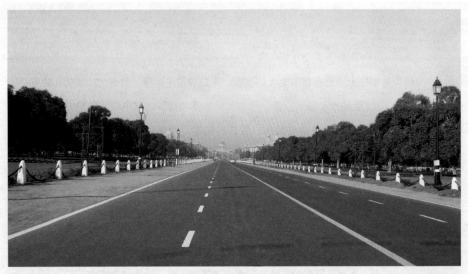

○ 通往总统府的大道笔直宽阔

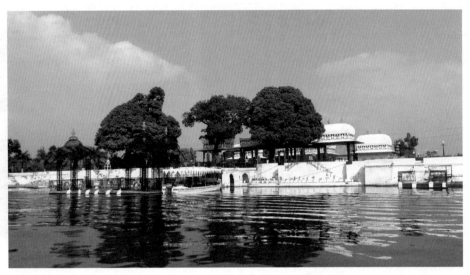

位于新德里的东南郊亚穆纳河畔的胡马雍古代建筑群，于 1572 年建成，全部采用红砂岩建造。建筑群融合了印度与波斯的建筑风格，美轮美奂，是一座花园式的陵墓，现已列入世界文化遗产。

甘地纪念公园里，有大片草坪，绿树成荫。身着整齐校服的学生们，热情礼貌，天真烂漫，在灿烂阳光的照耀下显得无比快乐。

大会举办地乌代布尔，群湖环抱，还有 500 年前修建的皇宫。这里有东方巴黎的盛誉。电影"007 系列"之《八爪女》曾在这里拍摄外景，更使其名声大噪。

在会议的欢迎晚会上，一位英俊少年顶起了 11 层坛罐，不但让坛罐旋转自如，还能同时在刀刃上轻歌曼舞。观众们心惊胆颤之余，不禁感叹人类潜力的无限。

闹市街头

一次意外的长途汽车之旅，让我们饱览了沿途数百里的印度城乡风景。一路

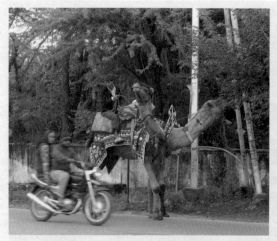
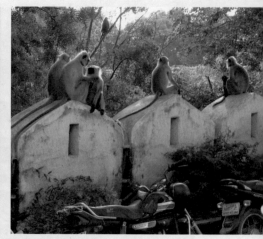

○ 贪吃的骆驼一不小心让摩托车赶了上来（左）
　停车场有如此多的猴子担任警卫（右）

上，牛、狗、猪、羊、鸡、孔雀、鹦鹉、猴子、骆驼、毛驴和松鼠随处可见，
再加上耍蛇人手中的眼镜蛇和挥之不去的蚊蝇，像到了天然动物园。

　　这里的动物都很温顺，狗不吠，鸡不鸣，美丽的孔雀在垃圾堆上觅食，载人
的骆驼在公路上缓行。路上堵车，我未关车门，突然觉得脚边有些异样，低头看
才发现一只松鼠爬上了我的脚，对着我的镜头眨动眼睛。同伴打开车门，赫然见
到巨大的牛头伸了进来，原来是"神牛"前来迎客。

　　街上猴子的数量之多，超出我们在动物园猴山所见。在停车场，一群猴子蹲
踞在旁边的矮墙上，东张西望，好似站岗守卫一般。虽然无人喂食，但这些猴子
任我们近距离拍照，对人毫无戒意，落落大方。

别样大餐

　　来印度之前，不少朋友曾提醒我，千万要注意饮食卫生。我想，只要在会议
安排的餐厅吃饭，饮食应卫生无虑。没想到负责烹制400人大会餐饮的厨房竟然
是在露天泥地上临时围建起来的，炊具凌乱，有桌无椅。炊事员达三四十人之众，

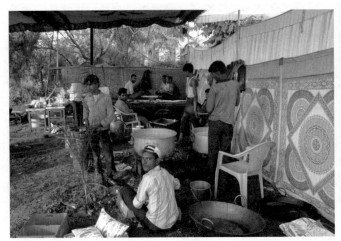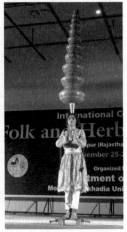

○ 国际学术大会的炊事班（左）
印度杂技王子（右）

大都席地而坐，有的打着赤脚，有的身穿跨栏背心。手不洗，碗不涮，有的烙饼，有的熬汤，说说笑笑，热火朝天。

来回穿梭传递食物、收拾餐具的孩子们看样子与街上的顽童无异。这些街童和我们曾见到身穿校服的学生们同龄，却像生活在另一个世界里。在老德里，只要车一停下，便能见到许多孩子在车辆的缝隙中表演杂耍，随后伸出脏兮兮的小手趴在车窗上乞讨。一个擦皮鞋的小孩，不停地追逐我，好似想将我的白色运动鞋擦成黑色。

亲眼目睹了大餐的制作过程，我担心身体没有足够的抵抗力，也恐肠胃难以适应咖喱等香辛佐料，实在不敢一尝。会议期间，除了干啃大烧饼之外，别的什么都没敢吃。刚刚出锅的热烧饼焦香可口，味道不错，只是苦了同行的南方人小郭，他身高体壮，为了果腹，一日竟吃了差不多20个烧饼。

余下的时间里，我们都是以披萨、麦当劳等西洋速食为餐。终于，一行人平平安安地登上返程飞机。恰好飞机上乘客不多，我将4人座椅放平，甜甜地睡了一觉。睁开眼时，看到坐在后排的小郭脸色不对，还频频如厕，一问才知他在印度最后一餐放松了警惕，面对美食禁不住诱惑，将咖喱饭、鸡块、优酪乳、水糖球统统送下肚，独享了一顿原汁原味的道地印度餐。一个小时后，在飞机上便开始腹泻，下飞机后更呕吐发烧折腾了好几天。

气定若兰

在印度常常听到口头语"Just two minutes（就两分钟）"，您拿这句话可千万别当真，因为等上一个小时也是可能的。在会议进程中，在旅馆等餐时或等预定好的计程车时，我都遇到过这样的情景：这边客人已着急上火，那边主人还是慢慢悠悠，不急不躁，眼神好似是说："有的是时间，您急什么？"

大会原安排我在下午第一个做报告，我预定提前6个小时抵达，谁知还是起了个大早，赶了个晚集。半夜在孟买转机时，听说因目的地没有雾天导航系统，飞机中途降落在一个不知名的小机场。在等待的5个小时中，我几次焦躁地跑到窗口询问，旁边一位印度年轻人微笑地对我说："我在这里已经等了三天。"他

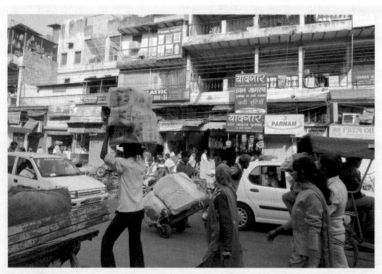

○ 热闹的街市

的神情是那么淡定，口吻是那么平和，倒让我不好意思起来。最后，我们被安排乘坐长途汽车前往，颠簸了 5 个半小时，终于在晚上 7 点钟到达了目的地。

在老德里的街道上，很少见到信号灯和道路分隔标示。头顶大量货物的勤劳壮男、身裹传统服装逛街的美女和各种各样的车辆混在一道，熙熙攘攘赛过香港的旺角。司机们个个驾车技术娴熟，风驰电掣般如入无人之境。有不少汽车没有后视镜，不知是司机为了节约空间自己摘下了，还是行驶的过程中刮蹭掉了。刺耳的汽车喇叭声撕人心肺，路人却能安之若素。

我们的车与另一辆车发生了擦撞。两个司机各自下车，既没拿出纸笔记录，也没争吵和金钱交涉，只说了几句话，好像熟人见面打个招呼。然后，我们的司机捡起撞掉的车子部件，扔进车里，似乎什么事也没发生一样，上车一踩油门，呼啸离去。

路边常可见到下层贫民住的简易棚子，不时可看到有人闭目端坐，旁若无人，好像在冥想修行。一家人在马路边围着几块石头搭起的灶火吃饭，有影无声。我

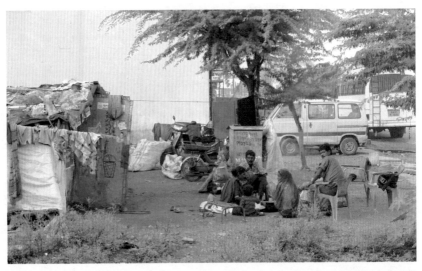

○ 街边一家人在"住宅"（左侧棚子）旁用餐

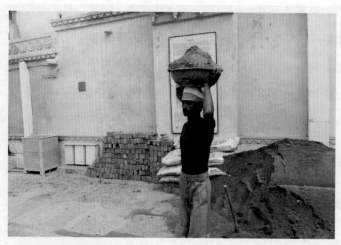

○ 工人在建设华屋豪宅

特地注意观察，街头见不到吵架的人，市场更没有争执的声音。曾见一建筑工人，头顶湿沙子冒尖的大盆，面似一尊佛像，目不斜视，专注于工作。多数人的表情平静如水，难分是木然还是恬淡，显得安详自在，莫测高深。

［传统医药］

印度传统医学源远流长，是世界上具有完整理论体系的传统医学之一。印度的传统医学体系主要有以下六个部分：阿育吠陀（Ayurveda）、尤那尼（Unani）、悉达（Siddha）、瑜伽（Yoga）、自然疗法（Naturopathy）和顺势疗法（Homeopathy）。不同的医学体系有着自身特有的系统理论、诊断方法、治疗手段和用药理论。

有统计资料显示，至 2011 年，全印度约有大小 500 家传统医学研究学院提供正规教育课程，每年招收 2 万多名传统医药学生。截至 2011 年印度全国已经注册的传统医师已有 783784 名，其中阿育吠陀医师 478750 名，尤那尼医师 51067 名，悉达医师 7195 名，顺势疗法医师 246772 名。印度共有 3251 所提供传统医药的医院，其中 2458 所属阿育吠陀医学，269 所属尤那尼医学，275 所属悉达医学，245 所属顺势疗法医学，4 所属瑜伽医学。在这些医院中，共拥有61956 个传统医学床位。这些数据表明，阿育吠陀医学是印度传统医学的主体。

医药规管

为了传统医学的传承和发展，印度政府先后设立了各种管理和教研机构。1970年成立了印度医学中央委员会，包括阿育吠陀、悉达和尤那尼系统，并维持印度医学中央登记制度和规定从业者的标准。1976 年，印度国立阿育吠陀研究院（National Institute of Ayurveda）成立，这里也是 WHO 的传统医学合作中心之一。1995 年，印度政府成立了隶属于印度卫生和家庭福利部的专门机构，该机构于 2003 年改名为传统医学部（Department of Ayurveda, Yoga and Naturopathy, Unani, Siddha and Homoeopathy, AYUSH），下设阿育吠陀、悉达、尤那尼、瑜伽和顺势疗法等传统医学各自相对应的管理部门。

印度有三部与传统医学有关的药典：《阿育吠陀药典》（The Ayurvedic Pharmacopoeia of India）、《尤那尼药典》（The Unani Pharmacopoeia of India）和《悉达药典》（The Sidha Pharmacopoeia of India），三者均具有法律约束力。

《阿育吠陀药典》分为两部，第一部有 8 卷，其中第 1 卷于 1990 年出版，最后第 8 卷于 2011 年出版，前面 7 卷共收载了单味药 541 种，第 8 卷是关于 15种植物药及其提取物的专论；第二部共 3 卷，收载成方制剂 152 个。

《尤那尼药典》也分为两部，其中第一部共 6 卷，收载 298 种药物。

《悉达药典》的第 1 卷于 2008 年出版，共收载 73 种药物。

除政府制定药典标准外，印度药物生产商协会亦组织制定和出版了《印度草药典》（Indian Herbal Pharmacopoeia，IHP），2002 年修订版共收载了 52 个草药专论。

此外，2000 年印度政府公布了尤那尼基本药物目录，共收录 244 个传统草药；2001年，同时公布了阿育吠陀基本药物目录和悉达基本药物目录，分别载有315个和98个传统草药。

在药物法规方面，印度制订了《药物和化妆品法》，对传统印度药物和现代药物进行监管。印度获得注册后的传统成方制剂，以处方药和非处方药的形式在药店销售，在当地市场上十分流行且广泛使用，但不同的传统药物制剂由不同的药房销售。截至2011年，全国阿育吠陀医学药房15353个，尤那尼医学药房1146个，悉达医学药房541个，瑜伽医学药房59个，顺势疗法医学药房6958个。自2005年起，印度对生产传统药物的药厂强制执行与常规药品相同的药品生产质量管理规范（GMP）。截至2011年，印度共有8644家传统医药产品制造企业。

印度政府高度重视传统医药知识的保护工作，于2002年制定了《生物多样性法》，该法规定任何人利用印度的生物资源或相关的传统知识得到的研究成果，必须获得其生物多样性国家管理局批准。

植物资源

印度地处热带和亚热带地区，气候温暖，具有丰富的生物多样性，分布有47000种植物，占世界植物种类的7%，其中33%的品种为印度独有。

印度药用植物约有25000种，其中880种用作制药原料。不同传统医学体系使用的药用植物数量不同，印度民间使用药用植物种类约有5137种，其中阿育吠陀2351种，尤那尼979种，悉达1785种，顺势疗法506种。

印度草药主要来源于野生、栽培或进口，与中国中草药供应格局类似。目前市场流通的草药约有960种。2005～2006年印度草药市场上贸易量大于100吨的有178种，其中138种（78%）为野生，36种（20%）来自栽培，4种（2%）则从其他国家进口。

印度很注重自然资源的保护，现建有89个国家公园，设立了504个自然保护区，12个生态保护区与6个湿地保护区，其中5个被指定为世界文化遗产。

印度贸易量较大的野生草药有我们比较熟悉的余甘子、诃子、马钱子等；栽培草药则有印楝、狭叶番泻、印度人参、荜茇、水飞蓟、云木香、巴豆和莪术等。

[香料之后]

印度的地理位置和气候环境适合各种香料植物的生长。一方水土出一方药，由于处于低纬度的热带地区，印度人需要使用能调理肠胃和防止食物变质的香料。在食品中加入各种香料成为习惯，就连平常喝的奶茶（Masala Chai），也放入了诸如小豆蔻、香豆蔻、肉桂、丁香等香料。正因如此，印度香料的产出量和消费量长期稳居世界首位，截至 2012 年出口额达到 20 亿美元，品种包括各种香辛精油、油性树脂、红辣椒、姜黄、小茴香、胡椒、生姜、小豆蔻、香菜、肉豆蔻和大蒜等。印度作为全球最大的香料出口商和生产商以及最大的香料消费国，政府专门设立香料局，负责香料事务。

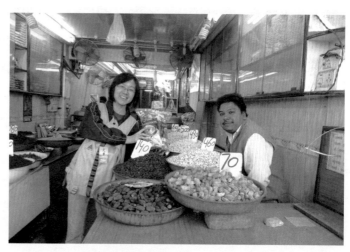

○ 博士生吴孟华在香料市场进行考察

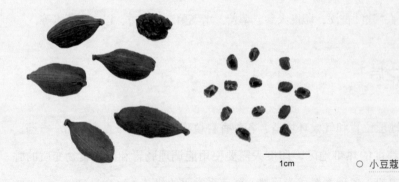

1cm　　　　○ 小豆蔻

　　谈到印度香料，很多人会想起"咖喱"，这个词来源于南印度的泰米尔语Kari（黑胡椒）。咖喱并无固定的配方，凡是以各种香料所制成的食物调料都可称为咖喱。组成咖喱的香料非常多，常用的就有二十多种，如丁香、肉桂、小茴香、豆蔻、孜然、芥子、黑胡椒、白胡椒、辣椒，以及既是香料又是天然染色剂的姜黄粉等。

　　在印度香料贸易中，一直占重要地位的品种是胡椒和小豆蔻。小豆蔻的出口量总计达 4650 吨，出口额总计为 36.322 亿卢比。如果说胡椒被称作"香料之王"，那小豆蔻则是当之无愧的"香料之后"。小豆蔻的价格仅次于番红花和香荚兰，为世界排名第三的昂贵食用香料，在食品、饮料、医疗、化妆品中使用已有超过两千年的历史。

　　小豆蔻 *Elettaria cardamomum* L. 是姜科（Zingiberaceae）植物，其干燥近成熟果实入药。小豆蔻最初产于印度南部，很久以前就传入阿拉伯半岛，是阿拉伯咖啡中必不可少的原料。

　　小豆蔻价格昂贵，除作调味品外，还大量用作植物药。现在世界主要的药典，如《英国药典》《美国药典》《日本药局方》等均有收载。民间经验认为，小豆蔻有祛风，健胃的功效。

小豆蔻是许多辛香料配方的常见材料，在烹制米饭、蔬菜和肉类时都会用到，也是印度咖喱的重要原料。目前，中东阿拉伯国家和北欧国家用量最大。阿拉伯人主要用小豆蔻为茶和咖啡调味；北欧是欧洲最大的小豆蔻进口地区，常将小豆蔻用在面包和西点的烘焙中。

作为香料的小豆蔻很早就进入中国，为藏医的常用药物。我们课题组曾对小豆蔻进行了本草考证，得知小豆蔻以"加素"之名始载于《四部医典》，并被描述为："产于印度，果实白色，三角形，尖端弯如铁钩，种仁三角形，扁平，有锉纹突起，气芳香，其色略白，无白色粉末者佳。"小豆蔻果实干燥后为绿色，曾有作漂白使用的习惯，故此认为《四部医典》中描述的加素应为漂白后的小豆蔻。

中国有些地区，在调味剂和火锅底料中常加入豆蔻类香料，我们的研究组将中药的调味剂与火锅底料作为研究课题。此次印度之行的一个目的就是到豆蔻类产区实地考察。经过研究，我们澄清了豆蔻药用的历史沿革与混淆现状，有关论文发表在国内外相关的杂志上。我们的结论是，肉豆蔻来源为肉豆蔻科植物肉豆蔻 *Myristica fragrans* Houtt. 的干燥种仁；其余均来自姜科，红豆蔻是大高良姜 *Alpinia galanga* (L.) Willd. 的干燥成熟果实；豆蔻是白豆蔻 *Amomum kravanh* Pierre ex Gagnep. 或爪哇白豆蔻 *A. compactum* Soland ex Maton 的干燥成熟果实；草豆蔻药材与植物同名，是 *Alpinia katsumadai* Hayata 的干燥近成熟种子。

［比较药学］

中国和印度在地理上毗邻，药用植物有不少交叉分布。例如，在《阿育吠陀药典》收载的药物中，有 364 种药物在中国也有分布，其中 68 种药物被《中国药典》收载。但中国与印度传统医药理论体系不同，对同种植物的药用认识时有不同，这些不同表现在药用部位、对功效的理解以及代用品的品种等方面。

如余甘子 *Phyllanthus emblica* L. 来源于大戟科，是印度、中国等国家广泛种植的药用植物果实，因其放入口中嚼后留有甘味而得名。余甘子是我国卫生部规定的药食同源品种之一，其维生素 C 含量极高，还含丰富的氨基酸和矿物质，可用于加工健康食品，并可广泛用于抗衰老、祛斑等护肤品中，市场上常有鲜品当水果出售。余甘子以"庵摩勒"这一药名始载于《南方草木状》中，历代本草多有著录。藏医理论认为，余甘子具有清热利咽，润肺化痰，生津止渴的功效。在印度，阿育吠陀医学同样以余甘子干燥果实入药，用于保肝，增强记忆，消炎，抗病毒；新鲜果实还用于神经衰弱、食欲不振等。

诃子 *Terminalia chebula* Retz. 来源于使君子科（Combretaceae）植物，其干燥成熟果实入药。诃子以阿拉伯语译音"诃黎勒"始载于《金匮要略》。在蒙药、藏药书中，排在植物药中的第一位，被称为"众药之王"。诃子的干燥幼果，蒸熟后晒干，用作中药藏青果，又名西青果，具有清热生津，利咽解毒的功效。诃子是常用收涩药，在中国，用于久泻久痢、便血脱肛、肺虚喘咳、久咳不止、咽痛

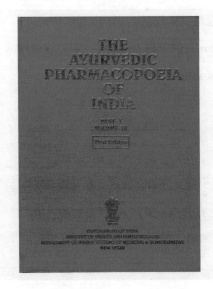

○ 《印度药典》

音哑等，而阿育吠陀医学用于治疗哮喘、咽痛、呕吐、腹泻、痔疮、胃溃疡、痛风等。两种医学治疗的疾病基本相同，但又不尽一致。

有些印度药用植物在中国虽有分布，但是并未药用。如印度民间用于治疗哮喘与呼吸系统疾病的十字花科植物水蒜芥（*Sisymbrium irio* L.）和用于治疗尿结石与泌尿系统疾病的夹竹桃科植物纽子花 *Vallaris solanacea* (Roth) O. Ktze.。

加强中印传统药物的比较研究，可以拓展药用植物资源的利用和开发。近年我们邀请了印度学者 Yogini Jaiswal 博士来香港加入我们的研究团队，相互间的交流为中印传统药物的比较研究开阔了思路。

我们常说，炮制为中药的一大特色。Jaiswal 博士告诉我，有些印度的民族药也需特殊加工后才入药，类似中药炮制，如用牛奶和牛尿炮制中药乌头。我们课题组在对中印传统药物进行系统比较研究中，将中国药用的川乌 *Aconitum carmichaeli* Debx.、草乌 *A. kusnezoffii* Reichb. 和印度药用的异叶乌头 *A. heterophyllum* Wall. 的化学成分和炮制方法进行比较，结果发现印度药用的异叶乌头中有毒生物碱含量较低；中国的炮制方法比印度使用牛奶和牛尿炮制的方法减毒效果更强。这一结果说明，对乌头的使用，中印各自的炮制方法适合各自的药物。有关研究结果已经发表在国际杂志上。

　　中印都是文明古国，自古以来，两国的文化交流、贸易往来频繁。印度有悠久的历史、多源的传统医药理论、广泛的临床应用历史和丰富的草药资源。积极学习印度传统医药的经验，必将促进中医药事业的发展。愿黄龙与狮象这两个东方文明古国的象征符号，构成一幅和谐相处的画面。

千年荒漠乳香浓

阿曼

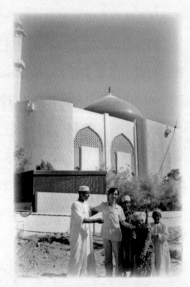

○ 与阿曼儿童在古堡前

　　1990 年，应阿曼苏丹国卫生部的邀请，中国医药学术专家组到阿曼进行了为期一周的学术考察。考察组共三人，其中年龄最大的是中国中医科学院针灸研究所的薛崇成教授。薛老 1919 年出生，时已年逾七旬。早在 1935 年，他便拜四川名医蒲辅周为师，1948 年获华西医学院和美国纽约州大学医学博士学位，是一位汇通中西医学的老前辈。前两年我回北京见到他，老人家已九十多岁，仍精神矍铄。考察组另一位成员是卫生部的阿拉伯语翻译邢汉平先生。邢先生年富力强，精通阿拉伯语，多年来往于中国与阿拉伯各国之间，堪称中国医药卫生领域对阿拉伯国家交流的民间大使。考察组第三位成员是我，我那时 30 岁出头，硕士毕业不久，这次任务侧重对当地草药资源进行初步考察。临行前我认真学习了一番阿曼及阿拉伯的有关知识，期待能够实地增长见识。

[风土民情]

阿曼古称马干，位于阿拉伯半岛的东南端，地处海湾的咽喉要道，面积30.95万平方公里。阿曼西部与沙乌地阿拉伯和阿拉伯联合酋长国相邻，南部与也门共和国接壤，东北与东南部濒临阿曼湾和阿拉伯海。阿曼境内除东北部山地外，皆为热带沙漠气候。

阿曼现代化腾飞的契机，是1967年钻探出来地下石油。现已探明的石油储量近7.2亿吨，天然气储量33.4万亿立方英尺。此外，这里还有丰富的银及优质石灰石等资源。1970年，29岁的年轻国王卡布斯接管政权后，阿曼发生了巨大变化。

从人口数量上看，1990年我们去的时候，阿曼全国人口不过150万。20年间人口激增，截至2013年2月底的最新统计资料显示，阿曼人口已经达到383万。其中阿曼本国人口215万，占56%；外籍常住人口168万，占44%，可见这块宝地的巨大吸引力。

阿曼首都马斯喀特（Muscat）据守印度洋通往波斯湾的门户，东南濒阿拉伯海，东北临阿曼湾。老城区依山傍海，山势峭拔多姿，与海水相映，蔚为壮观。这里虽地处荒漠，但可以感受到习习海风，太阳落山后倒也凉爽。市内重建的卡

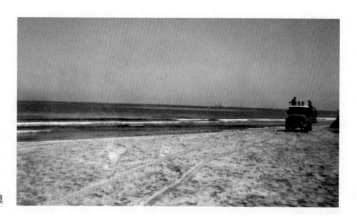

○ 海滨荒漠

布斯国王皇宫是典型的阿拉伯式宫殿，庄严气派；夜晚灯光明亮，光彩夺目。那时，在这座城市中很少见到绿色。两座古老城门和一段土墙，加上许多传统的阿拉伯小屋，使我联想到童话《一千零一夜》中描述的情景。

阿曼北部 5 ～ 9 月处于热季，日间气温约为 39℃。邢先生告诉我，拿一个生鸡蛋，放在沙滩上就能晒熟。他还特别叮嘱我，不戴手套千万不要随便拉阳光下停放的汽车车门把手，否则会被烫伤。

阿曼有发达的传统金银器制造业，所产腰刀、咖啡壶和各种金银饰品在国际上享有盛誉。阿曼男子喜欢佩腰刀，引起我注意的是他们所佩腰刀的刀柄，是用犀牛角制成的。现在犀牛已经被列为濒危保护动物，这些存世的犀角刀柄就显得更珍贵了。阿曼男子在正式外交场合，一般穿无领长袍、缠头巾，并必须佩带饰刀，就像穿西装时佩戴领带一样。经邢先生的提示我才留意到，阿曼男装与其他阿拉伯地区服饰的显著区别是：阿曼人长袍的领口处垂下一条缨穗，看上去似装饰物，其实是专门用来蘸香料的。

目前，阿曼的经济仍然多依赖石油开采，油田主要分布在西北部和南部的戈壁、沙漠地区。全国可耕地面积仅有 10 万公顷，已经开垦了 60% ，但粮食仍不能自给。阿曼的粮食作物以小麦、大麦、高粱为主，其他经济作物主要是椰枣、

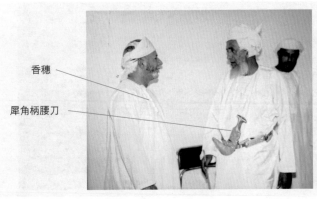

香穗

犀角柄腰刀

○ 阿曼传统服饰上的香穗与犀角柄腰刀

柠檬等水果。椰枣便是我们常说的伊拉克蜜枣，来源于棕榈科植物，当地人招待远来的客人时作为待客之品。由于阿曼昼夜温差大，椰枣的含糖量很高，吃起来很像北京的蜜饯果脯。阿曼的公路两侧，可以见到很多椰枣树。

阿曼人淳朴热情，待人真诚。作为国家邀请来的贵宾，我们被安排在最好的饭店住下，并有一位专门的司机。接待官员说："你们既然来考察，想去哪里去哪里，想住多久就住多久。"原来他们没有指定任何考察地点，好像也无日程安排，让我颇觉意外。不过，后来的活动倒并非如此随便，而是内容丰富，看来这只是友好表示，让我们先有宾至如归的感觉。

专家组一行到达饭店后，突然收到通知，阿曼的卫生部长要接见我们，这真让我们措手不及。北京与马斯喀特有7个小时的时差，长途的旅行令我有些昏昏欲睡。为了提神，我要了一杯咖啡，都说阿曼的咖啡很好，不料喝了几口就有些头晕，一杯下肚竟有些要呕吐的感觉。后来我才了解到，阿曼人喜欢在咖啡里加小豆蔻等香料，咖啡呈浓黑色，与西方醇香的咖啡有所不同，有类似中药的苦味。可能是阿曼咖啡味道太重，也可能是我的体质不适应里面加的香料，才引起不适。这杯"药"的副作用实在太强，此后我再没有喝过咖啡，这是一段我终生难忘的经历。

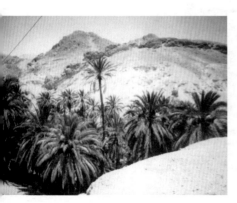
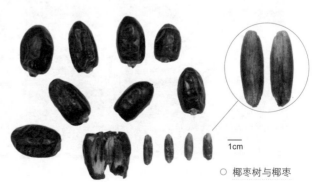

1cm

○ 椰枣树与椰枣

［古船扬帆］

阿曼卫生大臣阿里·穆罕默德在接见专家组时，首先回顾了中阿两国的友好交往，并提到 1981 年 6 月举行过的从阿曼至中国的航海活动。那次活动的目的是探索发现古代东西方贸易交流的古航线，以重现古代中国、阿曼两国海上友好交往的动人情景。大臣所提的古时情景就是世界名著《一千零一夜》中所描写的阿拉伯航海家辛巴达七次历险航海的故事。阿曼人认为，这个辛巴达就是阿曼著名的航海家阿布·奥贝德。据史料记载，他曾于 11 世纪从阿曼首都马斯喀特出发，乘风破浪，穿洋过海，远航中国。我们在阿曼首都的公路旁，见到了这艘古船的巨型模型。早在公元前 2000 年，阿曼已经广泛进行海上和陆路贸易活动，并成为阿拉伯半岛的造船中心。《后汉书》中有"自安息（今伊朗）西行三千四百里至阿蛮（今阿曼）"的记载。

从 7 世纪起，阿拉伯帝国（中国古称大食）在西方兴起，这是一个横跨亚、

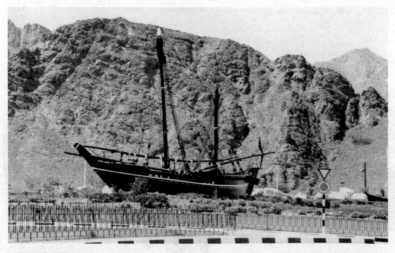

○ 千年古船模型

非、欧的世界性帝国，其疆域东至帕米尔高原，与唐代中国的边境相邻。阿曼便是阿拉伯帝国的一部分。这一帝国的文明达到很高的水准，阿拉伯文化与中国文化也相互影响，阿拉伯向中国输入了大量的药材，尤其以香料居多。

中国古代对外经济贸易交流大致有三条通路：一是位于北方的丝绸之路，二是四川云南的茶马古道，再一条就是南方的海上丝绸之路。古代阿曼素以擅航海与造船闻名于世，为开辟中国唐朝和阿拉伯帝国之间的海上贸易和沟通海上丝绸之路做出了积极贡献。

唐宋时期，特别是宋代以后，中国的上层阶级盛行熏香之风，常从阿拉伯半岛盛产香料的地区大量进口香料，故由阿拉伯到中国南方的海路被称为香料之路。

据《明史》记载，郑和下西洋到达阿曼时，其国王曾晓喻国人，要大家拿出乳香、没药、苏合香油、安息香等香料同中国客人进行贸易。国王还派使臣携带乳香、鸵鸟等当地特产到中国来回赠。现今阿曼历史博物馆中仍珍藏有中国宋代的瓷碗和当年的乳香，这些是两国历史上友好交往的实证。

［阿拉伯医］

提到阿拉伯医学，我便想到了中国历史上的两部医药古书——《海药本草》与《回回药方》。

香料传入中国除经过西域陆路之外，更多的是通过海运从广州等港口输入，故被称为"海药"。《海药本草》是唐末五代时由经营香药的波斯人后裔、文学家、药物学家李珣所著。李珣，字德润，生于蜀中，祖籍波斯，因此也称李波斯。该书收药物 124 种，以阿拉伯药物居多，其中对香药的记载多达五十余种，包括丁香、乳香、安息香、红豆蔻、没药等。

《回回药方》的内容多来自元代阿拉伯医书，是阿拉伯医药方剂的汇编。原

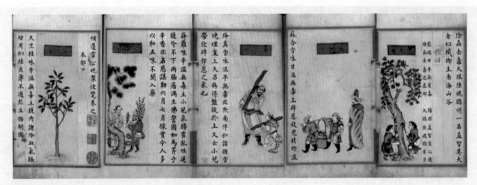

○ 阿拉伯人与香药（出自明代《本草品汇精要》）

文为阿拉伯文，明初经翻译木刻印刷成书，著、译者均未署名。现存的《回回药方》为残本四卷，约二十万字，共载方剂四百五十余个，兼以病理治疗分析。有研究者推断，《回回药方》全书的方剂约有七千余个。《回回药方》的传入，极大地丰富了中医的本草学。

阿拉伯国家与中国很早就有药物交流。晋人张华所著《博物志》载："张骞使西域还，乃得胡桃种。"汉代张骞及其随员出使西域，带回的植物种子除胡桃外，还有葡萄、安石榴、胡瓜、胡豆、苜蓿、蒜葫、胡荽、西瓜、无花果等药用植物。在明代《本草品汇精要》中可以看到，香料进口商人有阿拉伯人的面容与服饰。

波斯及中亚诸国向中国进献或与中国交易的药物有琥珀、珍珠、朱砂、水银、熏陆香、郁金、苏合香、青木香、胡椒、香附、雌黄等多种。唐代段成式(803 ~ 863 年)撰写的博物学专著《酉阳杂俎》中，记录了数十种阿拉伯动物和植物药的名称，对其性状描述得非常具体。

阿拉伯医学在传统中医学的经典著作中也有反映。明初朱橚的《普济方》和李时珍的《本草纲目》均录有阿拉伯医方。这些医书中有的药名使用的是阿拉伯药名的译音，如诃黎勒（诃子）、庵摩勒（余甘子）、朵梯牙（天然硫酸锌）、安咱芦

（波斯树胶）、可铁刺（西黄芪胶）、阿飞勇（鸦片）、咱甫兰（番红花）等。

阿拉伯帝国时期的医学成就在人类社会的发展过程中，留下了不可磨灭的印记，在人类文明史上书写了重要的篇章。

阿拉伯医学的黄金时代有两位代表性人物——拉齐与伊本·西那，他们在阿拉伯国家乃至西方的医学历史中都有着崇高的地位。

拉齐（al'Razi，欧洲人称其为Rhazes，865～925年），阿拉伯医学、穆斯林医学之父。他不但是著名的医学家，还是杰出的化学家、哲学家。他学识深邃，一生写了两百多部书，在西方世界被誉为阿拉伯的盖伦。《医学集成》是他花费15年时间完成的百科全书式的医学著作，该书对后世影响巨大。

医圣伊本·西那（阿维森纳Avicenna，980～1037年），其著作《医典》内容全面而系统。全书包括五部分，分别是医学总论、药物学、人体疾病各论及全身性疾病等内容，是一部篇幅达百万字的医学百科全书。书中阐述了760种来自动物、植物与矿物的药物，还记录了炼丹家的蒸馏方法以及酒精制造法。这本书对药物化学的发展起到了推动作用。

在药物学方面，阿拉伯帝国的医学家与药物学家做出了大量有益的尝试与创新。他们率先将樟脑、氯化铵与番泻叶等作为药物加以使用，今天西方医学界使用的Syrup（糖浆）、Soda（苏打水）等词汇，都是从阿拉伯语音译来的。

[乳香之邦]

乳香于《圣经》中已有记载。《圣经》上说，耶稣诞生时，有3名东方智者献给他黄金、乳香和没药。在古法文中，乳香名为franc encens，意为无拘束的香料，形容它的气味在空气中能够持久挥发。在阿拉伯文里，乳香被称为al-lubán，意为奶，因树脂从乳香木滴出时状似乳液而得名。

乳香来自于橄榄科（Burseraceae）植物卡氏乳香树 *Boswellia carterii* Birdw.，

以其皮部渗出的油胶树脂入药。乳香属（*Boswellia*）植物全世界有 24 种，分布于非洲热带干旱地区的索马里、埃塞俄比亚及阿拉伯半岛南部。这种树低矮多刺，枝桠扭曲，上面挂着小而皱的叶子，真是其貌不扬。采集乳香的方法有些似采橡胶，只要刮去乳香树外层的灰色树皮，切口处便会渗出一滴滴白色的树脂。

世界上最优质的乳香——银香产于阿曼南部佐法尔山脉北端的内格德高原。历史上乳香的价值曾等同于黄金，是统治者权力和财富的象征。在漫长的 4000 年里，乳香贸易一直是阿曼的经济支柱。北宋初年，中国与大食（阿拉伯）商人的海上贸易再度兴起。当时，一次输入的阿拉伯乳香就达数十万斤。

同时，乳香还是送给来宾的国礼，我们在阿曼访问期间也收到这样一份国礼。只见乳香白色半透明，状似乳头，香气四溢。据说放在水中研磨后，水会变得如牛奶一般；如果用火点燃，清香会绕梁三日不绝。

乳香作药材使用最广泛的是在中医学和印度阿育吠陀（Ayurvedic）医学中。在中国，乳香的药名始载于《名医别录》。中医认为其主要功效是活血止痛；阿育吠陀医学则主要将其用于关节炎的治疗。近年研究发现，乳香在抗肿瘤方面具有一定的作用。

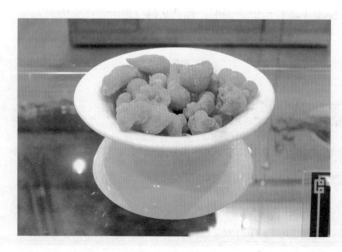

○ 阿曼国礼乳香

卡氏乳香树的油胶树脂主要含三萜类成分，其中乳香酸类成分为特征性成分，含有挥发油。药理研究表明，卡氏乳香树的油胶树脂具有降低血小板黏附，镇痛，抗溃疡，抗肿瘤，抗炎，抗菌，调节免疫等作用。

乳香在西方的宗教活动中也很常用，通常作为祭拜神灵的香薰料。古人相信乳香的烟雾会把他们的祈祷带入天堂，因此乳香被广泛应用于宗教祭祀和丧葬仪式等活动中。旧时阿拉伯医生出诊时，都要把衣服熏上浓烈的乳香气味，认为这样可以消毒防疫。人们亦常用乳香燃烧产生的烟去熏衣物，以防虫蛀。与阿曼人擦肩而过时，往往有一股神秘的浓香扑鼻而来，原来他们的衣服用乳香熏过。阿曼当地人还喜欢把乳香当口香糖放在嘴里咀嚼，使口气清新。

据说， 1603 ～ 1666 年英国爆发黑死病，夺去无数人的生命，而香料商却不受瘟疫的侵扰，原因就是他们时常接触乳香香精。

千百年来，乳香还有许多其他功用，如古埃及人用乳香做防腐剂，阿拉伯人用乳香入药，用来帮助消化，治疗心脏和肾脏疾病等。

如今，乳香的芬芳仍飘荡在阿曼城乡的家家户户，使阿曼享有"乳香之邦"的美称。

［荒漠医药］

据了解，在 1970 年以前，阿曼全国只有一家医院，设在首都马斯喀特，仅有 12 张病床， 13 名医生。随着经济的发展，医疗体系也逐渐建立健全。 1990 年我们访问时，医院已增至 47 所，病床共计三千多张，医生八百多人，护士近三万人，另建有卫生中心 79 所，药店 69 家。

考察的第一天，我们参观了位于首都马斯喀特的皇家医院。这是 1987 年由政府创办的阿曼最大的医院。全院共设 700 张病床，下设内、外、妇、儿、五官、放射、心脏病、肾病专科及康复中心等。院内的医疗设备都是世界一流的，院里设有许多康复区，建立者的目标是将其办成豪华的旅游式医院。在儿童病区，墙上绘有许多动物图案，房内置有各式玩具；在妇产科，有专门的优生优育录影片反复播放；在住院处，有宽敞的陪住客房、咖啡厅等。置身此处，全无一般进医院看病时的紧张感。

我们还得知，由于阿曼本国医护人员数量有限，不能满足需要，因此多从印度、巴基斯坦、斯里兰卡、英、美、德等国聘请医护人员。城乡居民均享受免费医疗，有的疑难病患者还可以公费出国就诊。

参观结束后，该院外科主任穆罕默德·阿里·加法和麻醉师阿里布·穆罕默德与中国专家进行了座谈。他们对中国的针灸抱以极大的兴趣，对于针刺原理方面的研究情况更为关注。在该院的图书馆内，我看到了中国出版的一帧针灸穴位挂图。

第二天，盛情的主人带我们来到了距首都180公里的阿曼最大省份尼滋瓦省。该省省长、副省长对中国学者的到来极为欢迎，均出面会见我们。在省卫生厅厅长穆罕默德·沙维德的陪同下，我们参观了尼滋瓦省的中心医院。该院共设160张病床，全院有中、高级医生15名及初级医生23名，护士多来自菲律宾。院长是一名印度西医，曾学过7个月的针灸，因此对中医，特别是针灸很有感情。参观中，院长随我们走遍了医院的每个诊室、病房及手术室，并真诚希望不久的将来也能在他们的医院开设针灸门诊。

我们得知，政府批准在年内开业的中医门诊部有6家，均由阿曼当地有权势之人经营，聘请中国医生行医。考察中我们还走访了其中新开业的两家。门诊部有中国医生1～2名，陈设虽一般，但生意尚属兴隆，日门诊量20～30人，前来就医者以社会中下层人士居多。诊所的中国医生告诉我，他曾经给阿曼的短跑运动员进行过针灸治疗，后来那名运动员在亚运会上取得了冠军，随后报刊上有所报道，使诊所名噪一时，就诊者数量大增。

在营业时间上，中医门诊部也为患者大开方便之门。当时阿曼已实行周休两日，工作时间多是每天上午 8:00 至下午 2:00，所以医院门诊服务时间很短，而这些中医门诊部通常开业至晚上 8:00。另外，外国人不能享受阿曼政府的免费医疗，外籍劳工也很难请假就医，所以中医门诊部尤受外籍患者欢迎。

在伊斯兰教国家，因宗教习俗的原因，"男女授受不亲"，男医生不能给女患者行针。在医院或门诊部，不论大小，都要设男女病区、男女候诊区，妇女前来就诊时多蒙面纱或戴面罩。因医院内不许对准女性照相，所以我的镜头中没能留下相关记录。听说中医门诊部还没有女中医师。

那时，多数阿曼人对针灸尚缺乏了解。西医不肯把自己的病人介绍给中医，但常侧面了解针灸的疗效、患者的反应。中医刚刚在阿曼开辟新领域，起步一定要稳。对方有聘请中医行医的需求时，派人要慎重，避免发生医疗事故扭曲中医的形象。

在阿曼，性功能障碍、糖尿病、风湿关节痛、黄疸、偏瘫、蛇咬伤、瘙痒等疾病患者及外伤病人较多，在西方医学传入阿曼之前，主要靠传统医学进行治疗，有不少独特疗法。以正骨为例，与中医所用手法类似，复位后多以棉花、鸡蛋、

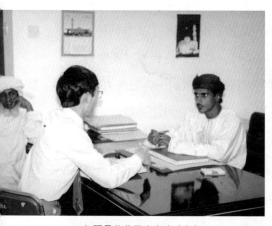
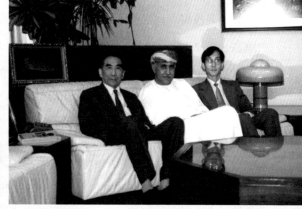

○ 与阿曼草药医生交流（左）
受到阿曼卫生部长合影（中）接见，左一为薛崇成教授（右）

石膏粉固定。阿曼也有自己的针刺疗法，主要在头、颈部和上、下肢部位使用，针前先行局部按摩，然后进针；也有提插旋转手法，行针 5 分钟左右；所用针为普通常用之 1.5 寸缝衣针，稍粗于中国的常用针。据称只治痛症，效力甚著。

在阿曼民间，还流行一种"火灼疗法"，即用在碳火中烧红的铁条钩，直点在人体腹、背部固定穴位上，灼焦皮肤以治疗黄疸、风湿等疾病，因此在阿曼不少患者身上可见到被灼伤的疤痕。一些地区在对病人的治疗过程中，尚辅以精神疗法，如将《古兰经》写在布条上，缚于患者臂膀，以行"意念导引"的心理治疗。

我们还参观了马斯喀特的一家阿曼传统医学诊所。此诊所由国家经营，共有三名医生，年门诊量为 3500 人，全部采用传统疗法。诊所内珍藏有一部阿拉伯文的医学典籍，为医生应诊必参之书，同时备有常用中药和其他干品草药约百种。

阿曼境内的植物大都为荒漠或旱生植物，有一百余科，五百多属，一千余种。阿曼政府为改善恶劣的自然环境，不惜花重金大搞海水淡化浇灌，甚至进口土壤。在阿曼境内的高速公路两旁，可见到引种、栽培的印度胶树、五色梅、红花夹竹桃、长春花、欧薄荷、叶子花、棕榈、木麻黄、箭麻、鸡蛋花、凤凰树、秋豆树、椰枣等，全无荒漠之感。

在阿曼临床应用的植物药中，既有与中国相同的品种，如乳香、番泻叶、丁香、高良姜等，也有不少疗效独特的当地药用品种，主要集中于夹竹桃科、萝藦科、卫矛科、菊科、大戟科、十字花科、唇形科、豆科、百合科、蒺藜科、茄科等。如独茎霸王 *Zygophyllum simplex* L. 叶的浸汁滴治红眼病；骆驼蓬 *Peganum harmala* L. 的种子促进性兴奋；阿勒颇芸香 *Ruta chalepensis* L. 的叶子外敷治蛇伤；绒毛芦荟 *Aloe tomentosa* Deflers 的汁液治疗皮肤病；灰毛豆 *Tephrosia purpurea* (Linn.) Pers. 的种子浸液用于利尿；红瓜 *Coccinia grandis* (L.) Voigt 的叶子治耳疾和扁桃体炎；阿索千里光 *Senecio asirensis* Boul. et Wood 的叶子煎剂退烧等。这些植物的药用价值还有待科学研究进一步证实，而对这些异域草药的认识，也可成为中医药研究的借鉴。

尽管阿曼有不少传统医药的知识和药用植物资源，但未开展相关的现代科学研究。政府对民间药物的使用采取的是"不肯定，不否定"的态度，任其自由发展。阿曼尚无以天然药为原料的成药生产企业。

我们走访阿曼药政管理局时，当地药政官员对从不同管道涌入阿曼市场的中药和随之而来的管理问题极为关注，并就有关问题向我们进行了咨询。他们同时还出示了大量进口的中成药样品，如乌鸡白凤丸、牛黄降压片、华佗膏、天王补心丹、逍遥丸、冰硼散、马应龙麝香痔疮膏、人参蜂王浆、龟龄集等。这些中成药大多无英文说明，也无有效成分及副作用的标示。有的只有生产日期但无有效期，或只有有效期却无生产日期，有的甚至连生产批号也没有。而尼泊尔、新加坡以及中国台湾等地生产的中成药看上去要好得多。对这种情况，我不禁感到汗颜，深切感到这种情况如不解决，中药将难以打入国际市场，即使偶然流入也难以立足。

> 阿曼的短暂学术考察之旅过去二十多年了，乳香的气味依稀缥缈，椰枣的香甜犹在舌尖。中医药在阿曼的发展情况仍挂在我的心间。

岐黄传承在宝岛

中国台湾

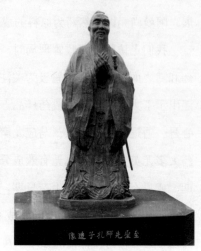

○ 台北故宫博物院的孔子像

　　2010 年 1 月，应台湾行政院科学委员会之邀，我到宝岛台湾进行了为期 11 天的学术交流。从台北、台中到台南，走访了教育、研究、医疗、生产、贸易机构与中药市场。虽然我曾多次到过台湾，但这次逗留的时间最长、日程安排最为丰富。同年 4 月，我又随香港医药专家代表团再次来到台湾，拜老友，结新朋，共同探讨中医药发展的现状与未来。每次去宝岛寻宝，总能满载而归。

　　我第一次到台湾是在 1998 年，那时去台湾真的比出国还难。作为在日中国科盟医药协会会长，我被大家推举为赴台交流团团长。为促成赴台中医药之旅，从准备到成行花了几个月的时间。台湾方面还劳驾了当时的中国医药大学谢明村校长出面当担保人，保证书上密密麻麻写了许多现在看来十分苛求的条件。几经周折，赴台通行证终于办了下来，大家自然非常珍视这次得之不易的赴台机会。访问团里一位知名的老教授，平素办事谨慎，他特地将这张宝贵的通行证存放进日本三菱银行的保险柜。不巧，出发当日正值周末，银行休息。虽与银行的保安人员反复交涉，但他仍因未能取出通行证而不能与我们同行。这段小插曲成了大家至今难忘的笑谈。

台湾的中医药教育经历了艰辛曲折的摸索过程，累积了宝贵的经验，为台湾中医药事业的发展奠定了重要基础。

1945年抗战胜利后，国民政府虽然接管了台湾，但仍然沿袭日据时期对中医的取缔制度，当时具有中医师资格的人寥若晨星。

自20世纪50年代起，台湾开始实行中医的特考制度，然后发牌给合格者允许执业，可视为中医行业规管的起步。这种做法类似于现今香港对行医10年以上执业中医师的考试制度。

台湾正规的中医药教育开始于1966年，迟于中国大陆10年。50年的中医药高等教育，培育出了一批批中医药专才。实施了60年的中医特考过渡制度，于2011年宣告终止，彻底结束了台湾历史上无正规中医教育，中医师水准良莠不齐的历史。

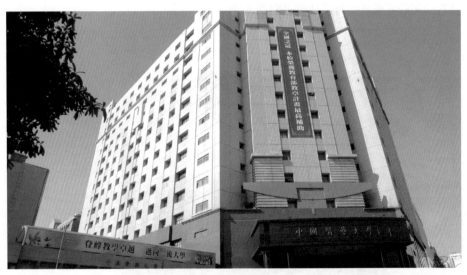

○ 位于台中市的中国医药大学

1958 年创建于台中的中国医药学院，现已发展为中国医药大学。在 1966 年该校率先建立了中医学系（七年制，后改为八年制），1985 年又成立学士后中医系（取得学士学位后再修读五年中医课程），其教育目标是培养中西医术兼备人才。这一学制有些类似欧美国家的医学院，即学生先修读一个本科学位后，方可读医学院。从其复杂的学制转换亦可看出台湾的中医教育模式仍在不断探索之中。

现在，台湾的中医药高等教育从北到南已经有四个基地，即台北长庚大学中医学系（1998 年开始），台中中国医药大学中医学系（1966 年开始）和学士后中医学系（1985 年开始），高雄义守大学之学士后中医学系（2010 年开始），以及花莲慈济大学学士后中医学系（2012 年开始）。学制分别为中西医双主修八年，中医单主修七年，学士后中医系五年。台湾的中医学士学位教育是目前世界上学制最长的中医高等教育。

此外，台湾还有专门培养研究型中医人才的研究所，大陆多称研究生院。如在中国医药大学开办了硕士（1975 年开始）与博士学位（1988 年开始）课程，另有针灸研究所及中西医结合研究所。

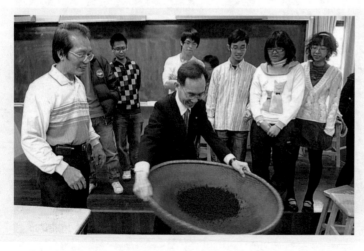

○ 体验中药水泛丸的制作

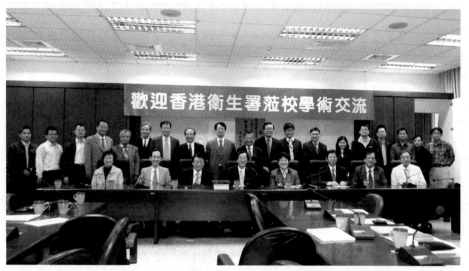

○ 与香港卫生署林秉恩署长（左三）以及谭丽芬副署长（右四）一同访问中国医药大学（左四为黄荣村校长）

在台湾，修读中医的学生相当优秀，入学分数很高，录取率只有 6% 左右。迄今为止，中国医药大学是台湾最大的中医药人材培育基地。我相识的台湾中医药栋梁之士当中，谢明村、张永贤、林昭庚、张贤哲、张永勋、张成国、张恒鸿、高尚德、苏奕彰、郭昭麟、林宜信、李威著、何玉铃等都是这里毕业的高材生。

中国医药大学现设有七大学院：医学院、中医学院、药学院、健康护理学院、公共卫生学院、生命科学院及管理学院。

在中药的高等教育方面，2005 年中国医药大学在药学院下建立了中药资源学系，学制四年，每年招生 60 人左右。与香港类似的是，目前台湾尚无中药师的注册制度，但毕业生的就业市场仍良好。事实证明，中药专业培养的毕业生是社会所需要的。中药专业应当坚持办好。

在中国医药大学，我有幸参加了一次中药专业的课堂教学。学院专程从台北请来了中药商公会的陈许延先生。陈先生是一位制药经验丰富的老师傅，他在现场展示了制作水泛丸的精湛技术，让在场学生们兴奋不已，我也应邀体验了一下。同学们看到我摇起药丸笸箩来好像很内行的样子，给予了鼓励的掌声。殊不知历史上药工与农工经常是不分的。三十年前我下乡务农两年，在筛选麦种时所使用的工具与此大致相似。

台湾的医学界以西医为主，中医为辅。中西医实行双轨制，即如果一个人兼具中西医双重资格，只可选一个资格登记从业。医学生毕业之后，有 10% 的人从事中医，这一比例同目前台湾医院里西医与中医人数的比例大致相符。台湾与香港类似的还有一点，把西医大夫称"医生"、中医大夫称"医师"，不可混淆二者称谓。地位上是"师不如生"，听起来有些讽刺。这也说明中医有待发展，中医师的地位有待提升，现有的医疗体制有待改革与完善。

谈及近代史上大人物对中医药的推动作用，中国首推毛泽东主席。"中国医药学是一个伟大的宝库，应当努力发掘加以提高"的"最高指示"，促成了大陆中医药高等院校与研究院所的建立。而在海峡对岸，民国史上的名人——国民党元老陈立夫先生在推动台湾中医药事业方面也功不可没。他曾担任中国医药大学的董事长，为中国医药学院附设医院的建立四处筹资、募捐。校内不少中医药大楼、博物馆、中医药奖都是以"立夫"命名的。

［公共医疗］

人口老龄化、医疗制度改革是世界性的难题。处理这一棘手问题，台湾走在了前面，得到世界许多国家的赞许。1995 年，台湾实行全民健康保险，中医药也包括其中。在台湾，90% 以上的人都看过中医，现流行有"白天看西医，晚上吃中药"之说。然而，目前中医药在健康保险中的支付比重仅为 4%。中医药在台湾有广泛的民众基础，因此还有广阔的发展空间。

台湾约有 2300 万人口，西医医生约有 3 万人，执业中医师约有 5000 人。现共有医院 610 间，其中西医 574 间，中医 36 间；诊所 17618 间，其中西医 9287

间，中医 2601 间，另有牙医 5730 间。实行全民医疗保险以来，医院规模出现了两级分化的情况，大的愈大，小的愈小。超大型医院已超过万张床位，但小型诊所相对灵活。台湾的医疗福利相当高，普通民众即可以办理健保卡，凭借该卡，个人仅负担 30 元港币的挂号费，便可在全台任何医院看病，包括住院。在台北荣民医院，甚至挂号费都减免，因此也造成健保卡滥用情况的发生。一些退休民众甚至每天到医院看诊，成了熟客。有这样一个真实的小故事：退休的老王每天都到医院来休闲，久而久之成了这里的一道风景，有一天突然不见老王的身影，一打听人们才知道，原来"老王今天生病，不能来医院了"。

在台湾，诊所与医院这样界定："医疗机构有病房收治病患者为医院，仅应门诊者为诊所。"医院中，40 张病床为综合医院，应当设有内、妇、儿、针、伤等五科以上。

我们参观了位于台北林口的长庚医院附属中医医院，感觉这里经营模式是迄今我所见到海外中医院中最适合华人的。长庚医院是"台塑大王"王永庆兄弟二人为纪念其父王长庚先生，斥巨资创设的非营利性综合教学医院。自 1976 年开设医院近四十年来，每日门诊患者约有 3 万人，现拥有 9000 张病床。1996 年成立中医门诊，1999 年成立中医分院。这里也是台湾目前唯一具有留医病床的中医医院。该医院设有 50 张中医病床，医院设备精良，服务周到，完全是五星级宾馆的水准。患者住院期间，可以由中西医会诊，治疗和护理则以中医为主。每人每天的住院费用为 4700 新台币，约合 1200 港币，这部分目前仍需自费。但诊费、药费、药品调剂费、针灸治疗费、伤科治疗费、脱臼整复治疗费等由健康保险负担。

中医院的建立，有利于患者的治疗护理、年轻医师的培养和中医科研的发展。如果未来保险制度能够涵盖住院费用，将成为中医院迅速发展的催化剂，但其实现难度应不亚于美国总统奥巴马的医疗改革。

据张恒鸿副院长介绍，该院十分注重临床研究，如中医脉诊、舌诊诊断仪器的研究，每年都有大量的研究成果。鉴于对中药使用的投诉案件不断发生，中药的安全性备受民众和国际社会的关注。长庚医院在行政院卫生署中医药委员会资助下，建立了中药不良反应通报系统，这在台湾的医院当中还属首创。我在台期间，正值中药血府逐瘀汤投诉案件发生，报刊连篇累牍的报道引起轩然大波。据介绍，像这样非在该院发生但在社会上出现的投诉案例，也会在该院系统中备案。我想，中国大陆和港澳地区也应建立这样的系统，并与台湾地区实现连接，共同为保障中药安全使用设警。

医院的中医养生健康中心和治未病研究室融入了中医药文化，开设有中医体质辨证、养生中药水疗（熏蒸、气泡浴身）、芳香经络调理、中医五行音乐疗法、养生茶饮系列。在这里，中医的治未病理论与康复手法被发挥得淋漓尽致。

在台中，我们还参观了中国医药大学的附设医院。这里拥有1700张病床，设备堪称世界一流，特别是癌症大楼以及急重症大楼，是台湾中部最大之医学中心。这里交通便利，购物方便，环境优雅，一般都有空调设施齐全，还有阅览室。医院设有中医部，分内、妇、儿、针、伤及中西医结合等六科，仅提供门诊服务，中医部也开发了舌诊、听诊之声波分析及脉诊仪以辅助诊断。

[科学中药]

台湾的中药产业在20世纪80年代发展迅速，尤其以中药颗粒剂为主。台湾称这种植物提取物为"科学中药"。现在比较大规模的科学中药制药企业有六家：台北的顺天、中坜的胜昌、平镇的科达、台中的明通、台南的港香兰和屏东的庄松荣。

台湾的中药制药工业受日本的影响较大，早在20世纪80年代，已经开始实施药品生产质量管理规范（GMP）。台湾现有一百多家药厂，已经全部通过了GMP的验收。按照法律的规定，只有GMP药厂生产的药品才可以出售。由于

150

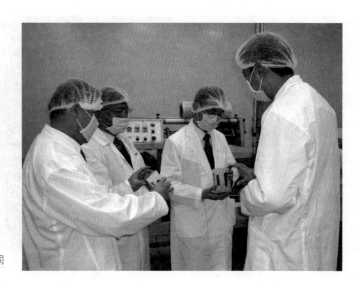

○ 参观明通制药股份有限公司

管理严格，几年前在香港闹得沸沸扬扬的保济丸召回事件并没有影响到台湾，因为之前该产品就未能获准输入台湾。

台湾使用的中药，包括中药原料药，主要从中国大陆进口，质量问题备受关注。台湾不少企业都前往大陆开办自己的工厂，从原料采购、生产流程、最终产品检验、售后市场反馈等方面严格监控。我们拜会了高雄杏豪贸易股份有限公司的郑炳升董事长。郑先生十分重视把好药材质量关，对我们编著《香港容易混淆中药》一书给予了高度评价。在庄松荣药材保管仓库，我们见到了庄孝彰总经理，他用特制的密闭塑胶桶保存中药，很有特色。大陆有人抱怨，"好的药材都到哪里去了？"在这里我似乎找到了答案。此外，这里除从大陆进口药材以外，也有来自阿富汗的甘草等外来药材，质量均堪称上乘。在台湾，"科学中药"单味药约有450种和常用复方300种，但对其定义和应用，中医药界尚有争议。有人认为，以剂型描述为"中药颗粒冲剂"最为"客观"。这样容易使人误解此剂型科学，相对其他传统剂型就不科学。由于台湾医疗保险仅认可这一剂型，从而遏止了饮片与其他剂型的发展和应用。"科学中药"以及后来在大陆出现的"中药配

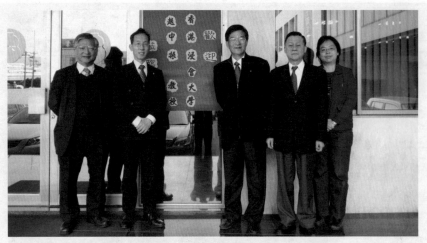

○ 与张永勋教授（左一）、董事长张光雄先生（右三）、谢明村校长（右二）、何玉铃博士（右一）

方颗粒"的出现，是中药生产和应用的一种进步，但不应该过分宣传。如同咖啡一样，即溶咖啡与咖啡豆各有特点，对咖啡爱好者来说，二者的味道绝不相同。多一种剂型，意味着医患在治疗上多一种选择，但如果因此失去了其他选择，不仅仅是一种遗憾，因为中药材提取物与临床应用的饮片的等效性尚缺乏深入研究，尤其是复方的研究。目前中医师开处方时仅将传统中药饮片与"科学中药"进行剂量的换算，难免过于公式化。台湾同仁也认为，对"科学中药"的认识与应用尚需更多的经验累积和学术研究。

台湾的一些药厂生产的产品也向多元化发展，产品有中药颗粒剂、保健品与西药。如台湾生产的紫云膏，源自明代陈实功的《外科正宗》，由紫草、当归、冰片、胡麻油等组成，是治疗湿疹等皮肤疾病的良方，现在已是台湾与日本家庭的常备药。紫云膏还可应用在"麦粒灸"的治疗中，能防止烫伤，效果很好。

台湾的中药生产、新药的开发以及临床应用向何处去？台湾的中药界同仁意识到，中药发展的方向不应只走中药颗粒制剂的"独木桥"，饮片等其他剂型也应当在符合卫生监管的前提下，继续生产与应用。只是这一问题因涉及健康保险制度，不是中药界人士所能左右的。他们也认为，医药不能脱节，以避免重蹈日本"小柴胡汤事件"的覆辙。这些问题其实中药界人士已经达成共识。相信随着交流的深入、合作研究的进行，中药产品无论是否冠以科学之名，其生产与应用的科学化进程定会加快。

[中药研究]

台湾的中药研究，主要在大学与研究所中进行，如中央研究院、教育部所属国立中国医药研究所、阳明传统医学研究所、中国医药大学、高雄医学大学天然药物研究所等机构。研究所一般兼有培养硕士、博士研究生的职责。

国立中国医药研究所是台湾唯一一家政府研究所，1963 年正式成立。现任所长为黄怡超教授（2014 年 4 月起接任台湾中医药司司长），研究所主要有中医基础医学研究组、中药及天然药物研究组、药物化学研究组、中医临床医学研究组、资讯组等。这里录用制度非常严格，实行研究组长负责制，现在编人员仅有一半。课题组长大多有海外留学的经历，研究团队也很精干，每午有大量的学术论文发表。仪器设备除各实验室外，尚有大型公用精密仪器供各研究室合作共用，堪称台湾中药研究之龙头。

作为台湾教育部直属研究机构，近年该所开始注重中草药的研究，并加强与社会的互动，如面向青少年的夏令营，面向中药从业人员的学习进修班，针对药商进行的在职培训等，并邀请大学、研究所的专家授课。内容包括中医基础、本草学、中药资源、中药鉴定、中药炮制、药事管理等，参加者很是踊跃。未来该所还计划兴建药用植物园并建立临床服务机构，以加强实验与临床二者的结合。"继承不泥古，创新不离宗"亦为该所追求的目标。2013 年 7 月23 日，该所改名为国家中医药研究所，隶属关系由原教育部改为卫生福利部。

近年来多学科的参与，为中药的研究注入了活力。中央研究院是台湾的最高研究机构。特聘教授杨宁荪是现代基因枪的发明者，他所领导的团队，将现代技术应用于中药研究方面，在中药鲜山药保护胃黏膜的研究方面取得了重大进展。

台湾在天然药物研究方面成果斐然。如吴天赏教授、郭悦雄教授、吴永昌教授等，在天然产物研究方面造诣颇深，硕果累累。我到高雄医学院时，正值吴永昌教授获得卓越医药科技奖，特前往祝贺。

在台湾，人才比例失调的现象较明显，科技人才供过于求。20 世纪 50 年代，大陆一大批西医高材生，潜心钻研中医，做出了不菲的成绩；而在台湾，不具备这样的制度与气氛，掌握现代技术的人才难以接受中医药的理论体系，或对中医药研究缺乏兴趣，又或根基不足。传统中医药研究如何开展，台湾也处于探索之中。和大陆与香港地区类似，台湾目前也存在单纯追求高技术手段的现象，很多研究论文只将中药作为实验的材料，而忽略其在中医理论体系中的功效与应用。有的一味强调英文论文的影响因素，而脱离了中医药研究的主体。我在一次对台湾某项研究进行内部评估时，曾经坦言"有质，有量，无方向"。我想，在传统中医药研究过程中，片面强调高科技及流行新技术的植入而忽视其他方面，将导致中医药研究的畸形发展。我曾经听过发生在台湾科技界的真实故事。项目

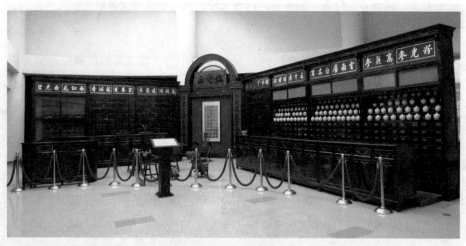

○ 保存完好的中华老药铺

申请人准备做防风通圣散的研究，但评审委员提问，"圣"为何字时，申请人脱口而出："应当是胜利的胜。"当评审人再次追问时，申请者似悟其或与医学有关，随即改口"通肾"，可见他对自己研究对象的背景知识了解欠缺。完全没有中医药知识背景的人研究中药，只能是盲目的，难免入宝山而空手回。

[药事管理]

台湾设立有中医药的专门管理机构——卫生福利部中医药司，此机构现隶属于行政院卫生署，为台湾中医药发展把守关口，确定方向，掌管中医药各项行政业务及研究发展工作。其成立宗旨为"中医现代化、中药科学化、中西医一元化及中医药国际化"。

中医药司设有中医组、中药组、研究发展组、资讯典籍组与科技政策小组。委员由政府与来自中医药学界及产业界之代表 15 人组成。该委员会下设的研究发展组及其工作值得香港借鉴。

台湾的药典分为《中华药典》与《中华中药典》（2013 年更名为《台湾中药典》）两部。前者为西药典，收载药品 1716 种，也包括一些常用生药，如芦荟、颠茄、颠茄根、安息香、美鼠李、小豆蔻、桂皮、丁香、黄连、洋地黄、龙胆、甘草、吐根、阿片、鬼臼树脂、远志、大黄、莨菪等。而《中华中药典》部分，则与中国大陆大抵相似，但品种方面，最初仅收录 200 种，新版中药典于 2013 年初面世，收载中药 300 种。

或许因为没有常设的药典机构，而是临时组建的委员会，台湾药典的内容显得比较粗疏，在科学性与完整性方面有待加强。例如，豆蔻、肉桂、丁香、黄连、甘草、远志和大黄重复收载于《台湾药典》与《台湾中药典》中。有关人士已经呼吁，成立专门的药典委员会。

作为港台地区中药交流的一部分，台湾的学人从 2011 年开始，应邀参加了

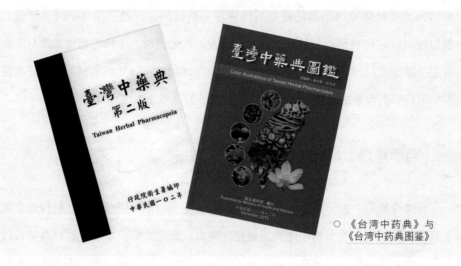

○ 《台湾中药典》与
《台湾中药典图鉴》

《香港中药材标准》的研究与制定。此举对于促进港台地区学术交流，推动中药的国际化都将有所贡献。

[文化资源]

一到台湾，从故宫博物院到市井街头，到处可以感受到浓浓的中国传统文化气息。我看到了中华文化的浓缩壁雕，看到了山以"阳明"，校以"成功"为名，路含"忠孝仁勇"等字，王阳明、郑成功、孔子等古人的鲜活形象浮现在眼前。

20世纪80年代台湾经济腾飞后，政府注重文化建设。蒋经国时代完成的十大工程包括在每一县市兴建文化中心，如图书馆、博物馆、音乐厅等。我走访了台中自然科学博物馆。该馆陈列有宋代苏颂在1090年制造的水运仪象台复原模型，中医药相关的民俗老药柜等文物。中国医药大学医史研究所收藏着一部民国年间编修重订的《滇南本草》的手稿，由"云南王"龙云手书序言，陈立夫先生收藏此书时还加有众多批注，堪称稀世珍品。

台湾对文化的重视，已成为一种意识，不仅仅体现在博物馆的藏品中，也渗透在民众的生活中。

中国医药大学的张贤哲教授是一位中医药文化名人。从青丝到白发，执着中医药事业四十年，除拍摄了大量药用植物与药材的第一手资料外，张教授的文史功底也十分深厚，经他译注出版的《本草备要》，成为台湾中医药界的畅销书。如今张教授退而不休，仍在为推广河洛中医药文化而四处奔忙。

在台中，当我第二次造访明通制药厂，见到新任董事长张光雄先生时，备感亲切。张先生说他昨夜还在读我十年前与其他在日学人编写的《日本传统医药现状与趋势》一书。他提及此书大概出于客气，但从中可知他对我的接待并不是一般的寒暄，而是有备而谈。张先生除了经营有道外，对中国本草的钻研也令我赞叹不已。我俩促膝交流，他道出了许多对中国本草学研究的独到见解。我们约好今后加强联系，共同研读《本草纲目》，从不同的角度，共探壶奥。

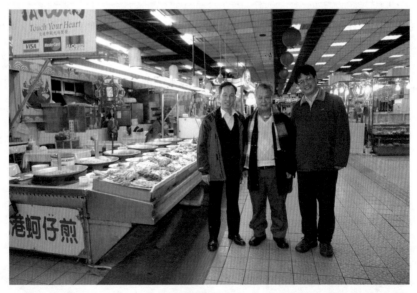

○ 与张贤哲教授（左二）、郭昭麟教授（右一）在台中夜市

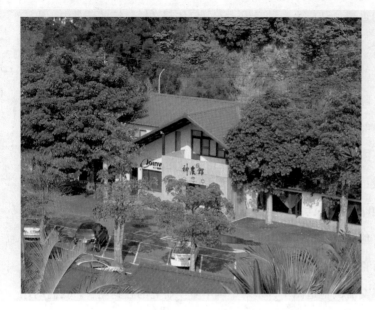

在台中的苗栗县，我还拜访了百年老店金保安药业的林天树董事长。他是六代中药世家的掌门人，也是一位有眼光、有魄力的文化人。他收集并主编了《台湾老师傅抗肿瘤民间验方探讨》；他独具慧眼，兴建了集饮食文化、养生文化于一体，古朴自然的中药神农健康园地；他从 1700 米深处掘出了温泉，如今来这里度假的人络绎不绝。林先生还是一位文物的爱好者与收藏家，早在中国大陆对文物收藏意识淡漠之时，他就捷足先登，收藏了许多宝物，涉猎甚广。他的馆藏有古典家具、紫砂、瓷器、佛像等，其中不乏中医药相关文物。其数目之多，堪与北京王府井工艺美术大楼一较高下。

[迪化药街]

大概是由于专业的原因，过去二十多年我每到一处，当地的药材市场都是必访之地。在台北，我不止一次到过迪化药街。

给我担当向导的，是老朋友李宜融博士。李博士是一位生药专家，曾在日本学习工作了 15 个年头，现任国立中国医药研究所标本馆馆长。我们更有幸蒙台北市中药商业同业公会的黄奇全理事长拨冗全程热情陪同。

迪化街位于台北市淡水河畔，历史上是来自闽南船舶的必经之地，交通的便利促进了商业的繁盛。1850 年后这里逐渐形成了台北重要的南北货、茶叶、中药材和布匹的集散地。迪化是 1947 年由台湾政府行政区规划时所确定的名称，称得上是台北最古老的街道。

现称为迪化商圈的街道上，早期贸易支柱中的布店现已十分零散，药材店则愈发耀眼。人参、鹿茸、燕窝琳琅满目，常见药材应有尽有。走访当天正值冬至，十全大补汤等补品格外畅销，足见台湾大众对中药的支持和认同。

"生元药行"是一家具代表性的老药店，店内古色古香，令人赏心悦目。中药商业同业公会全国联合会林承彬理事长介绍，迪化是台湾中药贸易的发祥地，随着台湾的经济转型、贸易方式的变化，规模已远不如从前。在这条不足 800 米的街道上，繁盛期聚集有 200 家药店，现今尚有八十余家，仍是台湾中药贸易最集中的地方。每逢农历春节，这里都会有盛大的年货集市。迪化街使用繁体字招牌，有些药店名称竟和香港的店铺完全相同，如百昌堂、百成堂等。如果不听当

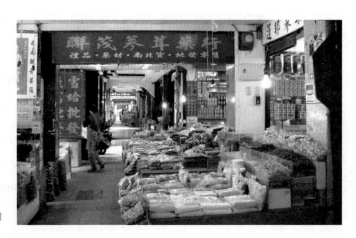

○ 迪化街的中药摊

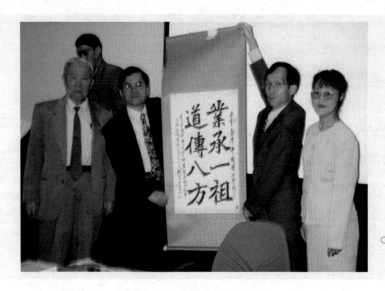

○ 1998年初访问台湾，左一为中医大师黄维三教授，左二为陈荣洲教授

地人讲话，真好似在逛香港的高升街呢。

漫步老街，会有这样一种感觉，这里最大的特色不仅是货品优质，价钱合理，更重要在于品种齐全。除了有传统的药材、饮片、中成药，还有新型的"科学中药"。此外，香草茶与西草药同样有一席之地，如桂圆姜母茶、八仙果等均很有地方特色。

在炮制方面，饮片制作与用料独具风格，除刀法与北方不同外，蜜炙饮片多用龙眼蜜。由于政府法规的限制，现三七染色者已属少见，传统药店中的小硫黄熏室也多撤除，坐堂中医师在店厅中不复存在。值得一提的是，自2006年开始，台湾的卫生管理部门要求，约三百种中药饮片必须要用塑胶包装，并要同食品一样附有来源与质量指标的标签。虽说这点改进看似平常，但在中药的规范化管理方面，的确迈进了一大步。

据粗略观察，台湾中药市场品种混淆的问题依旧存在。因为长期使用习惯，要彻底解决中药混淆问题尚需时日。我在一家店铺见到一份通过电脑打印出来的中药处方，一些地方习用名令人不知所云，如将半夏冠以"地文"，何首乌冠以

"山奴"等，经过辨别药材，方才恍然大悟。

生药店敞开的铺面前，堆放着一架架青翠的鲜草药，朝露未退，散发着阵阵药香。店员忙碌地将一把把鱼腥草、芦荟、仙人掌、桑叶、九节茶、杠板归、穿心莲、大蓟、榕树根、委陵菜、含羞草、地耳草等分类、切制，并将剩余者悬挂屋中备用。

此次行程，多日旅途奔波让我有些上火，嗓子发痒，些许生痰。恰好途经士林夜市，买了一杯刚刚榨好并加热的甘蔗汁服下，第二天一早醒来，已是神清气爽。鲜草药为中医用药的一大特色，民间的青草药在中国南方一直使用，也有早市卖草药的民俗习惯，而且种类繁多。我在20年前曾经到过中越边界的广西靖西，那里有逢节集市卖草药的民俗。不过像台北迪化街这样，草药售卖如此集中，货品如此众多，又深入闹市，每日供应，还不多见。

现代国际市场上健康保健品以中草药茶最多，在亚热带与热带地区，百草茶、凉茶、苦茶更是随处可见。虽说中药凉茶现已列入中国非物质文化遗产名录，但其确切疗效，安全性，均未见于典籍，现代文献亦少，这也是中草药研究领域的一大空白。

斗转星移，时代在发展，迪化街将愈加显示其历史价值，现在这里也是了解中国文化与当地民俗的旅游好去处。

"业承一祖，道传八方"，这是1998年初访台湾时，我们赠送给台湾同仁的对联。这些年来我愈加深切地感受到，中医药是与两岸民众生命密切相关的中华文化之精华，是两岸文化交流与沟通的桥梁，是中国在世界医药文明中独具的人文资源，也充满着无限商机。

我们全世界的炎黄子孙齐心合力，寻宝、探宝、护宝，一定能使中医药这一中华文化的瑰宝迸发出更加璀璨的光芒。

东方之珠看杏林

中国香港

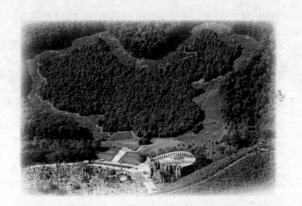

○ 由1997棵沉香树组成的中国地图

香港，这一美丽名称的由来众说纷纭，但因此地过去曾是运香、贩香的港口而得名之说更为大家所认可。早在明代，香港及东莞一带盛产一种瑞香科的植物白木香 Aquilaria sinensis (Lour.) Gilg.，其含有树脂的木材用作中药沉香，习称为"莞香"。莞香既是广东著名的道地药材，也是日本、印度以及其他东南亚国家喜用的传统名贵药材和天然名贵香料。香港因其地利，充当了转运莞香的主要港口。久而久之，"运香之港"便逐渐被略称为"香港"了。1997年，为了庆祝香港回归祖国，在毗邻的深圳仙湖植物园的一面山上，人们用1997棵沉香树组成了一幅中国地图，展示了香港与祖国、香港与中药的深厚情缘。

谈到香港医药的历史，不能不说说两个代表性的地方，一个是东华三院，另一个是高升街。

[东华三院]

东华三院是香港历史最久的医药慈善机构。它是由东华医院、广华医院及东华东院组成的联合体。东华医院是香港第一家华人医院，兴建在港岛普仁街，目的是为市民提供免费中医药服务。

东华医院于1872年建成开诊，内设诊脉厅、医师房、药局、煎药房、养病房、厨房、殓房等设施。自成立开始，医院一直秉承"救病拯危，安老复康，兴学育才，扶幼导青"的精神，赠医施药，发展平民医学，施棺助殓和照顾贫民。当时来港华人十之八九是单身来港的劳工，对他们而言，东华医院便是生、老、病、死的依托之地。

在医院大堂中央，供奉着神农画像及神位。文物陈列室悬挂的光绪皇帝和李鸿章所赐的"万物咸利""见义勇为"的匾额，道出了东华医院的精神所在。

东华医院创办四十年后，1911年，为满足九龙半岛居民的医疗需要，在九龙的油麻地，广华医院落成启用，其运行模式效仿东华医院，病人可免费选择中药或西药治疗。此后，东华医院接办位于港岛东区的集善医院，于1929年建成东华

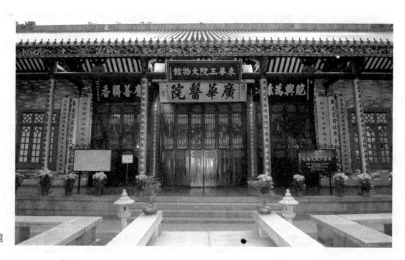

○ 香港东华三院文物馆

东院并投入使用。1931 年，三家医院统一合办，奠定了东华三院的稳定基石。

从 1841 年香港开埠到 1945 年的一百年间，以东华三院为代表的中医门诊，实际担负着香港医疗保健的重要使命。据统计，19 世纪末香港人口已增至 24 万人，中医门诊就诊人数平均每年为 11.6 万名，即每年超过 45% 的人使用中医诊疗服务，在此期间中医药已成为香港医疗保健的主体。

东华三院 1896 年引入西医。现在，东华三院是香港医院管理局下属的公立医院之一，在全香港设有超过 200 个服务中心，为全港市民提供质优价廉的服务。

[高升药街]

香港位于中国这个天然药物王国的南方边陲，天然的深水港口可供数百艘从远洋而来的货船同时装卸。长期以来，凭借得天独厚的地理优势，香港成为中国内地、中国台湾与西方世界之间中药贸易的重要枢纽。

英军于 1841 年 1 月 26 日在今上环水坑口登陆，利用较高的地势以作防守。同年 6 月 7 日，香港成为自由港，准许商船、商人、资金自由进出，所以香港开埠初期的经济活动是沿着港岛西北海滨约一公里的狭长地带伸展的，先有中环、上环的海边一带，继而有西环，及后再沿太平山山坡向半山及山顶发展。

商人为了方便，在靠近港口的地区装卸货物和转口贸易，选择在上环文咸西街一带开设货栈，其后发展至附近沿海一带几条专门经营南北杂货的街道，包括文咸东街、永乐街、高升街等。这些货栈被称作"南北行"，喻货物品种齐全，畅达国内大江以南及华北两线之意。主要经营的货品包括人参、西洋参、鹿茸、麝香等珍贵药材和甘草、黄芪、大黄等常用中药材，以及海味、粮油等，经营网络更辐射到东南亚的新、马、泰、越、印尼、缅甸及北美与欧洲等地。

香港最初的填海工程开始于 1852 年，从港岛皇后大道以北开始进行。一个海上填出的药材集散地便在这里孕育而生。与中国内地不同，这个药材集散地没有

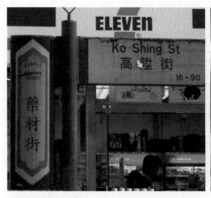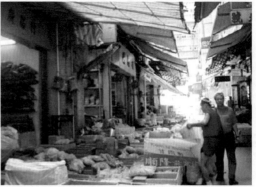

○ 海上填出的药材街

位于陆路、水路交通要塞，但从这里，药材可以登船跨海，直达世界各地。

一个世纪过去了，药材街虽经历了战乱与经济危机的风风雨雨，但中医药的商业文化在这里生生不息。尽管今日中药零售店在香港随处可见，但出入口贸易和批发枢纽仍集中在高升街一带。这里还可见到有上百年历史的老字号大小商铺。

2000 年，香港中药联商会向特区政府倡议把上环传统行业集中的街道冠以主题名称，最终得到香港旅游发展局大力支持，高升街被冠以"药材街"，文咸东、西街及永乐街被冠以"参茸燕窝街"，德辅道西街被冠以"海味街"，以突显该区历史文化特色。

［煲汤凉茶］

谈及香港中药应用之特色，当首推煲汤与凉茶。扶正祛邪为中医的基本治则，也可以概括为"补与泻"。煲汤主要强调的是温补，凉茶侧重在清泻。煲汤与凉茶蕴藏了中医治法的精髓。

煲汤

"饭前饮汤，苗条健康。"

如同西方人每日饮牛奶一样，煲汤进补已成为香港的习俗。中式套餐中，多附上例汤一碗；在大众食坊常可见沙参、玉竹、薏苡仁、白果、百合、枸杞子入汤料；高级食肆则少不了乌骨鸡、甲鱼、冬虫夏草、燕窝、鱼翅，秋冬之季，煲汤生意更为兴隆；有些饭店还特别备有外卖的老火汤，拨个电话，便送汤上门。

所谓老火汤，不单单是一道菜肴，而是药与食的巧妙结合，是香港食疗文化的结晶，经常饮用能起到预防疾病、调理身体的作用。近年在香港食品保健非常流行，大学开设的中医食疗课程也深受市民青睐，充分体现了香港讲究美食与注重滋补的饮食文化特点。

香港位于亚热带，气候炎热潮湿。随着季节变化，汤的组成也随之改变，秋冬侧重滋补，春夏侧重平补兼祛湿。材料有内地输入的中药，更多的是就地取材的民间草药，极具地方特色。例如，被称作南方黄芪的五指毛桃（桑科植物粗叶榕 *Ficus hirta* Vahl. 的干燥根）就是煲汤的常用材料。

凉茶

"有湿热，饮凉茶"。

星罗棋布的凉茶铺是香港的一道风景。预先煎妥凉茶待客，似乎为粤港所独有，不少市民钟情光顾凉茶铺。在香港的超级市场，凉茶原料与煲汤用的中药补品琳琅满目。

在香港，补药的原料多来源于中国内地，凉茶的原料则多就地取材。凉茶之配伍，随四季不同有所变化。简可由一两味祛湿、清热的草药组成，如鸡骨草、鱼腥草、毛冬青、岗梅、金樱子、火炭母、白茅根、淡竹叶等；繁则可多至如五花茶、二十四味等。

凉茶与香港市民的日常生活密不可分，可以说是家喻户晓。香港很少有人没

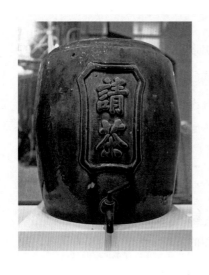

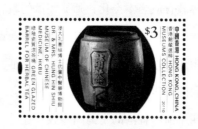

○ 凉茶罐，入选"香港馆藏选粹"，并发行纪念邮票

喝过凉茶，无论老少，多能道出几味用于制作凉茶的中药。20世纪，本地还曾出现过"港九生药凉茶商联总会"，鼎盛期会员逾400人。香港市民对凉茶之钟爱与凉茶业的兴盛可见一斑。香港前总督彭定康为表现其亲民作风，亦曾光顾凉茶铺。

2006年5月20日，由广东省文化厅、香港特别行政区民政事务局和澳门特别行政区文化局联合申报的凉茶，作为传统手工技艺，列入了中国政府公布的第一批国家级非物质文化遗产名录。

日日煲、天天饮的汤水与凉茶，蕴含着中医补与泻的基本治疗大法，而补虚扶正、泻实祛邪的饮食养生之理也尽在其中。

［杏林新绿］

"十年树木，百年树人"。从2001年算起，香港浸会大学中药课程创办整整十三年了。中药课程从创办到完善的过程，是香港中医药发展的一个缩影。那时我身为中药课程主任，与同事们和学生们一同走过难以忘怀的历程。

十年风雨路艰辛

香港中医药要大发展，人才是关键。单靠引进，不能解决根本问题。香港的中药高等教育应当本土化。师徒相承的教育方式已经不再适应大规模培养中医药高级人才的现实需要。香港浸会大学中药课程开设的初衷，就是要培养一批本地急需的中药管理、研发、质量检测与认证、生产和贸易方面的专才，从而提高香港中医药的行业水准及其在国际上的地位。

十四年前，香港的中药高等教育还是一片空白，一无办学经费，二缺专业人员。我清晰地记得，2001年1月4日，香港浸会大学谢志伟校长带领我们一行五人到香港教育资助局争取办学资格，经过激烈的争辩，终于获得局方认可，开办四年制中药学士学位课程，但当时并没有实际的经费支持。

课程创办之初，可谓困难重重，压力重重。我们不会忘记，是陈汉贤伉俪首先捐助了900万港币，雪中送炭，作为启动基金。此后社会各界的有识之士和团体慷慨解囊，献计献策。这一切表达了香港社会对中药人才的期望与对中药事业的信心，这也成为了我们发展中药教育的动力。

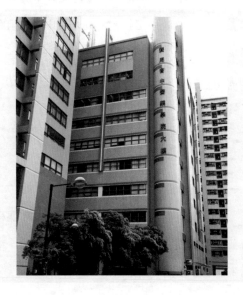

○ 香港浸会大学中医药学院大楼

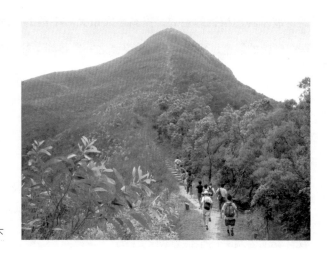

○ 敢问路在何方——路在脚下

第一届招生时，报名者仅有 154 人，我们从中招收 15 名学生。他们成为香港首届中药学学士学位课程学员。

缺少师资，学院招聘了一批曾在澳洲、英国、美国、德国、加拿大、日本等地留学，中西汇通、年富力强的教学骨干。我们同时还采取了"请进来"的办法，例如，药事管理学的课程，我们邀请了卫生署长、医院管理局的总药剂师、业界翘楚等担当客座讲师。他们的授课内容丰富多彩，充满了提携香港中药界未来栋梁之才的殷切期望。

缺少实习基地，我们采取了"走出去"的做法。日本津村药业有限公司、深圳仙湖植物园等机构都给予我们诸多帮助和支持。

在不断充实学院实验设施的同时，我们还以广阔天地为课堂，师生们的足迹踏遍了香港的山山水水。通过上山认药采药，学生们不但增长了知识，锻炼了意志，增强了体魄，也从一份份标本，一棵棵药用植物开始，进入了中医药宝库。

我们学生的学校生活丰富多彩，我们的业务学习与社会形成互动。例如，一年一度的香港花卉展览是康乐及文化事务署的重点项目。学生们在老师的指导下，踊跃参展，以凉茶中草药、食疗中草药、花卉美容、保健茶饮中草药等不同的主

169

题，展示药用植物的魅力，提高广大市民对中药的兴趣及了解。香港浸会大学中医药学院的展台每年都是花展的亮点之一，得到了社会各界的好评，参展十余年来曾五次获奖。以上活动，既让我们的学生认识了社会，也让社会了解了中医药。

伴随着香港中医药的发展，香港浸会大学中医药学院形成了教学、科研、临床的配套设施。招生人数虽暂未改变，但近些年报考人数每年都维持在 1500 人左右，录取的门槛也在逐年提高。

香港浸会大学的中药课程，揭开了香港中医药高等教育新的一页，是中医药发展史上一个新的里程碑。从 2005 年开始，中药学学士学位课程得到香港大学教育资助委员会的全额资助。

香江中药后来人

中药学学士学位课程的学生曾问我："毕业后我们可以干什么？"记得我当时的回答是："除了假药不可以做，其他工作都可以做。"至 2013 年，我们中

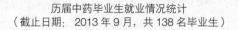

历届中药毕业生就业情况统计
（截止日期：2013 年 9 月，共 138 名毕业生）

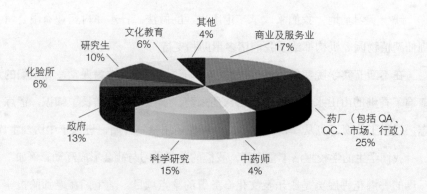

○ 中药专业学生就业情况统计图（截至 2013 年 9 月）

药专业共有 138 位毕业生。其中有 18 位在政府部门工作，2 位担当了卫生署中药科学主任；在医院管理局的有 3 位，其中有香港历史上的第一位执业中药师；继续深造、读研究生的有 13 人，其中在中文大学医学院拿到全额奖学金攻读博士学位的有 4 人。有的同学还先后赴英国、美国、澳洲、日本留学与工作。在香港的制药企业和海关也有中药专业毕业生活跃的身影。我们的毕业生有的创立了自己的公司，从事与中药相关的商业和服务业。其中有毕业生开创的环保创意公司还中标承接了政府建设药园的项目。可以说，中药学学士学位课程的毕业生在香港中医药行业已经崭露头角。

我很感谢毕业生们一直关爱着母校。在中医药学院这个大家庭中，我深感学生就是最大的财富与未来。我同毕业生间一直保持着密切联系。毕业生在工作中取得成就、结婚生子的喜讯不断传来。我工作中遇到什么困难，电话打过去，毕业生都可以帮忙解决很大一部分。他们不但是我工作中的帮手，在很多方面还是我的老师。

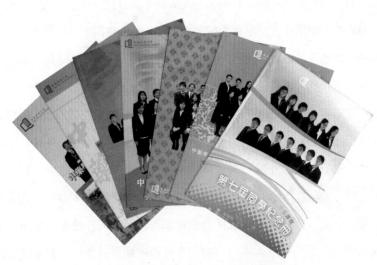

○ 历届同学毕业纪念册，是一张张耀眼的名片

2005 年，我曾给首届中药专业毕业生写过两句话："域外岐黄先行者，香江中药后来人。"至今，这两句话仍然是我对所有将要及已经步入中药专业学习的学子的寄语。

[国宝悉陈]

作为科学的档案，凭证标本是中药基原鉴定的依据。但中国历史上留下的药物标本屈指可数。明代的《本草纲目》收载有 1892 种药物，其中植物药将近 1100 种。不无遗憾的是，李时珍未能留下一份标本。近现代的科学工作者对《本草纲目》收载品种反复考证，但仍留下不少悬案。标本是本草学的延伸与发展，是立体的本草资料库，是同世界医药学接轨的途径。

2003 年，我在《大公报》上发出"广征天下珍品，尽展岐黄风采"的倡议后，借助大学公关处的支持，获得中国银行的第一笔赞助。一时间社会各界有钱出钱、有物出物，这种热烈反响说明了社会对中药标本中心的需求与关注。香港中药联商会、余仁生（香港）有限公司先后以不同方式提供了大力的支援。长白药王严仲铠教授和峨眉药王邬家林教授前来支援，他们将四十年的经验全部倾注于此。标本中心的建设伴随着中医药专业同学们的成长——中药专业的首届毕业生莫京、刘苹回、李颖欣、谭淑仪等直接参与中心筹建计划；区彤、简宏良、曾丽瑛等参与有关"香港容易混淆中药"的研究成果，充实了标本中心的展品。当时的博士生彭勇和多位研究助手，更是不论分内分外，日以继夜地为中心的开幕忙碌着。

标本中心是宣传普及中医药知识的课堂。弹指之间，十年过去，到访人数已接近七万。除专业学者与学生外，诺贝尔奖得主、世界顶尖级科学家、大学校友、世界级富豪、作家、影视明星以及医药企业家均涉足其间。过去几年中，来访人士的题字与留言足足写了几大本。当然，来访者中最多的是我们的普通市民、大学生、中小学生、患者、老人院的长者和旅游团体。

标本中心架起了学院与社会联系的桥梁　为了回馈和服务社会，标本中心免费对外开放，也先后多次主办与协办中医药公开展览。2011 年 3 月，香港中药业协会和浸会大学中医药学院在标本中心联合举办了"人参多面睇"（人参面面观）的中药专题展览。展览期间，中医药专家举行了公开讲座，向社会各界人士详细介绍人参的特点和药用价值，反响热烈。2013 年 7 月，学院在香港渔农自然护理署、香港中药业协会的大力协助下，与标本中心举办了为期三个月的"中药资源与珍稀动植物保育展览"及系列讲座，免费开放供公众参观，提高市民对中医药可持续发展和保育珍稀动植物资源重要性的认识。渔护署及民间组织与个人还捐赠犀角、象牙、麝香、穿山甲、鳄鱼、眼镜蛇及海龟等一大批珍贵动植物标本参展，这些展品将永久珍藏在标本中心，供教育之用。

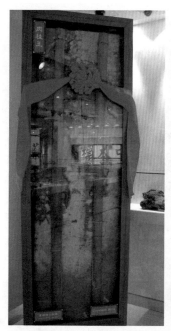 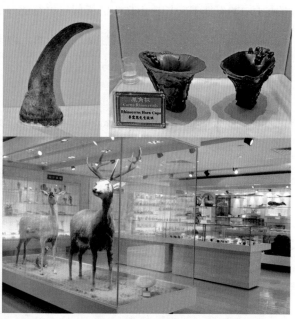

○　广西肉桂王（曹晖博士捐赠）（左）
　　犀牛角，犀牛是《华盛顿动植物保护公约》（CITIES）附录 I 物种（商业贸易一般已被禁止）（中上）
　　犀角杯（李震熊先生提供）（右上）
　　香港浸会大学中国银行（香港）中药标本中心（右下）

标本中心是中医药知识在海内外普及的窗口　中英文双语网页的开设，有效促进了对外交流。标本中心与大学图书馆共同合作创建的药用植物图像数据库，以植物图片附加文字说明的形式，用中英文双语对千余种药用植物进行了系统的归类和介绍。该"中医药数字化项目"荣获美国图书馆协会颁发的 2012 年国际图书馆创新大奖，陈虎彪博士为此立下了汗马功劳。

标本中心是中药科学研究的基地　标本中心现收藏有《香港中药材标准》的凭证标本，也是香港政府规管的 31 种毒剧中药标本存放与展示的地方。《当代药用植物典》《香港容易混淆中药》《常用中药材鉴定图典》等学术著作的凭证标本亦珍藏于此。

标本中心又是一个博物馆　在这里可以观赏到很多稀世珍宝：宋代古沉船中的沉香与降香，清代的阿胶及其仿单（说明书），塞舌尔群岛的海底椰，广西十万大山中的肉桂王，长白山林中的黑熊与梅花鹿，74 克重特大牛黄，由 2374 棵人参制成的寿星公，国宝级文物犀角杯，中药王国中的第一个也是唯一一个吉尼斯世界纪录（Guinness World Records）肉苁蓉王……

> "山不在高，有仙则名，水不在深，有龙则灵"。不足 150 平方米的标本中心，成了香港浸会大学的一个品牌，并已跻身于世界知名标本室名录之中。精品荟萃，国宝悉陈，标本中心为香港的中医药事业扬名声威，它从一个侧面，展示了香港中医药发展的特色。已经成为展示中国文化的视窗。

西方篇

广阔天地有作为

澳大利亚

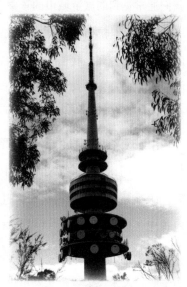

○ 蓝桉树簇拥中的堪培拉电视塔

澳大利亚是全球国土面积第六大的国家，达 768 万平方公里，约为中国的 80%。虽然近年来移民澳洲的人数不断增多，但以其广袤的国土来说，2300 万总人口依然显得不足。澳大利亚是南半球经济最发达的国家，不过，整体的生活氛围更似乡村。三十年前我下乡到农村时，常挂在嘴边的一句口号是"广阔天地大有作为"，用在澳大利亚倒是恰如其分。

过去十五年间，我先后到过澳洲五个地方，每个地方都呈现出多样化的风格，可谓形色各异，多种文化相互交融、渗透，任何单一的文化元素都不足以代表那里。

第一次去澳大利亚，是 1999 年初从日本到澳东北的凯恩斯旅游。我们乘坐从机场往市内的大巴上，仅仅坐了 6 名游客。到了市里街上，没看到多少人，与我们通常见到的旅游城市的景象全然不同。

凯恩斯是热带雨林气候型城市，每年的雨季都容易受到台风袭击。那时正值雨季，赶上台风，我们一家三口在旅馆和购物中心整整打了两天扑克牌。从狭小的日本来到这里，对阔如大街的室内空间、大气而不失雅致的环境，以及店员的热情服务感觉是那样舒畅，乐趣一点不少。

雨过天晴后，我们乘坐越野车，前往当地著名的热带雨林园区——戴茵森林国家公园。车子在原始森林中穿行，一会儿爬上陡坡，一会儿冲过泥沼。登高，眼前是一望无际的林海；驻足，脚下是巨大的蚁窝。导游不时停车讲解，看得出，他很为生活在这样的环境中而感到自豪。他还向我们展示了一种合欢木制成的飞镖，形似镰刀，是当地土著居民狩猎用的工具。当地人给飞镖起的名字叫"飞来飞去"，正好可以用来形容这里原住民无忧无虑、自由自在的生活状态。

第二次来澳去了悉尼。悉尼是澳大利亚的文化中心，整个城市环境优美，风光旖旎。层层贝壳状的白色音乐厅是悉尼的象征，充满现代化的气息。不过，我没有进入这座歌剧之城看演出，而是到相邻的植物园内足足游览了一整天。市中心集中了商业、娱乐、旅游、休闲等多重生活功能。我还与儿子和侄女在悉尼公园搭建的演出帐篷里，一起观赏了来自俄罗斯的马戏团表演。

后来，我去布里斯班参加会议。布里斯班位于昆士兰东南部，是澳大利亚人

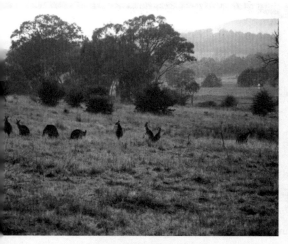
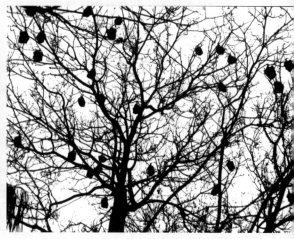

○ 成群的袋鼠在灌木丛中频繁出没（左）
树上一个个袋状物是澳洲的大蝙蝠（右）

口排名第三的大都会。这座滨海城市夏无酷暑，冬无严寒。市中心的街道依棋盘状布局，有意思的是东西向的街道以女性名字命名，南北向的则用男性名字命名。整个城市悠闲而又浪漫，处处充满诗情画意。

澳洲去过的第四个地方是墨尔本。据说这里维多利亚式建筑的数量在全球仅次于伦敦。我沿着雅拉河散步，两岸众多的维多利亚式建筑尽收眼底，还看见了河上的赛舟比赛。在老城区内，百年的老电车穿梭于街巷，古朴自然，耐人品味。澳大利亚的夏天干燥炎热，在墨尔本这个被牧场包围的城市，苍蝇很多，当地人不无自嘲地对我说："你知道澳洲人为什么讲英语不像英国人那样把嘴张大吗？主要是怕苍蝇飞进嘴里。"

在墨尔本，我探望了一位大学校友，中药专业毕业的他经过努力，开设了中医诊所，还成了当地颇有名望的老中医。老同学送给我一张明信片，邮票上是他的头像。他告诉我说，他治好了一位在邮局工作的患者的疑难杂症，这名患者感谢之至，请求邮局发行了纪念邮票。这也可看作是澳大利亚博大包容的体现吧。

我还到过澳大利亚首都堪培拉，主要是去探望在那里生活多年的兄长一家，因此对澳大利亚的社会民情多了一层了解。堪培拉虽说是百年之都，但人口并不多，只有三十几万。在我去过的几个城市中，空旷的特点在堪培拉尤其突出，人们好似没有堵车这个概念。站在堪培拉电视塔的制高点上俯瞰城市，茂盛的草木无边无际，博物馆、科技馆、国立肖像馆、最高法院以及国立美术馆等重要公共国家建筑点缀其间。后来，我还随哥哥到街上转了转，看到西洋式国家级建筑虽气魄宏大，形式却大同小异，唯有中国驻澳大利亚大使馆的建筑独具特色，外形像一座中国王府，黄色的琉璃瓦屋顶在阳光下十分耀眼。

坐落于堪培拉的澳洲国立大学（Australian National University，简称 ANU）连年被众多机构评为全澳第一的高等学府，在世界大学排行榜上多次名列前20 位。哥哥在这所大学任教授，因此我也有机会深入大学考察一番。学校占地226 公顷，校园里的树木有一万多棵。整个校园十分宁静，适合读书学习，研究思考。

澳大利亚政府注重环保，听说这里的人只要在新建住宅区买了房，政府就会免费发放一些树苗，使每家的院子像个小树林。同时，环保也是民众的自觉行动，人人爱护环境，正因为如此，才有了这里满城绿色，遍地花香的景象。

堪培拉周边地区经常发生山火，当地人对此处之泰然。据说只要不威胁到城市，就任其自生自灭。有时大火会连续烧上几个月，但"野火烧不尽，春风吹又生"，雨季一到，焦土之上，又会勃发出新的生机。

[医药概况]

目前，全澳大利亚五个州和两个特别区已建立中医药和针灸学院十多所，但规模都不大。现有中医中药及针灸医疗机构一百多个，中药店和中药供应中心近30 个。在悉尼、墨尔本等大城市的唐人街和华人较集中的地区，都开设有一定数量的中医针灸诊所和中药店铺。中医针灸诊所大部分都设有中药房，中药饮片品种比较齐全。现有执业中医师、中药师及针灸从业人员总数已超过 4000 人。

针灸、中草药、中医推拿、中医药膳食疗以及气功等均被归于补充／替代疗法中。现在，补充／替代疗法已纳入健康保险体系，这一数字还在不断增加。但临床应用最广泛的中医疗法是针灸，且使用人数不断增加。调查资料显示，2009年全澳大利亚大约有十分之一的成年人在私人诊所接受过中医针灸治疗。

针灸在澳洲发展态势良好，成立有全国性的专业团体协会。针灸的应用已得到较为广泛的认可，针灸等中国传统医学疗法不仅用于治疗常见病，如风湿、腱鞘炎、血管性头痛、运动性损伤、神经麻痹以及妇科疾病等，还用来治疗许多久治不愈，甚至是西医无药可医的疑难杂症。目前关于针灸治疗过敏性鼻炎、痛症以及妇女保健等方面的临床试验已陆续展开，预示着在现代科学技术的支持下，以针灸为主力，中医药已经开始向澳主流健康体系迈进。

与其他西方国家不同的是，澳大利亚中医在针灸时普遍配合中药治疗，中药的应用日渐增多。在中药使用上，成药比饮片用得多，特别是新型的颗粒制剂易被接受。澳大利亚的中成药都是进口的，其中 60% 从中国内地进口，20% 从中

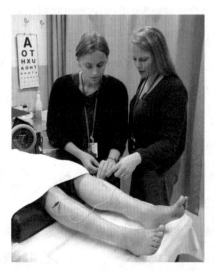

○ 中医系学生观摩针灸电针治疗（薛长利提供）

国香港进口，20%从新加坡、印尼以及中国台湾等地进口。

澳大利亚对中药的界定和管理颇有特色，例如，原则上不认可矿物类、动物类中药；麻黄、附子、洋金花、朱砂、马钱子、藜芦等中草药因其毒性而禁止向公众销售；将一些中药列为毒品，如罂粟壳、巴豆等；还禁止使用一些具有肾毒性、肝毒性成分的中药，如马兜铃、青木香、天仙藤、广防己、关木通、款冬花、千里光等。

[中医药法]

澳大利亚是联邦制国家，联邦政府和州、地方政府拥有不同的立法和管理权。简单地说，"药"的管理权在联邦，"医"的管理权在各州。

药物

澳大利亚药品管理的对象主要还是西药。根据法律规定，澳联邦政府药物管理局（Therapeutic Goods Administration，TGA）拥有对药物生产、进口、销售审批和注册管理权，具有很大的权威性。TGA的国际认可度也较高。

1989年，澳联邦政府通过了《药物管理法》，并于1991年2月15日开始实施。这是澳大利亚第一个全国性的药物管理法规，确保在澳使用的医疗用品的安全性、疗效和质量。该法规也是澳政府部门对药物进口、出口、生产和销售进行管理的法律基础和依据。该法规从药品成分和服用风险角度，将药品分为处方药、非处方药和辅助药物三种。从药品注册要求的角度，药品被分为登记类药（Listed Medicines，澳中医多称之为"列册药"）和注册类药（Registered Medicines）两种，前者所占市场比例较大。

对处方药，澳政府主管部门要进行全面、严格的管理和审查，药品注册人必须提供详尽的安全性、质量和疗效资料；对非处方药，虽然其服用风险没有处方

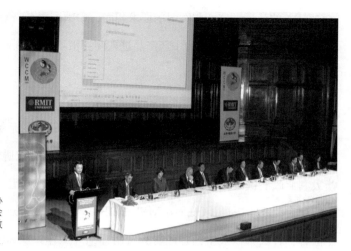

○ 墨尔本皇家理工大学主办的第一届世界中医药大会（WCCM）现场，薛长利教授担任大会主席

药那样高，但政府管理部门仍要进行严格的审查，诸如药品标签的正确使用等；辅助药物多由人们熟知的药物成分组成，或药品有悠久的使用历史，故风险较低，澳政府部门只对其安全性和质量进行检查评估，对疗效的审查不严格。

中药

在澳大利亚，中药被列入辅助药物类中，与维生素、矿物元素、植物激素等同列。

中药被细分为中草药、中成药和提取物颗粒剂三种。中草药药味重并且煎制麻烦，让许多洋人望而生畏，所以使用对象多是华人，而中成药是澳大利亚中药市场的主体，其中提取物颗粒剂的审批手续较简单。还有一些补益药如当归、枸杞子、灵芝等，是以健康食品的名义进口的。

按照澳洲现行法律规定，药品进口商必须申请注册，并对所进口药物的安全性负责；销售者无需注册，但不得销售未经注册的药物。中医若自行配制药品、并经市场推销给消费者，也应向联邦药物管理局申请。这一点与英国的情况类似。国外药厂向澳出口产品的首要条件是获得澳洲 TGA 的药品生产质量管制规范

（GMP）的认证，这点与欧盟的要求相同。中国国内药厂对澳洲 GMP 标准和药品注册制度不够了解，成为中药产品进入澳洲市场的障碍。

中医

对中医药从业者的管理方面，最早实行注册管理的是维多利亚州，2002 年维多利亚州便为中医师、中医针灸师、中医药剂师实行注册管理。2009 年 5 月，澳大利亚政府决定把中医师、中药师进行全国统一注册管理。2011 年 7 月，成立了澳大利亚中医局（Chinese Medicine Board of Australia），主要负责制定全国中医师、针灸师以及中药师注册和资历标准等工作。从 2012 年 7 月 1 日起，正式实行中医师注册制度，即澳大利亚各地的中医都必须要注册后才能行医。

中医药管理立法前，中医药没有列入澳洲医疗保险，人们看中医全部自费，所以看中医的洋人很少。立法之后，由于中医有了法律地位，已有多家私人保险公司承保中医治疗保险，诊费和针灸费都可按比例由保险公司偿付，大大促进了各种族的患者来看中医。

[中医教研]

中医药在清代就出现在澳大利亚。随着中国内地受过正规中医药高等教育的新移民日益增多，中医药教育和科研也有较大发展。与其他英语国家一样，澳大利亚秉承西方的教育体制，但现有四所公立大学已开设了中医学士及以上学位课程，这四所大学是悉尼理工大学、墨尔本皇家理工大学、西悉尼大学和南十字星大学。因此可以说，澳大利亚是西方国家中进行中医药高等教育最成功的国家。

澳大利亚墨尔本皇家理工大学（Royal Melbourne Institute of Technology，RMIT）是澳洲最早开设政府承认学历的五年制双学位课程的大学。该校生物健康科学学院于 1996 年与南京中医药大学合作成立了中医系，开设中医本科学士、硕士学位课程，成为西方国家第一所政府承认学历的正规的中医教育单位。

中医系建立之初，学生大部分是华裔，人数也较少。现在情况有了很大不同，来求学的 70% 以上都是非华裔。从学生结构的变化也可以看出，中医药在澳洲从不被人重视，到广泛被大众所接受、认可的程度。

澳大利亚中医药科研历史还比较短，目前多以教研结合的形式开展。RMIT 的中医药研究中心成立于 2001 年，主要进行针灸和传统中草药治疗过敏性鼻炎、神经性头痛、小细胞肺癌以及慢性疼痛等疾病的临床研究、中草药质量控制和中药复方作用机理的实验研究。

2003 年，RMIT 还与南京中医药大学联合举办了第一届世界中医药大会，我曾参加那次盛会。会场设在墨尔本的市政大厅，来自 23 个国家和地区的八百多名代表出席了该次会议。会议期间，各国代表与专家学者交流总结了传统中医药在教育、科研以及相关法规方面的最新成果，影响深远。

现任 RMIT 健康科学学院院长的薛长利教授是一位出色的学者，在运用中医药治疗慢性呼吸系统疾病和各类疼痛的研究方面造诣颇深。薛教授还是一位杰

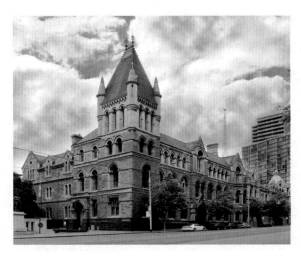

○ 澳大利亚 RMIT 大学（薛长利提供）

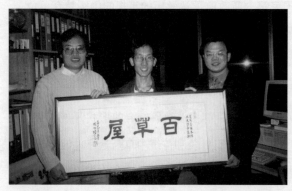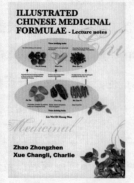

○ 在薛长利教授（右一）的实验室，左一为李春光教授（左）
  作者与薛长利教授合编的《百方图解》（英文版）（右）

出的管理者与社会活动家，他同时兼任澳洲中医管理局局长和世界卫生组织传统
医学澳洲合作中心主任，在推动中医药国际化方面成绩斐然。在 1997 年北京的
中西医结合大会上，我们一见如故。此后我们一起进行过野外考察，一起带过研
究生，共同发表论文，共同主编《百方图解》的英文版。作为英文版副主编，他
还帮助我们编辑出版了《当代药用植物典》。

　　南半球唯一的世界卫生组织传统医学合作中心 2006 年在 RMIT 挂牌。过去
八年里，该中心在薛教授的带领下，多次为西太区及总部举办高端研讨会，并多
次主持了中医专业名词标准化会议。该中心为中医药医疗服务在澳洲的发展、海
外中医教育的规范化、中医执业医师的合法地位，以及中医药的国际交流与合作
发挥着重要的作用。

[草药栽培]

　　澳大利亚的畜牧业很发达，有"骑在羊背上的国家"之称。澳大利亚还是发
达的农业大国，小麦的出口量位列世界第三，仅次于美国与加拿大。澳洲的主要

农作物有甘蔗、棉花、向日葵、大豆、花生等。我在澳大利亚吃的大米呈短圆颗粒状，很对我这个北方人的口味。

澳大利亚与世界上其他国家的交流可以追溯到两百多年前。18世纪70年代，第一批英国人来此定居。欧洲殖民者的涌入使澳洲土著居民逐渐消失，这一情形有些类似美洲印第安人。与此相关，澳洲土著居民的传统药物知识也多已失传。澳洲本土的植物药属于西方的草药体系。

澳大利亚是一块独立的大陆，四周的大洋割断了澳州与其他大陆的联系，故有着特殊而脆弱的生态系统。稍不注意，生态平衡就会被打乱，导致灾害。当地在19世纪末和20世纪初发生的野兔和刺梨危机，都是外来物种入侵所引发的。据说野兔由欧洲引入，繁殖力极强，群体急速扩大，近似疯狂，吃掉了大量牧草。这些野兔还在草原上到处挖洞筑穴，毁坏了牧草的根，致使草场大面积退化。民众采取枪杀、投毒、布陷阱等各种方法来对付野兔，都收效甚微。刺梨原是产自南美的观赏植物，为仙人掌科植物，学名是 *Opuntia stricta* (Haw.) Haw.。因为澳洲环境适合其生长，导致刺梨迅速蔓延，吞噬了草原。通过科学研究，采用生物防治法，这两项危害最终在一定程度上得到控制。因为，有了这些教训，澳大利亚

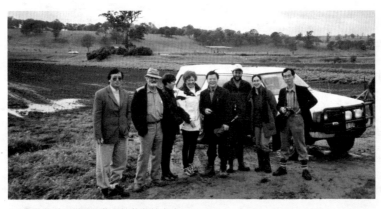

○ 在维多利亚州进行药用植物栽培考察

的进口动植物检疫管理变得十分严格，不但有种子的鲜活植物不可以带入，就连许多干果也过不了海关。大概由于同样的原因，澳大利亚将中药中的动物类药拒之门外。

近年来，澳大利亚对中医药产品的需求不断增加，仅仅依靠进口是不够的。大力开发当地天然药物资源，可以弥补这一空缺。实际上，澳大利亚对草药的应用与资源的开发利用也呈良好上升势头。我们在编撰《当代药用植物典》的过程中，曾到澳大利亚对当地的药用植物资源进行了调查。同时我与薛长利教授也应邀对在维多利亚州开发种植植物药的可能性进行了考察，重点放在了澳洲本地原产的、可利用的药用植物上。例如，澳洲金合欢 *Acacia decurrens* Willd. 为澳洲的国花，在澳洲国徽的底部有这种花的图案，是一种民间草药，具有抗菌作用，在澳洲到处可见。积雪草 *Centella asiatica* (L.) Urb.，在香港称为崩大碗，《中国药典》和《美国草药法典》中均已收入。这是一种可用于调整神经系统功能与改善记忆力的植物药。在澳大利亚，积雪草的资源很丰富。

我最关注的是红花（习称草红花）。这是一种常用植物药，无论传统中医药体系中还是西方草药体系，都有很好的药用价值。中医临床用其活血通经，祛瘀止痛的功效。此外，还可以从红花中提取工业用的红花油。中国主要在河南与新疆等地区有红花的栽培。澳大利亚很多地方的土壤和自然环境类似中国的新疆地区。考察后我提出，澳大利亚的土质虽不够肥沃，但栽培红花、薰衣草等菊科、唇形科的植物还是大有潜力的。这些植物生存力强，易于栽培管理，同时也可用于绿化环境。因为是澳大利亚原生植物，所以推广栽培不会引发生态危机。

值得欣慰的是，考察结束后，我们的建议被当地业界采纳。在维多利亚州，药用植物的栽培已经立项，后来当地政府还启动了相关的研究项目。据悉，近年澳大利亚草药的栽培业有了很大的发展。如查阅网站，可以看到由澳洲生产商提供，通过网络方式能够购买到的中草药有当归、黄芪、覆盆子、牛蒡子、生姜、胡芦巴、山楂、甘草、大黄、黄芩等几十个品种；西方草药包括了茴芹、香蜂草

（蜜蜂花）、大蒜、银杏叶、薰衣草、番泻叶、越橘、金丝桃、缬草、熊果、水芹等几十种。

［珍宝蓝桉］

桉树为澳大利亚的优势树种，占植被覆盖率的 90%。桉树来源于桃金娘科 (Myrtaceae)，这个科是个大家族，仅桉属在全世界就有 600 种，主要集中于澳洲及附近岛屿，其中的蓝桉 *Eucalyptus globulus* Labill. 是澳大利亚的国树。蓝桉树林还是澳大利亚特有动物考拉（也称无尾熊）的栖息地，其树叶也是考拉的唯一食物来源。

桉树树干挺拔，但树叶总是灰蒙蒙的，树林也无郁郁葱葱的感觉。桉树的树皮很容易剥落，露出光滑的内皮，貌似病态，其实这是桉树的生物学特性。为了抵御当地干旱环境，桉树叶子的上下表皮气孔很少，角质层也很厚，使水分不易蒸发。另外，桃金娘科植物的种子都有厚厚的外壳，可以保护种子抵抗火灾。

桉叶富含挥发油，放在于心里搓一搓，会释放出清凉的香气。蓝桉为澳洲土

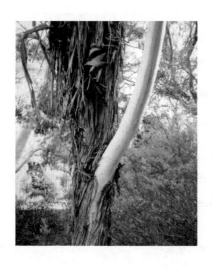
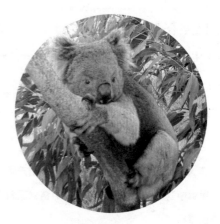

○ 蓝桉（左）
考拉（右）

著居民传统用药，叶有解热，止咳等功效，用于感冒和其他感染性疾病的治疗。桉树先后传入到中国、印度和希腊等国，并作药用。

1860 年，澳洲率先生产桉油，并将其作为重要的经济来源。印度收载桉油为抗刺激药及温和祛痰药。《欧洲药典》《英国药典》和《中国药典》都收载蓝桉为生产桉油的原植物来源种。

蓝桉主要含挥发油、黄酮类、鞣质类和三萜类成分等，药理研究表明，蓝桉具有抗微生物及寄生虫、抗炎、镇痛等作用。桉油是中药白花油、紫花油的主要成分。桉油内服功效与蓝桉叶相同，还可制成吸入剂和透皮吸收剂，外用能增加皮肤的局部血液循环。

桉叶用于治疗呼吸道炎症有较好的疗效。在法国，桉叶制剂一直用于治疗急性支气管炎，还用于缓解感冒引起的鼻塞。德国将桉叶茶作为治疗上呼吸道及支气管炎、咽炎、发烧的辅助用药。目前，桉叶和桉油已广泛用于医药、化妆品及化工行业。

蓝桉果实在中医临床上还有其他国家尚未使用的功效，如理气，健胃，截疟，止痒，能治疗食积、腹胀、疟疾、皮炎、癣疮等。

桉树之用不限于叶子，其花可以制糖，树浆可作为口香糖原料，木材可建房，木屑则可制成合成板。桉树还可用于制造浆纸，经济价值很高。

蓝桉生长快，造林存活率高，目前全世界多国都在大力开展人工蓝桉林的培育。由于蓝桉生长需要大量水分，容易造成土地贫瘠，还会妨碍当地原生植物的生长，故在开展种植时应注意权衡利弊，保持生态平衡。

> 澳大利亚是世界上最重要的农产品出产国，它不仅可以成为天然草药的栽培基地，缓解中药资源短缺；还可以成为植物原料供应基地，为提取植物成分的工业生产提供原料。
>
> 期望中医药在澳大利亚的广阔天地里蓬勃发展，大有作为。

独步大千看英伦

英国

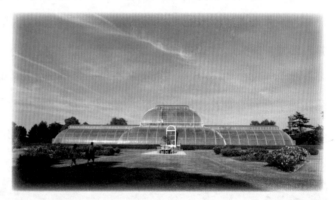

○ 邱园大温室

英国，作为工业革命的起源地和欧洲文化中心之一。19世纪和20世纪，其科技文明发展在全世界一直独领风骚。英国三岛的总面积不过24.4万平方公里，总人口6300万左右，相当于中国的一个中等省份。在欧盟国家中，"大英帝国"给我的感觉总是与众不同：英国是欧盟成员国，却坚持用英镑不用欧元；英国还特立于欧盟25个申根国家签证联盟之外，中国人去英国一定要办独立的签证。这独树一帜的特色，也体现在英国中医药的发展过程中。

[漫步邱园]

我的英国医药之旅是从邱园开始的。

在去过的众多植物园里，我最爱邱园，不仅因为邱园是世界上最著名的植物园，而且因为中药事业让我与邱园结下了深厚缘分。过去十几年间，我多次造访过那里。

邱园全称为英国皇家植物园（Royal Botanical Gardens，Kew Gardens）。这座公园坐落在伦敦西南郊外泰晤士河畔，已有250年历史。邱园最初是英皇乔治三世的母亲奥古斯塔皇太后的一所私人皇家植物园，只有3.6平方公顷。经过逐年的扩建，现已成为占地132公顷，规模宏大的国家植物园，加上距邱园50公里，位于苏塞克斯郡（Sussex）的Wakehurst植物园（占地465公顷，于1965年并入邱园），共约有595公顷，相当于两个连山带水的颐和园。

在18世纪，工业革命后的大英帝国经济急速发展。通过纺织业和贸易，英国获得了巨额财富，一时间财源滚滚。作为首都的伦敦更是活力四射，独领世界文化、经济的潮流。兴建于这一时期的博物馆、植物园正是其国力和视野的

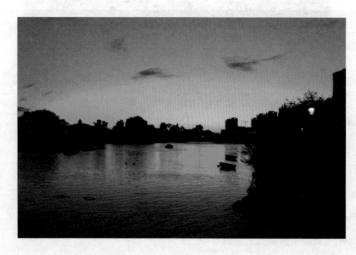

○ 泰晤士河之夜

展现。1753年大英博物馆开馆和1759年皇家植物园建园，二者前后仅相差6年。1837年后经过维多利亚女王的鼎盛时期，英国以在殖民地获得的巨大利益为基础，收集了世界各地古往今来的遗产文物、奇花异草，填充到博物馆或移植于植物园中，逐渐造就了大英博物馆和邱园在全世界首屈一指的地位。

邱园之美，美在自然

进入邱园的维多利亚大门，首先映入人们眼帘的是一座标志性建筑——棕榈温室。这是一座无梁的巨大温室，如倒扣的船，又像一个端放在绿色地毯上的银白色皇冠。温室最高处达20米，即使椰子、棕榈等高大的热带植物也可以在内自由生长。温室在人工湖中形成倒影，魅力无限。

在这里，蝴蝶、金丝雀、绿鹦鹉欢快起舞；秋水仙、睡莲、杜鹃花争芳斗艳；竹林、火棘、欧山楂、南洋杉、红豆杉、榉树错落有致，树顶有空中走廊飞跨其间。夜幕降临，各种飞禽们栖息在湖中小岛上，以躲避狐狸的侵袭，恬静怡然。所有这些构成了巨幅的动态画卷。

漫步邱园，人们可全身心沉浸在大自然的怀抱中，忘却世间的烦恼。

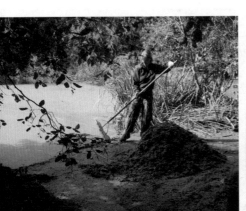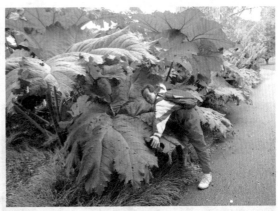

○ 员工在打捞浮萍，清理池塘，其实浮萍也是一种中药（左）
　小二仙草科植物硕大的叶片（右）

193

邱园中还挺立着一座颇具中国建筑风格的宝塔 (Pagoda)，这里面有一段中国历史情结。宝塔是由威廉姆·钱伯斯爵士（Sir William Chambers）设计的，他曾在中国考察学习东方的建筑艺术，并在 1772 年写过 *Dissertation on Oriental Gardening*（《东方园林论》）一书，将中国园林介绍到英国，以致邱园有了这么一座中国塔。有趣的是，钱伯斯将塔层取偶数 10，而非中国塔常用的奇数，给熟悉中国文化的人留下了猜想的空间。

邱园是一块福地，二战期间幸免于战火。邱园名曰植物园，但其实是鸟的天地，人的乐园，地球上生物和谐相处的样板。尽管不像大英博物馆那样免费开放，观赏者依然每年超过百万。2005 年，邱园被评选为世界文化遗产中最具人气的公园。

邱园之美，美在内涵

邱园在植物研究领域独占鳌头，创造了许多世界第一。这里栽培的植物种类占世界的近 10%。这里有 750 万份干燥压制的植物标本，品种涵盖世界植物种类的 90%。现在每天仍有 2000～3000 份标本向这里汇聚，保存空间也在不断扩展。这里还有世界上最大的植物种子库，并以在 2020 年收藏世界四分之一的种子为目标。

邱园与 74 个国家的 306 家研究所，包括中国科学院、中国医学科学院药用植物研究所均有联系，进行课题合作、人员交流、标本和种子交换等。

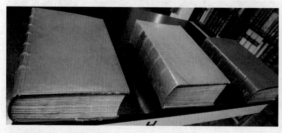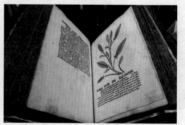

○ 邱园收藏的药草古书

邱园图书馆馆藏有世界上最丰富的植物学参考资料，包括图书、手稿和期刊等共 75 万多册，涉及语种九十多种。这里还珍藏有一帧帧精美的植物绘图原作，均由一流的画师创作。这些植物绘图不仅仅是科学画，更是艺术品，目前已超过两万件，绘制工作仍在继续。望着达尔文的手稿，抚摸着 16 世纪的药草图书，我好像在与先圣先哲进行穿越时空的对话。

邱园出版物，特别是从 1885 年开始出版并延续至今的《邱园植物索引》（Index Kewensis）在国际上极具影响力。它记录了全世界发表的植物新种，在国际植物学术界享有盛誉，是从事植物研究人员的必读之物。

邱园近年还陆续增建了保育温室、生物进化馆、高山植物馆等。为适应濒危植物在这里生长繁衍，邱园通过电脑调节湿度、温度、风速、风向，监控土壤的酸碱度，以创造出各种濒危植物适合的生态环境。

邱园虽不是大学，却拥有一流的实验室，吸引着众多的研究者。研究涉及分子生物学、植物化学、环境保护、抗病毒、抗癌等诸多领域，覆盖经济作物、食品、纸张、建材、染料、药草等日常生活的方方面面。

这里聚集了世界一流的植物学人才，他们与许多默默无闻做义工的退休科学家，形成了邱园严谨的学术风格，独特的自身文化。邱园在科学上的权威地位使其成为世界植物研究中心。邱园是伦敦和英国的名片。

邱园之美，美在活力

邱园已从最初的植物标本收集为主，发展到现在集收藏、保育、研究、教育于一身，并与社会互动的植物动态博物馆。250 年间，邱园在社会发展各个阶段屡建功业，如引种驯化、环保等，国际自然保护检测中心也设在这里。

12 年前，邱园与中国医学科学院药用植物研究所联合成立了中国药用植物鉴定与保护中心。该中心的主要工作是通过共同参与、共享专业知识，建立药材鉴定、成分检测系统。现已收集了《中国药典》70% 常用中药的对照标本。

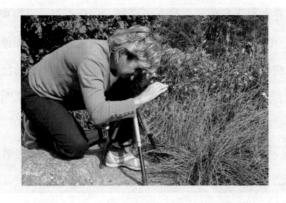

○ "植物人"在研究植物

　　现在，虽然这里的中医药研究尚属入门阶段，但邱园的科学家深入中国内地，与中国的科研人员一起，致力于建立原植物采集、药材收集的工作规范，这种执着精神实在令人赞叹。中药鉴定中心主任 Christine Leon 是一位中年女性科学家，12 年来，她跋山涉水，足迹遍及中国 19 个省市自治区。一次在西北地区遭遇车祸不幸肋骨骨折，此事惊动了地方，一时成为新闻。虽说她出院后很快痊愈，但此事被以讹传讹，说成一位来自英国的科学家因车祸成了植物人。这位锲而不舍的"植物人"，如今仍旧斗志不减，筹划再去中国探险。

　　Christine 因为对促进中英之间的科技合作卓有贡献，被英国女王授予 MBE头衔（Member of the Most Excellent Order of the British Empire，大英帝国最优秀成员）。她送给我一本邱园画册，并介绍说，在伦敦郊外的邱园 Wakehurst 植物园，研究人员与实验设施虽然比这里少，但那边的面积更大，土壤更肥沃，树木更多，生态更自然，只是交通略有不便。此刻我才意识到，邱园的英文名用的是复数（Gardens）。自以为已经熟悉邱园的我，实际上才看了整个邱园的不足四分之一。

　　过去这些年里，我与邱园进行了很好的合作。我们在编写《香港容易混淆中药》《当代药用植物典》（英文版）的过程中得到了他们的诸多帮助，前几年我的一位博士生梁之桃还曾来此进修，在科研的起步阶段受益匪浅。对于中药的研究，邱园的参与标志着国际学术界对于中药的关注，为中药研究注入了新的活力。我在应邀来邱园，帮助该中心复核鉴定中药标本的同时，还作为专家组成员参加了在邱园举行的欧盟中药项目启动会议，共同规划未来欧洲中医药的研究与发展。

［赞罗鼎辉］

在英国，中医变得红火起来是在 20 世纪 80 年代末至 90 年代初。带来这一变化的关键人物，就是罗鼎辉医生。罗医生治疗湿疹的故事在中医学界人人皆知。

湿疹在英国是一种很普遍的疾病，患者中既有成人也有儿童。西医的常规疗法是使用激素。但这种方法治标不治本，往往在治疗初期有效，反复使用后则效果不佳，甚至完全无效，复发率很高。

罗医生毕业于广州中医药大学， 1983 年在伦敦唐人街开设了名为康宁堂的中医诊所。 1986 年，一位在英国医院未能治愈皮肤病的患者求助罗医生，在服用几副中药之后，患者的病情奇迹般地好转。

一时间，中药能够治疗湿疹的消息迅速传开，在康宁堂外排队等候就医的人数大增，甚至惊动了警员前来维持秩序。那时罗医生的门诊至少要提前三个月预约，病人八成以上不是华人。此事引来多家媒体的报道， 1993 年，英国广播公司（BBC）在黄金播放时段，用整整半小时报道了罗鼎辉医生成功治疗湿疹的消息。

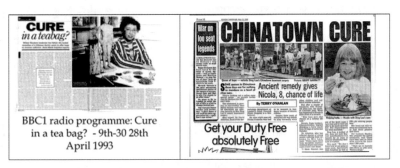

○ 英国当地报纸关于罗鼎辉医生行医事迹的报道和中医治病的新闻

著名皮肤病专家亚瑟（Dr. David Atherton）另著文指出，他所在医院未能治愈的病人，有70%经罗鼎辉医生治好。

专家的认可和传媒的宣传使中医药在英国引起轰动，加速了英国民众对中医药的认知，似乎一夜之间，中医药和针灸在英国变得家喻户晓了。不仅罗医生的诊所门庭若市，其他中医诊所也都出现了前所未有的大好局面。尽管看中医要自费，皮肤病患者和其他疑难杂症患者还是蜂拥而至，有的甚至从丹麦、挪威、瑞士专程赶来。事实证明，中医在诊治英国其他常见病方面也显露出优势，这些疾病有病毒感染、免疫病变、不孕症等。中医很快从英国近200种注册的补充医学中脱颖而出，被英国人公认为正规西医之外又一套可供选择的系统疗法。

罗医生根据中医辨证施治的理论，使用中草药复方治疗湿疹患者，由于疗效显著，而且复发率很低，使一些常年饱受湿疹之苦的病人终于得以根治。罗医生凭借精湛的医术与良好的医德，破除了英国人的偏见，使中医中药在英国广为人知。二十多年来诊治了不同肤色的病人达10万人次。

[医药教育]

随着中医药在英国广为人知，使用针灸和中草药治病和对中医药感兴趣的人越来越多，希望学习中医药和从事中医药工作的人也不断增加。中医药最初兴起的几年，有很多人去中国学习针灸和中医，也有人仅仅参加一个速成班后便开始行医。后来有人开始办学教授针灸和中医，到了20世纪80年代中后期至90年代初期，英国出现了很多私人开办的中医和针灸学校。这些学校很不规范，学制从数月、一年到三年不等。

由于学习针灸和中医的人数不断增加，在20世纪90年代中期，一些容易接受新事物、新学科的大学开始考虑设立针灸专业。很快就有9所大学开设了针灸专业。除大学独立开设这类课程外，私人针灸诊所和中医学校也与大学联合开设学位课程。在顶峰时期，英国大学加上私人联合办学的针灸和中医学位课程总共达到 14 个，绝大部分是针灸本科学士课程，学制多为三年。

其中最具代表性的当数 Middlesex 大学，该校于 1996 年与北京中医药大学联合开办了英国至今仍是唯一的一个涵盖针灸和草药的中医专业。现在该专业学制为四年，毕业生授予中医学士学位，如继续学习一年并在北京临床实习四个月，便可获得北京中医药大学颁发的中医学士学位。这一专业已连续招生 17 年，生源一直比较稳定。就课程设置来讲，四年的中医本科课程内容包括中医草药占 31%、针灸占 25%、西医基础和研究方法学占 31%，其他相关内容占 12%。

此外，Middlesex 大学也积极推动中医药的科研，目前正在进行的科研项目包括：中药质量控制、药物相互作用、针灸临床疗效观察，以及中药替代品种的研究。

在英国行医的中医和针灸专业人员大多数自己开设诊所。越来越多的主流医学服务机构提供针灸服务，只不过通常还是仅限于疼痛治疗。Middlesex 大学临床培训中心在这方面做了卓有成效的工作，先后在几家大型医院开设了针灸镇痛门诊，此外，还有一家妇产科门诊也提供针灸镇痛服务。但是，草药治疗还很难进入主流医学服务体系。

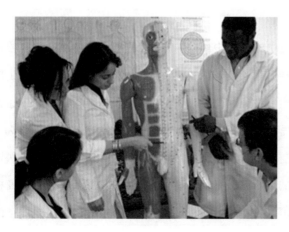

○ 洋学生在学习针灸（赵凯存提供）

最近两年，受到立法进程延迟、大学学费上涨等因素的影响，中医和针灸的学位课程规模有所缩小，已有数家不得不关闭。中医药教育在英国的发展虽然遇到一定的困难，但仍然有执着的追求者不断加入到中医药行业中来。

在英国，中医药高等教育的发展深受立法进程的影响。立法过程中，关于中医药是否科学的争论十分激烈，使得在大学开办中医药学位教育受到很大的压力。中医药得到英国主流医学的认可尚需时日。

[对话凯存]

在英国从事中医药教学和科研多年的赵凯存博士与我是大学同学。同窗四年，我们共用一张课桌，同住一个宿舍。大学毕业后，我侧重中药传统方向的研究，他侧重中药现代化研究。他先在中国科学院药物所攻读硕士学位，研究青蒿素的药代动力学，后又赴英国攻读博士学位，现任 Middlesex 大学中医课程主任。不久前，凯存当选为新一届英国中医药学会主席。凭借多年在英国工作的经验，他对中医药在英国的发展有深刻的见解。我时不时向他请教一些有关中医药在英国的历史与现状、中医药立法与规管等方面的问题，得到不少讯息，归纳如下。

英国中医诊所的发展

英国是欧盟国家中最先引进中医中药的国家。20 世纪 70 年代，尼克松访华给美国带去了针灸热，同样掀起了英国探索针灸的热潮。跟随美国，英国也派出了各种医学代表团去中国学习针灸。此后，和世界其他西方国家一样，中医针灸在英国逐渐得到越来越多民众的接受，学习和从事针灸行业的人也越来越多。

大众对中医药服务的需求促进了中医药，特别是针灸的普及。起初中医诊所多是由中医大夫自己开设的。后来，有生意眼光的人发现这是一个很好的商机，在短短几年的时间里，英国各地中医针灸诊所的数量急速增加，还形成了四五

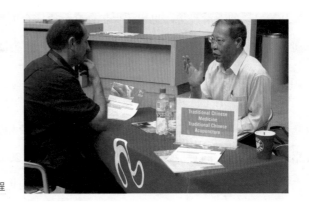

○ 赵凯存博士在英国推广中医药课程

家规模较大的中医连锁店。到 20 世纪 90 年代中期，总数估计有三千余家，英国几乎所有大中城市的商业聚集区都可看到中医诊所的牌子。90 年代之后，受到用药安全问题等负面因素的影响，中医药在英国以及欧洲其他国家的发展开始走下坡路，尤其是连锁运营的中医诊所，业绩下滑明显，最终导致 2010 年前后英国数家连锁中医诊所企业宣布破产倒闭。目前，英国中医诊所的数量处在停滞状态。

但是，现状并不等于英国民众对中医药的需求已达到饱和，而是随着人们对中医药了解的深入，越来越多的人注意到中医药服务质量良莠不齐，人们开始选择声誉好的中医诊所去就医。市场的竞争与优胜劣汰，造成了一些诊所业绩依然兴旺，但另一些诊所只能维持艰难的局面。

英国中医药相关立法

中医药立法管理是西方社会接受中医药的重要条件，与中医药的发展密切相关。通过立法，既可以改善中医药发展过程中出现的各种问题，也可以进一步保障患者利益。中医药立法管理还将对中医药高等教育的发展起到强有力的推动作用。

英国是个法制严明的国度。面对中医药发展过程中的各种问题以及中医诊所数量开始呈现的下滑趋势，也出于保护公众健康安全的考虑，英国上议院在2001年向英国政府建议对针灸和草药实行立法管理，成为欧盟率先启动对传统医药（包括中药）进行立法管理的国家。

这里所谈到的中医药立法管理，包括"医"和"药"两个方面。英国卫生部成立了针灸和草药两个工作小组，召集了相关的针灸和草药专业团体讨论立法管理相关事宜和可行的管理形式，并分别于2004年和2008年两次就工作组提出的报告进行了公众咨询。立法管理针灸、草药和中医的主张得到了专业人士和公众的广泛支持。

英国卫生部于2011年2月16日正式宣布对所有使用草药的治疗师包括中医师实行立法注册管理。该立法管理将医师对草药的处方权给予法律保护，但没有区分不同的草药疗法，也没有包括针灸。更令人担忧的是，已经过去三年的时间，卫生部和有关管理机构仍没有出台立法管理的实施细则。现在，在英国的针灸师、草药师和中医师志愿组成专业团体进行自我管理，例如英国中医药学会等。但这种管理没有法律效力，不能保证从业人员的专业水准。最近，不断有谣传说政府受到多方的压力，可能推翻先前的承诺。所以在中医药立法管理的问题上变数还是很大的。

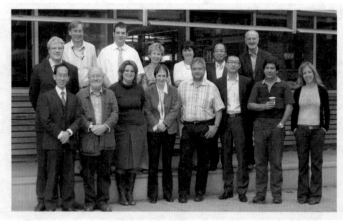

○ 欧盟中药项目专家共聚邱园

在促进立法的过程中，以英国中医药学会为主的中医药团体发挥了积极作用。学会一直坚持中医，包括针灸和中草药应作为一个独立、整体的专业参与立法，这一主张也得到了草药工作组的支持。现阶段，英国中医药学会正在会同其他有关专业团体采取一致行动，呼吁英国政府恪守承诺，实施对中医师的立法管理。

如果没有立法管理，即使中医药不会消失，中医教育也不会消失，但是高质量的中医药服务和教育将会受到很大的打击。目前，英国的中医师和草药师正在积极活动，通过各种渠道向政府施加压力，希望政府能够加快立法管理的进程。

英国中药相关管理

《英国药典》收录了《欧洲药典》的全部专论和要求，包括制剂专论和各论。此外，还出版发行针对非注册药品、草药和补充替代药品的质量标准，以弥补英国对此三类产品法律规范的空白。自 2007 年起，《英国药典》对非注册药品的概述章节进行了修订和补充，增加了此类药品的服用指南，并且从法律和医学伦理的角度，对处方、生产和销售此类药品的医生、药剂师、生产商、经销商进行指导，同时对加工和生产环节进行了相应的规范。目前，所有中成药必须通过审批注册后才可提供给病人使用。

在为英国境内的流通药品设定标准的同时，《英国药典》努力满足不断扩展的全球医药市场的多元化需求。除西药复方制剂外，《英国药典》还广泛增订制药原料、辅料和单一组分制剂的专论，其系统和全面的产品名录成为世界各国制订药典的重要参考标准。

英国先于欧盟委员会及其他欧盟成员国，于 2007 版《英国药典》中增设了针对中药材和中药饮片的专论，开始以专论的形式对进入英国市场的中药产品设立质量标准规范，但尚未开展对中药产品的安全性和有效性评估。

英国与其他大多数欧盟成员国的法律将植物药制剂规定为药品。长期以来，欧盟都是世界上最大的草药市场，年销售额达上百亿欧元，占世界草药市场份额的 45% 以上，在世界传统医药市场上具有举足轻重的地位。几十年来，欧洲传统医药的使用逐年增加。以《欧洲药典》为例，1969 年版开始收载植物药，到 1981 年仅收录 14 种，2001 年为 84 种，2013 年最新版收录了 269 种植物药。

2004 年欧盟出台了《传统草药制品管理指令》（Directive 2004/24 EC），规定所有草药生产企业必须在 2011 年 4 月 30 日前完成产品的简易注册，否则不允许在欧盟境内销售使用。2011 年，法规正式实施。至今，中药产品仅地奥心血康胶囊于 2012 年成功在荷兰注册。

2013 年，英国药品和健康产品管理局（MHRA）宣布，从 2014 年 4 月 30 日起将全面禁售未注册的草药制品，即市场上的中成药全部下架，消费者无法通过正常渠道在英国买到中成药，许多中医师面临无中成药可用的困难。根据目前英国和欧盟的药品管理，特别是有关草药制品管理的法律，英国的中医师可以合法使用草药饮片和单味草药提取的制剂，如近年来越来越普及的草药粉剂，又称科学中药。另外，英国的草药产品制造商还供应中草药酊剂。但是，所有这些草药产品都必须是单味药制剂。中医师可在自己诊所内根据不同病人的具体需要自行配制复方制剂，供给自己诊所的病人使用，但不能提供给其他诊所使用。制药企业生产的复方制剂则一定要通过注册后方可供临床使用。由于中医师担心没有中成药可用，近年来中药配方颗粒的使用越来越普及。至于中药配方颗粒使用的安全性和有效性，还需要作进一步的观察。

近年来，英国和中国政府的有关部门已经建起通话管道。英方愿意与中国建立合作关系，共同推进中医药在英国的健康发展。而英国药管局 (MHRA) 亦开始从进口中药质量的监控入手，加强草药市场的管理。另外，还计划审核行医人员的专业资格，要求相关专业团体建立相关的定期培训制度。这些都是必要的管理措施，对保证中药的安全使用，推进中医药在英国的发展具有积极作用。

东学西渐德意志

德国

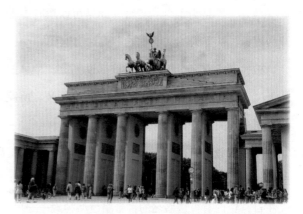

○ 勃兰登堡门是柏林的象征

　　几年前，有人告诉我，我主编的《百方图解》一书被翻译成了德文。出版者未经授权便做这件事，似有不妥。不过，这件事也让我想到，德国这个西药新药研发与生产的先进大国拥有自己的传统医学，而且是欧洲使用植物药最多的国家。出于对西药优点与副作用的了解，德国对其他传统医学，特别是遥远东方的古老中医药有巨大的兴趣，值得为大家说一说。

［博物馆城］

德国，位于欧洲的中西部，领土总面积为 357021 平方公里，人口约有 8 千万人。1945 年第二次世界大战后，德国形成东德及西德两个国家，直到 1990 年才重新统一。德国由 16 个联邦组成，包括首都柏林。

柏林是德国最大的城市。那里有森林、湖泊、河流，景色秀美，与其他欧洲城市相比，似乎特点并不突出。但论起博物馆来，在世界大都市中是毫不逊色的。

多年来，我养成一个习惯，每到一地，必访之所设博物馆与植物园。

俗话说："乱世买黄金，盛世搞收藏。"从某种意义上说，博物馆、图书馆、植物园是国家兴衰的体现。博物馆既是国家实力的展示，也是文明建设的标志。去这些地方，不是为了见新猎奇，而是可以填补专业知识的空白和获取有用资料，开阔视野，从先人的文明积累中得到启迪。

柏林究竟有多少博物馆？谁都说不上。柏林的博物馆各具特色，展出的内容从天文、历史、美术到交通、民俗无所不及，所藏之丰富令人称叹，其中更不乏传统医药相关的内容。

柏林的施普雷岛（Spreeinsel），也称为博物馆岛，集中了五个大的博物馆。这些博物馆可以说是德国博物馆的精华。其中，贝加蒙（Pergamon）博物馆最引人注目，馆内有极富盛名的古希腊巨型神殿——贝加蒙神殿建筑遗骸，另外还陈列着古印度、古埃及的大量文物。我还看到了中国古代的星宿图、瓷枕、象牙雕等展品。1999 年，博物馆岛被联合国教科文组织（UNESCO）定为世界文化遗产。

在柏林自然博物馆内，各种矿石五光十色，各种鸟类、两栖类、爬行类和哺乳动物的标本与化石种类繁多。达尔文创立进化论学说的著作《物种起源》第一版原书就陈列于此。还有达尔文当年探险考察收集的动植物标本，如穿山甲、巨型乌龟的原标本等，也都收藏于此。

从 1997 年开始，每年 1 月和 8 月的最后一个星期六，是柏林的"博物馆之夜"，可以说这是世界上独一无二的活动。柏林近 100 所博物馆、纪念馆，都从下午 6 点至次日凌晨 2 点向公众开放。参观者只需购买一张入场券，就可以整晚畅游，尽情享受璀璨文化的视觉盛宴。

柏林整个城市似乎就是一座大博物馆。菩提树下大街是欧洲著名的林荫大道之一。我一看，路旁的行道树却都是椴树，觉得称为"椴树下大街"才更为准确。后来一查，街名的德文 Unter den Linden 原意就是椴树下，是最初的中文译者给了现在这个有仙气的名字。大道长 1.5 公里，宽 60 米，是柏林市中心的交通枢纽。大道两旁一栋栋辉煌的建筑物，如历史博物馆、洪堡大学、图书馆、国家歌剧院等，都是欧洲建筑史上的杰作，焕发着艺术的气息。

柏林这座城市在"二战"时惨遭破坏，几乎被夷为平地，后在废墟上又重建起来。战后重建工程浩大，风格整体如旧。很多现代化的建筑物内，都保存了 1945 年前的原貌，炮火烟熏的痕迹依稀可见。曾经被摧毁的威廉一世纪念教堂，重建时仍旧保留其废墟，而其旁边是 1961 年建立的新教堂。残破与完美的强烈

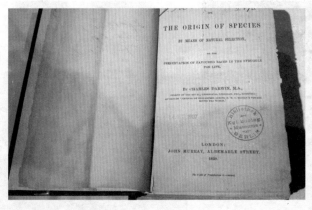

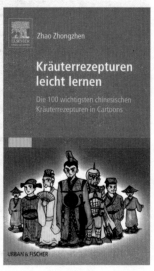

○ 达尔文《物种起源》初版（左）与德文版《百方图解》（右）

207

反差，无时无刻警醒人们不要忘记历史。如今首都柏林传统和时尚对比鲜明，历史与现代交融一体，构成了这个城市独具的文化特色。

柏林还是一个充满生气的城市，除了博物馆之外，还有很多植物园。园内有欧洲特有的蓝莓、欧山楂、冬青、火棘等植物。植物园的大温室里，远自万里而来的各种热带植物按照植物群落分布，错落有致。植物园是学习的地方，管理者在大树上、小草旁装有不锈钢的标牌，方便游客辨认。植物园又是娱乐、交流的场所，每逢周末、节假日，参观者成群结队，其中最多的是中小学生和老人家。我与中国中医科学院的郑金生、张志斌教授去植物园的当日，正值植物园在办园艺展览，有卖花的，有绘画的，有表演的，人群熙熙攘攘，热闹非凡。听说这种展览每隔半个月就有一次，成为定期的艺术集市。

柏林墙（德文 Berlin Mauer）这道当年把德国一分为二的高墙，除了在纪

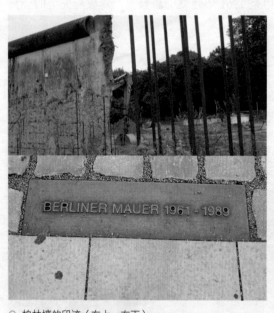
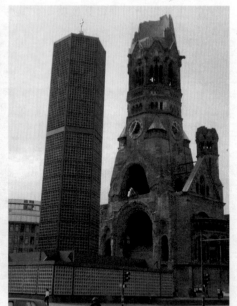

○ 柏林墙的印迹（左上、左下）
　新旧威廉一世教堂形成强烈反差（右）

念馆附近作为遗迹保留片段外，已经难觅踪影。但在原址之上仍旧留着一道明显的印迹，地面每间隔一段，镶嵌着一条20公分左右宽的钢板，上面刻着"BERLINER MAUER 1961 ～ 1989"几个字。它似一道愈合的伤口，提醒世人永远记住那难忘的岁月。

［记文树德］

在当代中德传统医药交流史上，有一位重要的人物叫文树德（Paul Ulrich Unschuld），这个名字很有中国味，以至于很多人都误以为他是中国人。其实文教授是地地道道的德国人，这个中文名字是中国台湾一位中文老师给他取的。此名妙在既利用了其德文姓氏的谐音，又切合了他的职业、志趣及国籍。更有意思的是，他的夫人中文名叫文淑德，是一位草药学家。夫妇的姓名发音相似，中国人见了，都要好奇地多问几句。

最早听说文树德这个名字，是在 20 世纪 80 年代。那时我在中国中医科学院工作，进行《本草品汇精要》校勘的师弟曹晖告诉我，他跟一个研究这本古籍的德国老外"过招"，对方功力很深。

通过郑金生教授，我更多了解了文树德教授的情况。郑教授与文教授是多年合作的好伙伴，他说文树德教授痴迷于中医，特别是中医药文献研究。并热衷于向西方译介最能代表中医精髓的经典之作。文先生毕业于慕尼黑大学药学院，夫妇二人为了学习汉语并完成博士学业，于 1969 ～ 1970 年留学中国台湾，师承著名生药学家那琦教授，并双双以中医药学相关论文获得德国的汉学博士学位。他的主要研究领域是中国与欧洲医学及相关生命科学的比较史，著作等身，成绩斐然。他先后担任过慕尼黑大学医史研究所所长、中德医学会副主席、国际东亚科学技术与医学史学会会长等职务。文教授在中国科技史界，尤其是中国医史文献学界颇有名气。

1995 年，在韩国举行的亚洲医学史会议上，我与文教授第一次见面。当时，我报告的内容是关于《北京民俗百图》的研究，文教授对我报告中所讲的"串铃卖药图""诊脉图"等很感兴趣。我对他仰慕已久，二人因此结缘。

1999 年我来香港后，与文教授的交往日渐频繁。2006 年，香港举办了首届国际中医药大会，我作为会议的科学委员会主席，提名并邀请了文教授赴港出席大会并作报告。他们夫妇来港后，特意请我去中环的四季酒店用餐。到了酒店后，文教授指着墙上的一张照片对我说，照片上是他祖父的故居，我这才明白他为何要选在这里小聚。

文教授与我有着共同的爱好，就是喜欢收集中医药相关的杂物古董，如古书、药店牌匾、药罐、针灸挂图等，他称这些是可看到、可触摸的历史。参观香港浸会大学的中国医药博物馆，看到我们的藏品后，文教授给予我们博物馆高度的评价。返德后，他将自己精心设计的柏林中医药博物馆的蓝图寄给我，希望有朝一日能够共同筹划，展开合作，在柏林建立一个这样的博物馆。

文教授还为我们的《当代药用植物典》（英文版）撰写书评，说此书"图文并茂，资料翔实，荟萃东西方草药，可供科学家、临床工作者、普通民众更好地了解药用植物在医疗事业中的应用现状"。我把文教授的褒奖之词看作鼓励，与他编修的内容深奥的古代中医学译著相比，我们的这部书不过是本小册子而已。

文教授学风严谨，对待研究非常执着与率直。当看到市面上出版的粗制滥造的中医药参考读物时，他痛心疾首。文教授针对这些读物并不多做批评，而是身体力行，付诸实施，用自己潜心研究的成果，竖起了一个个标杆。

从 20 世纪 80 年代起，文教授开始翻译中医经典著作，出版了《难经》《黄帝内经素问》《医学源流论》等多种中医古籍的英文、德文译作。2006 年，他组织了由中国、德国、美国、西班牙四国学者组成的研究班子，包括郑金生教授与张志斌教授。研究团队采用史源学为主的研究方法，对《本草纲目》中的药名、病名、地名、引用的人名与书名等逐一进行深入研究。研究的最终成果将形成一

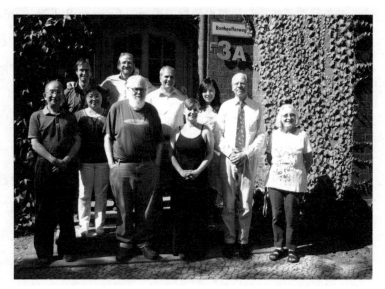

○ 文树德教授（右二）
的研究团队与郑金
生教授（左一）、
张志斌教授（左二）
合影

部英文的《本草纲目辞典》，并为全译《本草纲目》奠定坚实的基础。

文树德教授真乃一位汇通中西医学精髓的大学者，传播中医文化的布道人。

［港标专家］

德国慕尼黑大学药剂研究所的瓦格纳（Hildebert Wagner）教授在德国乃至世界的药用植物学界，都是一位泰斗级的人物。

在 20 世纪，他与肖培根教授合作编撰了常用药用植物专辑，成为中药质量控制方面的开拓之作。瓦格纳教授认为，东西方草药之间有很多可以相互交流的资讯，可以相互借鉴的技术、方法与思路。"安全，有效，可控"是评价中西药物的共同标准。在推动相关工作方面，瓦格纳教授不遗余力。

2001 年，应时任香港卫生署署长陈冯富珍医生（现任世界卫生组织总干事）邀请，瓦格纳教授来港参加制定《香港中药材标准》（简称"港标"）的筹备工作。并与胡秀英教授、肖培根教授、美国的 Norman R. Farnsworth 教授等在"港标"的国际专家委员会担任顾问委员，为制定"港标"这一巨大工程铺下奠基石。参与"港标"项目十年间，他不顾高龄，曾先后几次访港，为"港标"一到六期工程的顺利进行奔波劳顿。

他也来过我们的实验室参观指导，对我们从中药的源头做起，确保研究资料和研究本身质量的理念和工作方式，给予高度的评价与鼓励。瓦格纳教授曾为我们的《当代药用植物典》（英文版）作书评，称其为"关于世界药用植物的优秀案头参考书"。他认为，在西方医学界，目前尚不愿意选择中草药的一个重要原因，就是很多中药产品质量不稳定。从这个意义上讲，质量决定中草药国际化的进程与命运。他还指出，关于东西方草药的合作研究、相关检测标准的制订等，都是今后科研的发展方向。

我曾经几次与瓦格纳教授在国际会议上相遇。他是一位敦厚的长者，记得一次在巴西召开的世界传统药物学大会上，我被安排在最后一个发言。报告时，台下听众已经寥寥无几，但一位白发长者一直专心倾听，他就是瓦格纳教授。会后

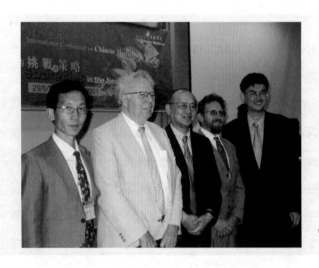

○ 瓦格纳教授（左二）在香港，左三为肖培根教授

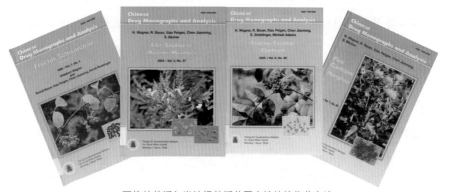

○ 瓦格纳教授与肖培根教授共同主编的植物药专论

他看我情绪不太高，就过来和我聊起一段他自己参加会议的经历。他说："你还年轻，这种情况我早经历过。一次我演讲时，台下只有一个人。我向他表示感谢时，对方说，他是下一个讲者。"前辈诙谐的话语让我释怀。

尽管在国际上从事生药学这个传统学科的人越来越少，但他始终是积极的支持者。他感慨道，现在国际上对于生药学不够重视，但人们迟早会重新认识到这个学科的重要性。他的话让我感觉找到了专业上的知音。

［银杏外传］

银杏是我们正宗的国宝，是中国的特有树种，在植物分类上是独科、独属、独种，极为独特。野生种主要分布在长江中下游地区。银杏在两亿七千万年前的二叠纪时代就已出现，所以又称为植物界的活化石，称得上是"植物界的大熊猫"了。在中国，古老寺庙前常常栽种银杏树，一些寺庙里的银杏树甚至有两千五百多年的历史。虽然目前代表中国的国树还没有定案，但多次讨论中，银杏都被列入了候选名单。

银杏树躯干高大，枝叶茂密，春夏翠绿，金秋深黄。在亚洲其他国家和欧美洲都很受喜爱，被引种为行道树。银杏树又称公孙树，意思是爷爷栽下树，到有了孙子才能见到种子，说明其生长期很长。银杏树雌雄异株，往往到了结果期，才能辨出雌雄。过去若发现两棵树为同一性别，通常再栽种或移栽一棵。所以在古庙前，"老夫少妻"与"老妻少夫"的现象不在少数。

银杏属于裸子植物，没有果实。我们平时所见到的杏黄色的小果，其实是包着假种皮的种仁。中国人自古以来用银杏的种仁入药，因为其种皮是白色的，故又有白果之称，具有润肺止咳的功效，同时还是药食两用之物。

自 20 世纪 50 年代初开始，德国科学家进行了银杏叶有效成分提取技术、药理作用的深入研究。由于欧洲原不产银杏，那时银杏叶大多是从中国、日本采购的。德国著名的银杏叶制剂生产商是舒培药厂（Dr. Willmar Schwab），研发的银杏叶制剂——金纳多（Tebonin），已经享誉全球。作为德国市场上销售量最大、

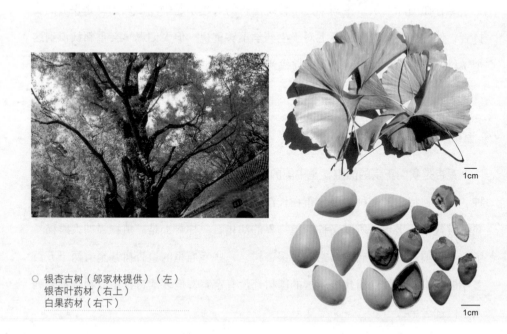

○ 银杏古树（邬家林提供）（左）
银杏叶药材（右上）
白果药材（右下）

1cm

1cm

214

应用历史最久的植物药制剂，银杏叶制剂的研究与发展主要可以分为四个阶段：

第一阶段，1965年之前，将干燥的银杏叶泡成茶，作为日常的饮料，促进人体健康；

第二阶段，自1965年开始，舒培药厂正式面向全球，推出了第一个银杏叶制剂 Tebonin，这时银杏叶已成为具有高附加值的草药；

第三阶段，自1980年开始，提取银杏叶的技术不断加强，第三代银杏制剂成为20世纪医药界新宠，以银杏叶提取物为原料的处方药、非处方药（OTC）、健康食品以及饮料等产品陆续出现；

第四阶段，自1983年以来，第四代银杏叶提取物制剂 EGb761 问世，德国最高卫生主管机关（BGA）订出新的银杏叶制剂标准公告。由于其工艺独特、质量稳定（黄酮苷类和萜类成分比例明确）、有效成分和药理作用明确（清除自由基、抗血小板活化因数、保护神经细胞），被公认为最佳的银杏叶制剂产品。目前，EGb761 在欧洲被列为处方药品，在国际上已经有60个国家允许上市。

《中国药典》从2010年版起开始收入银杏叶，但严格意义上讲，它是一种西草药。银杏叶这一段"东学西传"又到"西学东渐"的历史，是发人深省的。它再次提示我们，国际天然药物的市场，不一定是中药的市场；中药的市场，也不一定就是中国人的市场。

德国是一个尊重传统的国家，其草药市场规模在西欧居首，占欧盟草药市场总销售额近八成。在德国，草药大部分已获得许可证，可在药店销售，法律上许可草药标明药用功效。全球不少著名的草药公司都是德国公司。德国在西方世界素有医药基地之称，未来也必将成为天然药物与中药研究的重要基地。

徜徉在绿色王国

奥地利

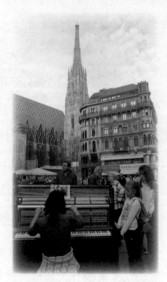

○ 圣斯蒂芬大教堂前的街头音乐表演者

奥地利共和国，面积 8 万多平方公里，人口约有 800 万。我最初是从小学的历史课本中知道这个国家的。八国联军侵略北京的列强名单上，奥地利赫然与美、英、法、德、俄等大国并列。我当时就奇怪：怎么这遥远小国也能来打中国？2013 年，借参加中药全球化联盟研讨会之机，我怀着好奇心，终于来到了这个国家。

奥地利是个内陆国家，位于欧洲中部，在查理曼帝国时期，一度被称作"欧洲的心脏"。谈到欧洲历史上分封列土，自然会对比联想到中国历史上相似的东周列国。古罗马时代的欧洲几乎就是一个大家庭，后来分出了几百个小国家。奥地利历史上经历过烽火连天的血雨腥风，也曾有过统治半个欧洲、风光一时的强国时代。在 1867 ～ 1918 年的 50 年中，奥地利与匈牙利联手组成的奥匈帝国，一度成为面积仅次于俄罗斯的欧洲第二大国家。

在奥地利第二大城市格拉茨有世界上最大的古代兵器博物馆，完整地保存了 3 万多具精美的古代铠甲、古兵器等，历史上的尚武之风可见一斑。

在奥地利的几天里，这个国家留给我印象最深的有两点：一个是音乐之都，一个是森林王国。

[音乐之都]

我的少年时代是在"文革"中度过的，从没有接受过正规的音乐教育，别说没碰过小提琴、钢琴等西洋乐器，连二胡、笛子等民族乐器也没有学过，至今还不识五线谱，几乎就是个音盲。而奥地利的首都维也纳是著名的音乐之都，在这里浓厚的音乐气氛中我也扫了扫盲。

与欧洲许多国家一样，奥地利有着令人叹为观止的古希腊、古罗马时代雕像，壮丽的教堂和精巧的小城。独具特色的是，在奥地利的大街小巷，空气中处处飞舞着跳动的音符。历史上一个个音乐大师在这里诞生，一首首美妙的旋律从这里传播到世界各地。当今世界的音乐人才也向此聚集。从街头艺人的演奏到殿堂内的大型交响乐，各种表演让维也纳整个城市就像一个大的乐池。

始建于 12 世纪的圣斯蒂芬大教堂，是维也纳的地标性建筑。教堂内唱诗班

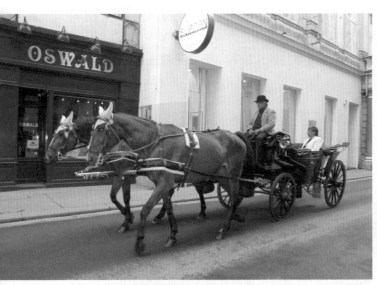
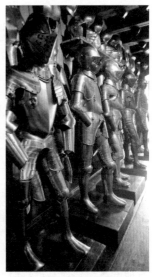

○ 石板路上的马蹄声清脆悦耳（左）
世界上最大的军械博物馆内"寒光照铁衣"，这里完好保存了 34000 具古代将士的盔甲（右）

悠扬的歌声绕梁不绝，教堂外的广场上，身着盛装的少年翩翩起舞。街头卖艺的民间艺人或摆造型或弹曲，自娱自乐之中透出内在的文化气质，一颦一颦之间极具艺术品位，连收取小费时也不失绅士风度。再看供游客代步观光的马车，整洁得宛如新品，车夫们的穿戴端庄得体，温顺的马儿毛色顺滑。清脆的马蹄声踏在石板路上如弹奏琴键一般，格外悦耳。

奥地利还是音乐剧《音乐之声》的诞生地，生活中真实的故事发生于此。在地铁的入口通道，在超级市场的购物区，不时飘来《蓝色的多瑙河》那悦耳的旋律。这首举世闻名的乐曲被誉为奥地利的第二国歌，真是一点也不夸张。听着那美妙的旋律，我眼前彷佛看到一块块闪烁着奇光异彩的玛瑙石。当年小约翰·施特劳斯在创作《蓝色的多瑙河》圆舞曲时，正值奥地利刚从普德战争中溃败，人们处于极度的消沉中，是音乐的力量使人们重新看到了国家复兴的曙光，从跳动的旋律中感受到了民族生生不息的活力。

在维也纳的街道上，可以见到不少身着中世纪服装的绅士，向游客推荐音乐会的入场券，温文儒雅的风度好似莫扎特再现，令人无法回绝，我们禁不住诱惑买了票。入夜，我与同伴们身着正装兴奋地步入了维也纳国家歌剧院。这里的演出，终年无休，场场爆满。观众们一改平日的休闲装，个个身着高级礼服，女士身上更不乏珠光宝气，似乎大家都是演员，都在为音乐之都锦上添花。当日我们欣赏的是成立于 1986 年的维也纳莫扎特乐团的表演。音乐厅内装潢豪华，有音乐大师海顿、莫扎特、贝多芬、舒伯特、施特劳斯父子的大理石雕像，洁白神圣。能在音乐之都享受如此的艺术盛宴，切身感受到音乐的感染力、穿透力与震撼力，可谓是人生的一大享受，长途旅行的倦意也不觉消解许多。

演出接近尾声时，指挥手指的几个微小动作，似乎也给了观众指示，顿时全场响起了有节奏的热烈掌声与欢快的口哨声。舞台下观众们的欢声与舞台上施特劳斯的《拉德茨基进行曲》形成共鸣，歌剧院内沸腾欢乐的气氛达到了顶点。

［城市森林］

小施特劳斯的乐曲《维也纳森林的故事》使奥地利首都维也纳的森林名扬天下。作家冯骥才先生的妙文《维也纳森林的故事》，也被收入中国内地的教科书。我查了一下资料，奥地利整个国家土地的 40% 以上都被森林覆盖。维也纳森林有 1350 平方公里，比香港的总面积还大。这是一片令人神往的地方，我们一早就报名参加了维也纳森林的旅行团。

那天，导游好像错把我们带到了另外的地方。一路上，热情的导游指着沿途的小溪、温泉、古老的小村庄，用四种语言交替着介绍不停。这个教堂是为纪念茜茜公主的丈夫鲁道夫的情人而建，那栋别墅是舒伯特的故居……但是，导游沿途却没有一句介绍到树木与森林。我忍不住问导游："我们不是要看森林吗？"他反问："现在，我们不就在森林当中吗？"

森林，对我这个来自喧嚣闹市的香港过客来说，有着何等的吸引力？在旅游车上，我靠着车窗，用眼睛看，用照相机记录，饱尝大自然的精华，生怕落掉一棵树、一株草、一片苔藓。透过车窗，欧洲的代表树种令人目不暇接，有锥栗、

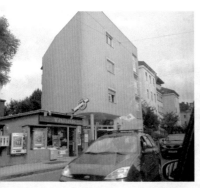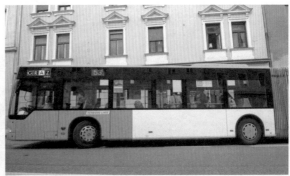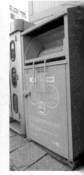

○ 徜徉在绿色王国满目皆绿，房屋、公共汽车，就连垃圾桶也是绿色的

板栗、橡木、桦木、枫树、栾树、樱桃、杨柳、椴树、花楸、榆树、悬铃木、冬青、核桃、青冈、白蜡树、黄杨、苹果、山楂、榆树、刺柏、云杉、冷杉、雪松、赤松、落叶松……这就是一座森林公园，极目远望，是无尽的绿色海洋。

大概是"居芝兰之室，久而不闻其香"的缘故，当地人对大森林并不觉得新鲜。维也纳的森林公园，无标示的入口，也没有围栏，保持了原始的风貌。在这里，见不到环保的口号，但环保的意识早已融入了每个人的血液当中。这里没有刻意的植树造林运动，但爱林、护林、与森林共生已成为了人们生活方式的一部分。

导游带我们来到了一处毫不起眼的洞口，入口处阴湿的窄小隧道看上去好像防空洞。隧道进深有 450 米，洞壁上碳酸盐钟乳石的痕迹，显示出其年代的久远。往里走，巨大的洞穴一个连一个，宽敞的大厅足足可以容纳几个军团的士兵。据导游介绍，两百年前，这里原本是一座钾矿，后来涌出了大量地下水。二战时期，德军将地下水抽干，将这里改造为地下的飞机制造厂。一个星期前，我刚刚去过贵州的织金洞；现在，置身于欧洲腹地的山洞里，我忽然有些穿越时空的感觉。隧道内阴凉的地下河清澈见底，似乎见不到任何生命的迹象。乘坐橡皮小艇在其中转了十分钟，感觉阴森寒冷，恍如回到早已远去却令人不能忘记的疯狂的战争年代。

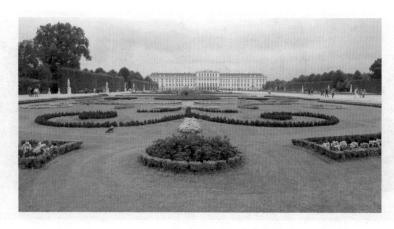

○ 美泉宫外御花园

约两个小时之后，我们返回了充满阳光的人间仙境。一场淅淅沥沥的小雨冲刷后，地上的草木现出油绿的光泽。空气显得格外清新，我大口地吮吸着甜香的空气，好好地洗了洗肺。

下午，我们来到了维也纳郊外如梦如幻的美泉宫。这里是奥历史上哈布斯堡王朝的夏季行宫，1730 年落成。其户外花园的壮阔景象，可以媲美法国的凡尔赛宫后花园，一草一木，或美自天然，或巧夺天工。三百年来，这里的鲜花美丽依旧，树木造型常新。置身于此，游人能够欣赏到法国园林精雕细琢的艺术风格，还可以感受到英国园林绚烂多姿的自然特色。我们在宽阔的步道上漫步，在文艺复兴时期风格的绿墙迷宫中穿梭，直至天色渐晚，依然意犹未尽。第二天清晨，我们忍不住又乘地铁去重游了一番。

到了奥地利我才发现，这里的人是那样热爱大自然，喜欢绿色。绿色是这个国家的颜色基调。这里见不到裸露的泥土，城市与乡村的界线被绿色淡化，国界到哪里，绿色就会延伸到哪里。在奥地利，有绿色的房屋、绿色的垃圾桶，公共汽车不但车身大面积披着绿装，就连车胎中间也装点着绿色。我们来时，正值维也纳足球大赛，不用说，大赛的会徽自然也选择了绿色。大街上，随处可见身穿绿色上衣、绿色长裤的球迷，有的还戴着绿色帽子或头顶绿色头盔。

人们爱以绿色象征和平，大概是有些道理的。这里看上去处处安定祥和，人人气定神闲。撇开政治、经济等因素不说，在绿树成荫、绿草成茵的环境里生活，看着满目的青翠，呼吸着清新的空气，人的精神自然会放松很多，也少了些烦躁与火气。这里的地下铁没有检票口，我在公车上未见到有人查票，充分显示了奥地利良好的社会风气和人与人之间的信任。

[中药联盟]

这次中药全球化联盟（Consortium for the Globalization of Chinese Medicine，

221

CGCM）会议是第十二届了。这不禁让我回想起，耶鲁大学医学院郑永齐教授来香港筹备 CGCM 时的情形。

香港回归祖国以后，积极发展中医药事业，董建华先生便是一位强有力的中医药支持者。在他出任香港特首后的第一份特区工作施政报告中，首次提出了将香港建成国际中药中心的目标。因此要在香港发起成立这样一个国际化组织，第一个考虑便是拜访董特首咨询意见。

2003 年初夏，郑教授领着我们几位香港的学者，包括香港大学的徐立之校长、谭广亨副校长、中文大学的梁秉中教授、科技大学的韩怡凡教授等，一同前往香港总督府，拜会了董建华先生。大家分析了香港发展中医药的优势与不足，拜访是礼节性的，也是实质性的。不久，中药全球化联盟在香港宣告成立，秘书处设立在香港大学。迄今在 12 届年度大会中，我除去两次野外考察没能赶上外，前后共参加了 10 次，见证了 CGCM 走过的路程。回顾大联盟的创建与发展历史，首先要感谢作为发起人与联盟主席的郑教授。

作为一个纯民间的非营利性、非政治性的学术团体，CGCM 的使命是促进中药领域发展，通过世界各地学术机构、行业和监管机构的合作与共同努力，实现造福人类的目标。这个组织能否保持活力，不少人持怀疑态度，还有人持观望态度，也有不少人中途退出。但凡事贵在坚持，执着的追求至为重要。CGCM十余年运行的历程证明了最初的创立目标是正确的。按照百度百科的词条解释，CGCM 是"由当今世界上对中医药研究、教学与科研开发中力量最强的高端人才、知名大学和著名企业所组成的联盟，旨在推动中医药的国际认可度，及促进中医药全球化的步伐"。

CGCM 不但说到了，也做到了，而且比预期的发展还要快。CGCM 由起初的 16 个会员机构，增加至现在的 139 个，遍布世界多个国家和地区。包括中国内地主要的药物研究重镇如上海、北京、广州；以及中国香港、澳门、台湾等地区和其他亚洲国家，如韩国、日本；更有加拿大、美国、欧洲、澳大利亚等西方

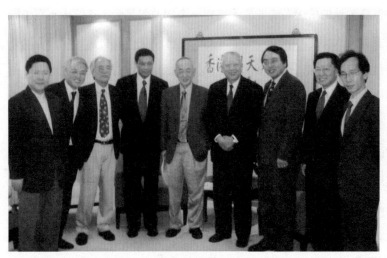

○ 2003 年郑永齐教授（左五）带领我们拜访香港特首董建华先生（右四），共商中医药国际化发展大计

国家；还有来自于工业界的可口可乐、强生、辉瑞等跨国大企业。此次参加大会的有三百多名代表，收到论文 271 篇。主要分为以下几个组：中药质量控制、活性物质、临床、资源、教育、知识产权和产学联盟。会议论文以壁报的形式发表摘要，从临床领域来看，肝病、代谢、神经、循证医学几个方面的研究成果丰硕。

郑永齐教授身体力行，他在药物研究与开发领域成果卓越。他的实验室发现了四种具有重要临床应用价值的抗病毒药物，西方药学专家郑教授也因此闻名于中医药领域；他在《自然》和《科学》等有影响力的刊物上均发表过论文。近年，郑教授致力于中医药的现代化研究，他带领团队开展对中医古方"黄芩汤"的现代化研究；名为"PHY906"的植物药制剂目前已进入美国的三期临床试验，堪称一大突破。郑教授在推动中药的现代化与国际化方面贡献良多，广受国际同侪认可。 2012 年，他荣获香港浸会大学首届张安德中医药国际贡献奖，真乃实至名归。

CGCM 十余年来的发展，反映了海内外对中医药事业的期待，是客观的需要，也是时代的需求，这是使 CGCM 充满活力的大环境。 CGCM 成立的意义还在于为来自世界各地的中医药专业人士搭建一个沟通的平台，连续十年在中国和世界各地召开如此大型的中医药会议，CGCM已经获得成功。学者们可以充分利用大会提供的宽松气氛，展开学术讨论，探讨相互合作的可能。中国内地的姚新生院士和中国台湾的彭汪嘉康院士都已八旬高龄，却依然全程参与，认真参加讨论，专业的精神令人钦佩。

中医药的国际化征程漫漫，有文化的壁垒，也有科学的险峰。正如同奥地利森林王国的建造，维也纳音乐之都的打造，并非一朝一夕，一蹴而就一样。科学无疆界，中医药的发展需要更多人的参与，多学科的融入，但我坚信，我们的队伍会越来越壮大。2014年，CGCM将在北京举办第13届年会，澳大利亚、加拿大也在准备后续年会的承办。谨此，也祝愿中药之花开遍全球。

○ 历届 CGCM 会议回顾

届别	举办时间	城市或地区
1	2003.12.14～15	香　港
2	2004.07.28～29	香　港
3	2005.01.27～28	香　港
4	2005.08.27～29	台　湾
5	2006.09.20～22	珠　海
6	2007.08.29～31	北　京
7	2008.08.28～29	台　湾
8	2009.08.26～28	诺丁汉（英国）
9	2010.08.23～25	香　港
10	2011.08.26～28	上　海
11	2012.08.21～23	澳　门
12	2013.08.27～29	格拉茨（奥地利）
13	2014.08.24～29	北　京

［识鲍儒德］

这次大会的东道主是德国的 Rudolf Bauer 教授。Bauer 教授还担任奥地利格拉茨大学药物研究所所长，近二十年来一直从事中草药的活性成分和质量控制研究，是活跃在欧洲传统医药界的杰出学者。

2009 年，在西班牙的一次国际会议上，酒席间，来自上海的果德安教授提议给 Rudolf Bauer 起个好听的中国名字，我是"命名委员会"的成员之一。于是，一个响亮的中国名字"鲍儒德"便在那次会议上诞生了。名字中的姓氏"鲍"，灵感来自于国际歌的作者"欧仁鲍狄埃"，代表着欧洲人的姓氏符号，当然汉字里也有这个姓；后面的名"儒德"二字，"儒"代表中国儒文化，"德"既代表道德，也代表德国。对于钟情于中医药文化的 Rudolf Bauer，可以说名副其实。他十分满意这个既有中国内涵，又有国际意义的名字。

我近年与鲍儒德教授接触较多，我们一起在南宁的国际传统药物学大会上栽过友谊树；在杭州参加过《中国药典》委员会组织的学术论坛。鲍儒德先生也是香港卫生署为制定《香港中药材标准》聘请的专家，在评审工作中，我对他有了更多的了解。鲍儒德先生年富力强，来往于中欧大陆之间，活跃在中医药国际交流的舞台上。"庐山之外看庐山"，他对中医药的发展提出了很多有建设性的宝贵建议。

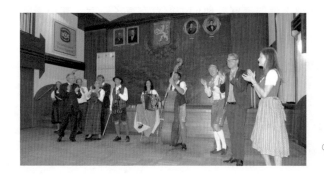

○ 鲍儒德（左一）欢乐的一家宛若现代版的《音乐之声》

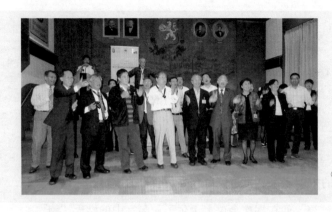

○ 大会晚宴上，海内外华人学者
共同高歌"龙的传人"

　　自 2007 年开始，鲍儒德教授先后积极承担和参与了多项国际性的中医药科研项目，其中包括由英国伦敦大学国王学院牵头的"后基因组时代传统中医药研究的良好实践"联合项目（GP-TCM），并出任该项目组建的国际学会"中医药规范研究学会"（GP-TCM RA）的创会主席。该学会本部设在英国，是一个慈善组织。该会作为欧洲药监局草药委员会认定的专业咨询组织，致力于通过临床医生与科学家的跨学科经验和专业知识交流，展示中医药研究与实践的最佳方法，并协调中医药的安全与功效研究。中医药规范研究学会还成为欧洲药监局草药委员会认定的专业咨询组织。这次 CGCM 会议能在被列入世界文化遗产名录的奥地利小城格拉茨成功举办，承办人鲍儒德教授功不可没。如果中药领域多些这样国际一流学者的关注与参与，中药的国际化步伐将大大加快。

　　鲍儒德教授还拥有一个幸福美满的家庭，他们夫妇育有三子一女，其长子曾到中国留学，能讲一口流利的汉语。在大会的联欢晚宴上，鲍儒德全家一同登台，载歌载舞，让我们观赏了一幕现代版的《音乐之声》。

> 　　奥地利这个古老的国度，沉浸在绿色的海洋中，在优雅欢乐的音乐声中，它找到了自身定位，即经济、教育、文化并行。人们和平建设着自己的家园。

企盼老树发新芽

葡萄牙

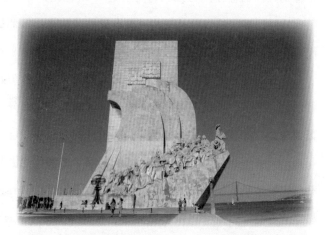

○ 纪念航海王子恩里克逝世 500 周年而建的航海家纪念碑

　　中国人很容易记住葡萄牙这个国家的名字，可到过那里的人还不太多。葡萄牙国名 Portugal 拉丁文原意为"温暖的港口"。当年翻译家给了这个国家一个有趣的中文名称，是因 Portugal 的发音与葡萄相近，还是因葡萄牙人首次将欧洲产的葡萄酒带到了中国？不得而知。

　　四百多年前葡萄牙将中国澳门窃据之后，一提到葡萄牙，中国人总是将其与殖民、海盗联系在一起。近年来，这个国家给世人的印象，则是欧洲经济最不景气的国家。2012 年，借参加"后基因组时代传统中医药研究的良好实践"第二届年会之机，我第一次来到了葡萄牙。之前，我对葡萄牙的中医药发展现状确实几无耳闻。

［初识葡国］

葡萄牙位于欧洲西南部，东北连西班牙，西南临大西洋。首都里斯本位于欧洲大陆的最西端。葡萄牙国土有 9 万多平方公里，人口不过千万，换言之，无论人口还是面积，都差不多仅是中国的百分之一。从这点上看，应当是个小国。

记得中央电视台曾经制作过一套《大国崛起》的系列节目，第一个介绍的便是葡萄牙。葡萄牙作为独立的国家是从 12 世纪开始的，相当于中国的宋代。尽管此后经历多次的战争、动荡，被占领后又独立，但葡萄牙的陆地领土千年以来没有变化，是欧洲疆域最稳定的国家。

特殊的地理位置，培养了葡萄牙人对大海的兴趣与好奇心；航海是葡萄牙人赖以生存之道，也是立国之本。葡萄牙国徽的主体部分是金色的浑天仪，代表着葡萄牙辉煌的航海成就。葡萄牙的辉煌时期始于 15 世纪， 16 世纪达到鼎盛。当年这个只有 150 万人口的国家，陆续占领了非洲、亚洲甚至美洲不少地盘。历史教科书记述了从葡萄牙出发的三大剑客：哥伦布（Christopher Columbus）、瓦斯科·达伽马（Vasco da Gama）、麦哲伦（Ferdinand Magellan）。他们的主要功绩在于： 1492 年哥伦布发现了美洲， 1497 年达伽马开辟从欧洲南下绕过好望角到达印度的航线， 1519 年麦哲伦开始环球旅行。可能因为哥伦布不是葡萄牙人的缘故，当地更为推崇放弃宫廷豪华生活，创立航海学校，并推动了航海事业的恩里克（Henrique）王子，他以领航人的姿态昂首站在首都里斯本的航海纪念碑上。

欧洲新航路的开辟，为世人展示了真实完整的世界，促进了世界科技的发展，迎来了工业大革命；与此同时，也使早期的殖民主义者获得了巨大的财富，迅速成为海上强国。站在大西洋海岸，迎着强烈的海风，我不禁感慨万千。

大航海时代的到来，开通了东西方物质与文化交流的通道。中南美洲成功种植了千年的玉米、花生、马铃薯、辣椒、番茄等农作物，先后传入欧洲与亚洲，大量舶来品中不乏香料和草药及其制品。

葡萄牙气候宜人，从海洋性气候向地中海气候过渡。这里近一半的面积是森林，五分之一的国土被列为自然保护区。绵延850公里的美丽海滩，是世界闻名的旅游胜地。

除自然资源外，葡萄牙的文化资源也十分丰富。在葡萄牙集中有13处世界文化遗产。漫步街头，古堡、宫殿、博物馆气势巍然；古老街道，青石铺路，呈现出丰富的图案，各式的铜像与华丽的教堂遍布大街小巷；青花瓷装饰的墙壁，随处可见，宛若童话世界。在葡萄牙极少见到柏油路面，原因有二：一是在沥青使用之前早就完成了基本设施的建设，二是避免沥青可能带来的污染而尽量不用。

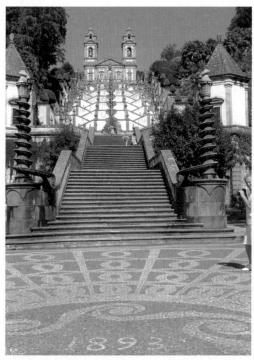
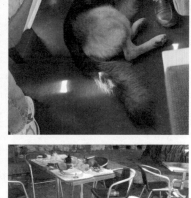

○ 葡萄牙的地砖图案（左）
　 偌大的宠物狗也可以带到火车上来（右上）
　 自由自在的孔雀在餐桌间漫步（右下）

葡萄牙人尊重历史，注重保护文化遗产。在首都里斯本，似乎数年没有出现一处新的住房，还是五百年前的样子。在一家小咖啡馆的透明玻璃砖地板下，古罗马的城墙被原封不动地保存着。这里无旧日的奢华，却可体会到宁静与高雅。当我与葡萄牙大学的 Dias 教授聊天时，他谈及曾几次到过中国，为中国经济的欣欣向荣振奋不已，同时也对北京老城墙的消失发出几声长叹，言谈话语中更能感觉到葡萄牙人对于世界文化遗产的重视与关注。

葡萄牙人热情好客，民风淳朴。每个人都好似无忧无虑，见不到香港式的忙碌。街道、旅店清净整洁；海滨浴场、岩边垂钓场在不断召唤着游人。大型的宠物狗也可以带上长途火车，我甚至在露天食肆的餐桌间见到两三只漫步的孔雀。人们喝着葡萄酒，品着橄榄油烹制的美食，生活自在悠闲。入夜时分，满街的酒吧灯光闪烁，俊男美女穿梭其间，空气中弥漫着浪漫气息。安静而又和谐，良好的旅游环境，使得每年来葡萄牙的外国游客超过本国人口的总数，真是一个让人逍遥的国度。

[传统医药]

前几年就听朋友介绍，有中国内地的中医药大学先后与葡萄牙联合开办了中医药学校，参会期间，我去实地考察了一番。

中国的传统医学对西方世界有巨大的吸引力。四十年前，针灸传入了美国主流社会，随之引发了国际性的针灸热潮，如今针灸行业在地球上几乎是遍地开花。中医药学在葡萄牙也是以针灸开路的，现在针灸已经被葡萄牙的政府承认，各种类型的针灸学校在葡萄牙有十几所，据不完全统计，在校学生已达千人之众。近年当地人对于学习中医的热情有增无减。

目前在葡萄牙从事中医药行业的人员中，有从中国学成归来的葡萄牙人，也有中国医药人士。然而由于近年葡萄牙的经济不景气，到中国实习交通费用较高，因此更多的葡萄牙人选择了留在国内学习。他们学习的内容，多参照中国内地教材，尽管学生、教师水平不一，但多数都很认真。

此次，我们专程前往位于葡萄牙第二大城市波尔图（Porto）的波尔图大学（University of Porto）生物医学科学研究院进行参观，这里有葡萄牙唯一设立在公立大学的中医硕士学位课程。该学位课程于 2007 年创办，来自德国海德堡中医学校的校长亨利博士客任教授。虽然每年新生人数仅 20 名左右，但标志着中国的传统医学开始被葡萄牙医学所接受。

学员大致可以分为三类：葡萄牙人、早年来葡的华人后裔和改革开放后的华人移民。很多学员已经取得医生或者物理治疗师等专业资格，有良好的职业前景与专业技术保障，无需担心就业问题。正如亨利教授介绍，课程开设的目的是让学生了解中医药这一历史悠久的医学，将所学的中医药相关的诊断与治疗知识，如针灸、按摩、推拿技术，运用到自己的医疗实践当中，最终达到西方医学与东方医学互补的效果。

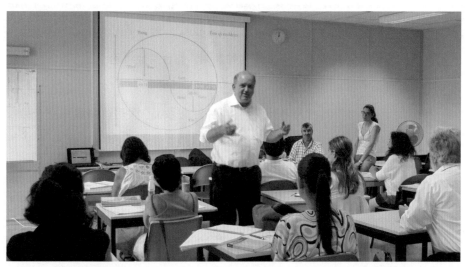

○ 亨利教授在中医学校授课

学校的授课内容，有传统知识，也有研究探索。课程开班的头两年，共授课1000个学时左右，另有1000个学时的实习与课外作业时间。教授内容涉及针灸、气功、推拿、草药等。我查看了该校诊所的病人问诊记录表，问诊涉及的内容颇为广泛，竟然包括精液的颜色与黏稠度。在学校参观时，我们还听了一节由亨利教授主讲的课程。他以西方人和西医对五行与《周易》的理解，深入浅出地对传统中医理论加以诠释。授课时，他还邀请病人来到教室进行示范教学，气氛轻松，学生们听得聚精会神。

我、徐宏喜博士与郭平博士一行三人，分别来自香港、上海、成都的中医药大学，主人非常热情地邀请我们到可观赏世界文化遗产的饭店共进午餐，饱览秀色之余，和我们就中医药有关的话题进行了内容广泛的交谈。

历史上葡萄牙人对药用植物十分关注，16世纪葡萄牙商人来中国考察时，将大量的中药材装船运回国。祛风利湿的常用中药菝葜就是其中之一，欧洲人称之为中国根（China root），据说用它还治愈过国王的疾患。葡萄牙人认为，最引以为豪的对世界的贡献，就是他们引入了中国柑橘，此后柑橘传播至整个欧洲。葡萄牙人喜欢药用植物，其国徽上的橄榄枝与国花薰衣草，也是常用的药用植物。葡萄牙人曾到过中国台湾，称台湾为Formosa，意为美丽的宝岛，许多产自台湾的植物的拉丁学名都以 formosa 作为种加词。如台湾金线莲、台湾紫珠、台湾青芋等，都打上了这一时期的烙印。

在葡萄牙，植物药制剂大多列为健康用品、化妆品、医用植物和减肥产品，有的实际上用于疾病的辅助治疗，如顺势疗法。现在葡萄牙的草药市场，以改善睡眠，增强营养，治疗皮肤病的成药和传统的茶类剂型最受欢迎，特别是袋泡茶。时常在一家饭店，就可见十几种茶，如小白菊、香草茶、绿茶、红茶等。葡萄牙人还习惯在饮用咖啡或热茶时，用从东南亚进口的肉桂细卷在饮料中搅拌进行调味。

波尔图大学中医硕士学位课程负责人 Correia 博士的夫人是一名牙医，她小时候曾经在澳门生活。这一经历使她对中国有着浓厚的兴趣。她正努力学习中医，表示将来要去澳门学习或工作。

中医药能否在异国他乡生存与发展，关键看市场的需求。在葡萄牙，由于语言的障碍，直接用英文和葡萄牙文传递的中医药资讯资料并不是很多，但中医药的市场潜力很大。欧洲现有中医药教育机构三百多所，每年向外输送五千多名中医药专业人员。由于英国近年全面提高了学费，为葡萄牙等其他欧洲国家从事中医药教育的机构增加了大好商机。

［医药规管］

欧盟是世界上的发达地区，现有 28 个成员国。欧盟也是世界上最大的草药市场，年销售额上百亿欧元，占世界草药市场份额的 40% 以上，在世界传统医药市场具有举足轻重的地位。

虽然葡萄牙目前在欧洲相对落后，但历史上在促进东西方文化交流方面做出过巨大贡献，在传统医药方面也有不可或缺的地位。这或许是此次欧中合作中医药研究协作大会会址选在布拉加市（Braga）的原因之一吧。

随着中药在世界范围内的广泛应用，其安全性、有效性、质量及价格备受关注。中医药疗效毋庸置疑，但其质量控制及与之密切相关的安全性问题，已经成为制约中医药走向国际市场的瓶颈。2009 年 5 月，根据我国科技部的建议，欧盟斥资 100 万欧元成立了欧中专家团队或工作平台，取名为"后基因组时代传统中医药研究的良好实践"（GP-TCM），下分 10 个工作小组。专家组邀请了来自欧盟成员国、中国以及世界其他国家高等院校、研究所和企业的 200 位具有国际影响力的科学家参加，旨在搭建中欧合作平台，探讨中医药研究的现状和问题，建立技术规范，提出优先发展领域，并为欧洲与中国政府进一步决策提供参考意见。

据该组织的召集人，来自英国伦敦大学国王学院的徐启河博士介绍，自成立以来，专家们不断组织新的欧盟合作计划，致力于采用现代科技对复杂的传统草药和针灸的瓶颈问题进行跨国、跨学科和跨领域的集中攻关。出席这次会议的有来自欧盟药监局草药委员会、欧盟药典中药特别委员会、中国药典委员会、国际植物药与天然产物学会，以及来自欧洲和中国数十家大学、院所的众多专家学者。在这次会议上，欧洲草药的注册问题成为被关注的焦点。

大多数欧共体成员国的法律将植物药制剂规定为药品。中药进入欧洲市场，主要需跨过两道门槛，目前似乎也是令人生畏的两大壁垒。一是为完成注册进行各种试验所需的费用，令厂家们望而却步；二是要有作为药物销售或使用的历史记录。非欧盟传统草药制品，须有在其所在国安全使用满30年，并在欧盟安全使用满15年的纪录。2004年前，中药出口欧盟前海关登记的名称都是食品、保健，甚至土特产品，而不是药品。随着新的欧盟《传统草药制品管理指令》的全面实施，自2011年5月1日起，所有中成药已经不能再向欧盟国家出口了。

目前欧盟有针灸师、中医师12万多人，年就诊数超过500万人次。中草药市场也很可观。虽然《传统草药制品管理指令》对单味草药和单味草药浓缩颗粒的使用没有限制，中医师仍然可以用单味草药或其浓缩配方颗粒，但由于中成药使用方便，越来越多的患者更喜欢用成药。《传统草药制品管理指令》对中成药市场准入的严格限制会严重影响中医药在欧盟的发展。

［授课札记］

根据中国葡萄牙语国家经贸合作论坛的工作计划，由澳门大学承办的"葡语系国家中医药开发研修班"于2012年11月在澳门开办，开启了港澳与葡萄牙语系国家之间的中医药交流之门。我有幸成为这次研修班的讲者之一。这个班的二十多名学员来自7个国家，当中有政府官员，有企业界代表，也有执业医师和药师。

了解中医，认识中药

为了解葡萄牙语系国家学员的志趣背景，开始上课时我先问了大家两组问题。第一组问题："您接触过草药吗？吃过中药吗？您买过中药吗？您买到过假药吗？"第二组问题："在患感冒时您看西医吗？您看过中医吗？"

对于我的提问，学员们回答很踊跃。原来学员们对中医药并不陌生，对人参、枸杞子等中药更已耳熟能详。当谈到西方草药时，他们对紫锥菊增强免疫、抗病毒的功效，贯叶金丝桃抗抑郁、抗焦虑的功效等也能道出个所以然。学员中有些人还接触过针灸、推拿，也有的练过气功和印度瑜伽。

但当问到东西方草药的区别何在时，学员们回答似乎不大清晰，于是我的授课便从这个问题开始了。我举了一个生活中的例子，马铃薯是中餐还是西餐呢？不用说，如果我们用中国的烹调法来做，一定是中餐；如果是在麦当劳等速食店出售的炸薯条，人们会说那是西餐。我又举了麻黄的例子，之后引出了中药的定义：中药是在中医理论指导下认识和使用的药物。至于草药，主要是指民间用药，缺少比较系统的医药学理论。中国的草药在古代本草书中较少记载，而且应用地

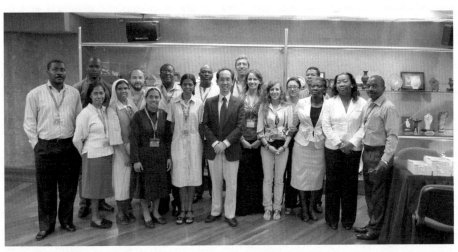

○ 与葡语班学员合影

235

区有局限。中西草药的药效物质基础应该是相同的，不过由于文化、地域、历史的不同，人们使用的草药种类和对草药的药用价值认识可能不同。

学员的关注

经过30分钟的"热身活动"之后，课程进入了自由发问、互动教学阶段。学员们从不同的角度，提出了许多问题。概括起来，主要集中在以下三个方面：中药的安全性、中药的作用机理、中医的临床诊治。

关于如何保障中药的安全性问题，我在回答中提到，现在中药的使用越来越普遍，不止中国人用，外国人也用，其安全性受到全球的关注。如何保障中药的安全性呢？这牵涉到学术研究、生产管理、临床应用等多个方面。

关于中药与西药的相互作用问题。很多人既服用中药又服用西药，二者合用对人体的作用是各行其道，还是相互影响？理论上来说，中药和西药也存在着相互作用。然而，由于中药成分的复杂性，中西药在人体内的相互作用多属未知，这是有待深入研究的新领域。现在，已经有一些关于中西药相互作用的报道。我举了其中几个例子，如当归，会令常用的抗凝药物华法令（Warfarin，俗称薄血丸）药效降低，有关研究报道比较多；又如，阿斯匹林是西药的解热镇痛药，不大适合与麻黄桂枝等解表类中药同用，因二者相加，容易导致发汗过多。西药与中药的有效成分都是化学物质，不过西药成分较为单一、中药成分较为复杂而已。能否合理并用中西药物，在于使用者对中西医学、药物学的掌握与运用能力。随着今后研究的不断深入，对中药的有效成分、药效机理的逐步阐明，中西药联合应用这一特有的医疗手段是很有前景的。

有学员问中医药是否包治百病？我的看法是：中西医各有其特长，但都不是万能的。我列举了一些中医擅长的应用领域与特色疗法加以说明，例如与生活习惯有关疾病的治疗；对于疲劳、体质虚弱的调理，对失眠、身心疾病、妇科疾病的治疗等。

我以中医"补虚"为例加以说明。中医认为："虚则补之。"何为虚呢？体虚又如何诊断？从功能的角度来说，"虚"是指机体的生理机能低下，"虚者，正气虚也"；从物质的角度，"虚"是指人体所需要的正常物质的缺乏，即所谓"精气夺则虚"。由此在临床上表现出各种异乎寻常的生理现象，都可以称之为虚证。如人体的疲倦、腰膝酸软，以及中老年人的很多疾病等。

中医还讲究药补不如食补，所以补品不是越多越好、越贵越好，使用时一定要遵从医嘱。

有学员问，中国人发现的青蒿素已成为世界卫生组织（WHO）推荐的抗疟药，会不会有抗药性？对此问题，就我所知，青蒿素是迄今从天然药物中提取出的最有效的抗疟成分，从此改写了只有生物碱成分才能抗疟疾的历史。青蒿素及其合成衍生物蒿乙醚（arteether）、蒿甲醚（artemether）、青蒿琥酯（artesunate）、双氢青蒿素（dihydroartemisinin）等已广泛用于临床。当然人类与疾病的斗争，还远远没有结束。

学员的期待

当地药用植物资源的开发　至今中国已经发现的药用植物有1万多种，而国际上的药用植物超过7万种。葡语国家，无论是非洲还是南美洲，都有很多的草药，值得开发利用。例如，巴西90%的国土位于热带地区，是世界上植物资源最为丰富的地区，特别是亚马逊河流域，被誉为"地球之肺"。我在2007年曾到访巴西，那里广袤的土地，富饶的资源，蕴藏有很多尚未开发的药用植物。

葡语国家的传统医药学有着悠久的历史，多以口传身授的方式流传在民间。如今，传统医学与现代医学并用，已经成为大的趋势。建立传统医学有关的教学和研究机构，改善科研工作的环境，注重培育人才，提高创新能力，才能开发当地药用植物资源，进而带动相关健康产业的发展。

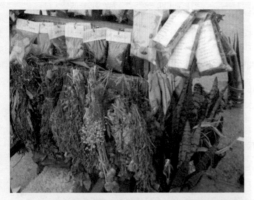

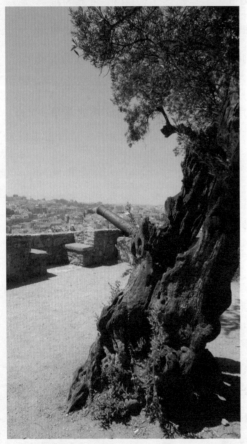

○ 巴西街头草药摊（上）
　老树发新葩——葡萄牙古城堡上的橄榄树（下）

促进传统医药技术的发展　我对非洲的印象，还停留在2003年曾经到过的南非，那里三面环海。好望角的海风，成群欢乐的企鹅，开普敦地区的美丽校园与约翰内斯堡的贫民窟形成强烈的反差，这些都在我的脑海中挥之不去。

研修班上，莫桑比克代表多次提问，显示出对传统医药的极大兴趣。对莫桑比克（南非）、安哥拉（西非）等国家的名字，我在20世纪70年代时就已很熟悉。"国家要独立，民族要解放，人民要革命"是那个时代的主旋律，西非、南非等多个国家先后脱离殖民统治而独立。整体而言，非洲的医药水平低下，医疗制度较为落后，卫生设施也不够健全，疾病无时无刻不在困扰着当地民众。在非洲国家，尚无传统医药的规管机构，如何尽快导入替代医学体制，包括预防、治疗与康复，立法层面与技术层面有大量的工作待开展。

有的学员课下即发出邀请，希望我能担当他们的传统医药顾问，或带领研究团队前去支持。学员们的呼声，亦反映出当地民众对发展传统医药的热望。

三个小时的课程，气氛十分热烈。学员们边记笔记，边提问题，不觉已经下午一点，大家仍意犹未尽，要不是当日晚些时候我需返回香港，讨论还会持续下去。这期研修班的学员们各有期待，有的为寻医问药而来，有的为请老师而来，有的为寻找开发当地传统药物资源的方向而来。我希望并相信，此批学员在不久的将来，能够成为中国与葡语系国家传统医药交流的使者。中医药在对外交流过程中必将受益，从而完善自身，不断为人类作出新的贡献。

初次造访葡萄牙，使我看到中医药在那里开始生根发芽；后来，通过在葡语系国家中医药开发研修班授课，我看到世界上更多我以前视线未及之处的人们对中医药的兴趣。

望着葡萄牙古城堡上一棵老橄榄树绽出的新枝，我不禁感叹，愿富有探险精神的葡萄牙人，在将中医药的枝干移植或嫁接到本国的过程中，精心栽培与护佑，让其能适地生存，茁壮成长，枝繁叶茂。

复兴之地谈复兴

意大利

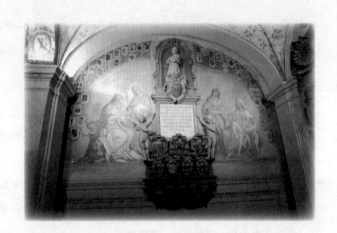

在少年时代，我头脑中的意大利就是地图上的那只大皮靴，下方的西西里岛就像个大足球。我总想，怪不得这个国家的足球踢得那么好，原来意大利的版图形状早已与足球联系在了一起。后来又知道，意大利不仅版图形状像皮靴，皮革制造业也非常发达。看过电影《罗马假日》后，画面上意大利那浪漫的异国风情与古老的建筑，让我对意大利有了更多想像。这些基本就是我心中的意大利。

2012年5月初，我应邀到意大利博洛尼亚大学参加"中西医文化与人类健康对话"活动。在这座千年古城，在西方最古老的大学，在文艺复兴的起源之地，来自东西方的学者汇聚一堂，共同探讨中西医学的发展之路。第一次意大利之行使我对意大利从想像走进了现实。

[大皮靴国]

意大利位于欧洲南部，面积 30 万平方公里，人口 6 千万。谈及意大利的历史，要追溯到古罗马时代。俗语说"条条大路通罗马"，此话道出了古罗马的辐射力与人们对其的向往之情。

中国历史上曾称古罗马帝国为大秦，年代与中国的汉王朝大致相当。汉武帝与凯撒大帝两位巨人同时矗立在东西两地，遥相呼应。

欧洲的历史类似中国的春秋战国。自秦始皇统一后，中国虽有战乱，但大一统是一条主线；而欧洲自 1453 年东罗马帝国灭亡后，四分五裂持续至今，具有多语言、多文字、多民族、多政权等特点。

历史上的意大利，曾被法国人、德国人、奥地利人统治过，意大利的文化元素中也留下了多重印迹。在这个古老的国度，文化的厚重处处可见。我们到访了一栋传统老宅，这里有房主祖孙三代的收藏品，从 19 世纪的玻璃器皿到房主祖母创作的众多油画，都得以完好地保存。一座建筑物便似一个历史博物馆，宛如意大利社会的缩影。

令我眼界大开的是房主家中有一个历史悠久的葡萄香脂醋（balsamic vinegar）酿造作坊，静静躺在醋窖内的一只只木桶，百年来在酣睡中缓释出阵阵醇香。据说在意大利，这样的醋庄只有几家。葡萄香脂醋一般要酿造 10 年以上，所以价格不菲，25 年 300mL 的一小瓶，要卖 30 欧元，而 50 年酿造的一般要卖到 150 欧元，价钱在一般葡萄酒之上。受到主人的热情款待，我们将草莓、霜淇淋、乳酪蘸上浓稠如焦油般的香脂醋品尝，感觉十分甜美可口。

意大利香料市场颇为繁盛。历史上，威尼斯商人在东西方的香料贸易市场中曾独占鳌头，垄断过胡椒、肉桂、肉豆蔻、小豆蔻、丁香等香料的贸易，至今在意大利的市场上仍然可以见到不少专卖各种香料的摊贩。

大黄是东西方人都熟悉的传统植物药，可是意大利人不同于中国人使用根茎入药，他们喜爱用大黄叶柄泡制腌菜，制作果酱。在闹市的菜市场内，一种亮紫色好似花瓣簇生成球的蔬菜吸引了我，原来这就是欧洲的名菜 Artichoke，中国称之为菜蓟（*Cynara scolymus* L.），来源于菊科，肉质花托和总苞片供食用。碰巧，当晚的宴席上品尝到了这道菜，与鱼肉搭配，十分可口。据说经常食用菜蓟有保护肝肾和心血管的功能，目前中国也有引种栽培。

　　意大利的五月，是阳光灿烂的季节，本应是万物新生、蓬勃向荣的景象，可是我的感觉竟是一个"老"字。到处是古老的油画、古老的雕塑、古老的建筑、老字号大小品牌的店铺。旅馆前两棵历尽沧桑的橄榄树在向客人们致意。街上的行人似乎伴随着古老钟表的滴答声缓慢地向前移动。在这个悠闲的国度，似乎连人的血流都会放慢。

　　其实，意大利是个耐人寻味的国度，远非一个"老"字能够概括。正是在这块神奇的土地上，曾绽放出文艺复兴的火花。马可·波罗（Marco Polo）和利玛窦

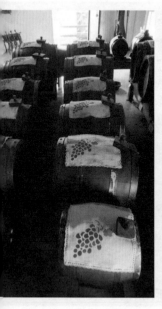
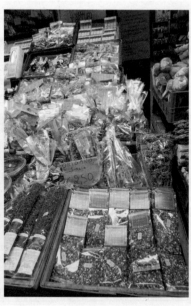
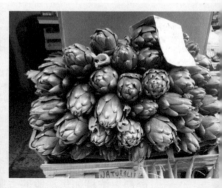

○ 醋窖内一个个木桶在醋睡中
缓释出阵阵的醇香（左）
市场上出售的肉桂、胡椒、
玫瑰花等众多香料（中）
菜蓟不但色泽艳丽而且鲜嫩
可口（右）

242

（Matteo Ricci）一个西去，一个东来，为中意交流作出了重大贡献。21 世纪，这片古老又充满活力的土地将为中医药发展提供更多借鉴，为双方文明的交流作出更加积极的贡献。

［千年学府］

博洛尼亚大学（University of Bologna）在西方世界，有"大学之母"之称。该校建立于 1088 年，至今已有九百多年的历史，哥白尼（Copernico， 1473 ～ 1543 年）、伽利略（Galileo， 1564 ～ 1642 年）等，都曾在这里学习或执教。与传统的修道院教会学校风格迥异，博洛尼亚大学面向欧洲开放，是学生与学者们联合起来成立的教育行会。"大学"一词在拉丁语里是 Universitas，有"共同体"之意。在这所学校里，学生可以自行选择指导自己的教授，推选校长。博洛尼亚大学起初为一所研究罗马法律的学校，此后发展成为多学科的综合性大学，其中以医学著称。

此次会议的地点，就选在建于 1563 年的阿奇吉纳西宫（Archiginnasio Palace），这里曾经是大学的教学场所。宫内的墙壁上、楼梯的圆拱以及天花板上都装饰有纪念牌，铭记着大学中的学术大师和千千万万在这里学习过的学生。

博洛尼亚大学有一个 16 世纪的解剖学教室。当天这里恰好举办特别展览，参观者络绎不绝。在这里，我看到了世界上第一个可供多人观摩的大理石人体解剖台。据讲解员介绍，文艺复兴时期，意大利部分城市开始允许解剖死囚尸体——不由使我想起了中国北宋年间名为《欧希范五脏图》的著作，这位欧希范其人并不是医学家，而是一位宋代的政府反叛者，被当局处死后尸体用于解剖并汇编成书。用罪犯尸体做解剖在现今文明社会的伦理上是不被接受的，而在千年前，罪犯当"千刀万剐"则适用于东西两地。

意大利博洛尼亚（Bologna）的蒙迪诺（Mondino Deluzzi， 1270 ～ 1327 年）

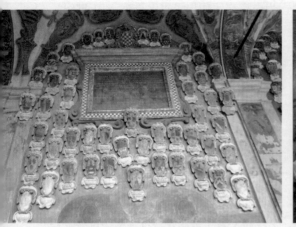
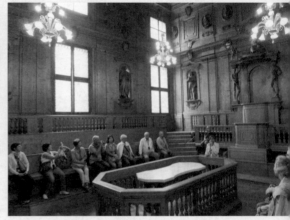

○ 墙壁上装饰的木牌上铭记着学术大师和毕业生的名字（左）
　世界上第一个供多人观摩的人体解剖台（右）

曾做了许多尸体解剖实验，并在 1316 年写了一部专门论述解剖学的专著。此后博洛尼亚的解剖医学蓬勃兴起，形成了独立学科和著名的意大利医学学派。以此作为开端，欧洲的解剖学获得了重大的进展，也为两百年后近代人体解剖学的创始人维萨里（Andreas Vesaliua）奠定了基础，迎来了 17 世纪博洛尼亚医学发展的黄金时期。

　　另一位世界名人达·芬奇（Leonardo da Vinci）也是意大利人，他不但是举世闻名的画家，还是一位解剖学家，可见医学与艺术自古就有共通之处。近来公开的达芬奇创作手记中，记述他曾亲自解剖多具尸体，怪不得画家笔下的人物总是形神兼具，入木三分。这大概也是后来人学人体画必学解剖的缘故吧！

　　会议期间，东道主特意安排我们参观大学的博物馆。羊皮古书、木刻植物图雕版等，件件展品之精美出乎我的想像。更加意外的是，当日担当博物馆义务导游的竟是意大利前总理、欧盟前主席罗马诺·普罗迪（Romano Prodi）先生。他的讲解生动详细。欧盟的主席，相当于中国战国时期佩六国相印的苏秦吧，普罗迪先生虽已卸任，但仍在为促进中西方文化交流做使者。

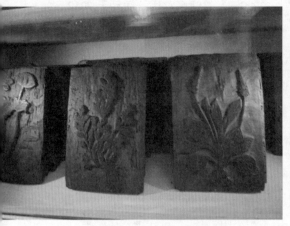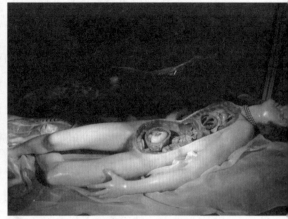

○ 欧车前等西草药的木刻雕版（左）
500 年前的蜡像人体解剖模型仍旧栩栩如生（右）

在博物馆内，还完好地保存了一具少妇的蜡制解剖模型。模型的心脏瓣膜、毛细血管、子宫中的胎儿，从结构到色彩，看上去都那样的细腻逼真。若不是充分了解了人体构造的基础，不具备精湛熟练的解剖技术，何以能制作出如此精美的教具，实乃医学与艺术相结合的传世之作！

[博洛宣言]

进入 21 世纪，古老的中国再次令世界刮目相看。展望未来 10～20 年， 14 亿人口的大国，将会变成世界最大的经济体。面对经济危机、老龄化社会带来的挑战，如何摆脱困境，人们的视线自然落到了中国。

改革开放的中国，对外交流超过了历史上的任何时期。在东方宝库的众多瑰宝中，既能融入西方社会，又能产生经济效益且与文化相关的项目，大概首先要数中医药了。随着人类健康状况的转变，医疗模式从治疗为主转为预防为主。中医药"治未病"学说的独到优势，有可能成为推动大众健康行业的主力军。

正是在这种历史背景下，首届"中西医文化与人类健康对话"活动于2012年5月10～11日在博洛尼亚举行，有来自中国、意大利、英国、德国等8个国家和地区的150名代表参加。这次活动由中华医药文化国际交流中心和意大利的全球合作基金会共同主办，中国中医科学院和意大利博洛尼亚大学医学院协办。两天的会议主要就"医"与"药"两个主题进行，讨论内容涵盖中西医药发展、针灸相关基础理论和临床应用；与会学者们从实验角度和哲学层面，探讨了东西方医学的历史和现状。会后，中国人大常委会原副委员长许嘉璐与罗马诺·普罗迪共同签署了"中西医文化与人类健康对话"博洛尼亚宣言。

宣言指出："五千年中华文明孕育出中国传统中医药学，以注重个体医学、整体联系、天人合一、动态平衡的思想与文化，去感悟生命和认识疾病，形成独具疗效的医学理论与医疗实践。如今，随着东西方的交流，人类对健康需要有整体的认识，中医对西方的意义因而变得越来越大。"

宣言认为："关乎人类健康的两大医药体系，虽然路径不同，但同样伟大厚重，因此，需要交流沟通，相互尊重，相互借鉴，合作前行，从而推动健康的学术创新、科技发明和产业发展。"

西方人对待中国的医学，有敬仰也有质疑与疑虑，多数人持观望的态度，部分人甚至还有恐惧的心理。未来的中西医能否融合，尚言之过早。但营造医疗文化交流的平台，加强相互的对话与了解是第一步。此次宣言在千年古城，西方现代医学的发祥地，文艺复兴的起源之所签署，具有里程碑的意义，将是一件具有深远影响的大事。东西方交流所碰撞出的火花，将为新医学的形成提供思路。

［文艺复兴］

在意大利的众多历史文化名城中，博洛尼亚虽说不上响亮，人口也只有38万，但出产于此的法拉利赛车却驰名世界。博洛尼亚这个城市是在公元前534年建立的，也是欧洲保存最好的中世纪城市之一，拥有许多文艺复兴时期的重要古迹。老城内拥有两座建于中世纪的姐妹塔楼，其倾斜程度比不上佛罗伦萨的比萨斜塔，但建造年代却要早得多。城市的中心仍旧保存着 38 公里长的拱廊，为购物散步的人们遮风挡雨。

而文艺复兴的发源地，就在离博洛尼亚不远的佛罗伦萨（Florentia）。意大利无论对欧洲还是对世界古今文明的发展，都功不可没。500 年前的文艺复兴使古希腊、古罗马的文明得到升华，是人类历史上的巨大变革。文艺复兴运动提倡科学，反对蒙昧，解除了人们思想上的禁锢，随之迎来的是工业革命和以后一系列自然科学的大发现。

反观今天中医的复兴也绝不单是考古，更不应复古，必须要创新。中医药需要标准化与国际化，需要与时俱进，应不断吸收现代的先进技术与手段。我在香港曾看过一个名为"历久常新——旗袍的变奏"的特别展，展览陈列了从清末至今不同款式的旗袍。古今旗袍虽说名称没有变，但其内涵与功能、材料都在发生

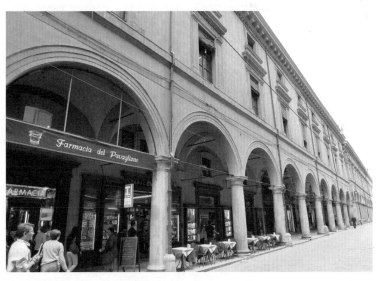

○ 长长的拱廊为行人挡雨避雪遮阳光

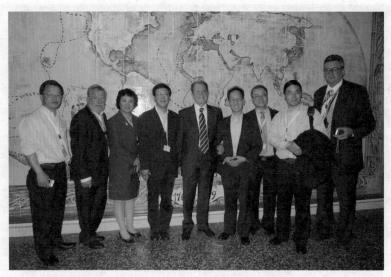

○ 欧盟前主席罗马诺·普罗迪先生（左五）义务担当博物馆导游

着变化。兼收并蓄中西服饰特色，大概也是旗袍能够保持其魅力与生命力的缘由所在，旗袍也因此成为了代表近代中国女子形象的标准服装。旗袍的变迁，或许对中医药学的发展可以提供某些启示。

　　在博洛尼亚的日子里，我似乎再次感受到了文艺复兴时期的文化浪潮。愿古老的意大利在现代医学的发展进程中再创辉煌，愿中华医药不断融汇东西方所长，在世界舞台上再振大汉盛唐之雄风。

寻旧探新苏俄行

俄罗斯

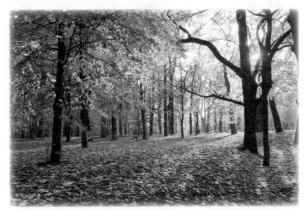

○ 俄罗斯秋色

我们这一代人，对原苏联的印象真是太深了。《列宁在十月》《列宁在1918》等电影伴随我们长大，其中的台词我几乎都能背得出来。20世纪50年代，中国无论意识形态还是管理体制多遵从苏联，新建的建筑在风格上也效仿苏联，教育模式上更是全盘照搬。"老大哥"就是那个时代中国对苏联的尊称。

俄罗斯，这个我们的邻国，在我的头脑中既清晰又模糊，还充满着神秘感。能到这个国家亲眼看一看，切身体会一下，是我多年的梦想。

2013年10月初，我有机会到俄罗斯进行了为期两周的学术交流与考察。更有幸得到华南师范大学俄语专家李民博士的全程陪同，见闻不少，收获甚丰。2014年6月，为了拍摄纪念李时珍诞辰500周年的文献纪录片，我们和香港健康卫视的摄制人员再次来到俄罗斯。

［观莫斯科］

红色印记

中国人到了莫斯科，自然首先想去红场。红场之于苏联，相当于天安门广场之于中国，是国家的心脏。我一下飞机，便顾不得满身疲倦，直奔那憧憬已久的革命圣地。

我曾在电视、电影中播放的俄罗斯庆典与阅兵仪式中多次见过红场，似乎一点也不陌生。但真到了那里，感觉红场比想像中要小得多，连天安门广场的四分之一都不到，远没有天安门广场的开阔感；而且也不方正，大致是个长方形。

列宁墓在红场西侧正中，是用红色花岗岩与黑色大理石建成的，水晶棺中安放着列宁遗体。列宁墓每天只开放两个小时，有士兵站岗，游客入内不能照相，也不能在周围停留。我们恰好赶上了开放时间，得以入内参观。

10 月初的俄罗斯已经进入深秋，当日冻雨飘零，格外寒冷，但参观者仍络绎不绝，静静等待着凭吊这位革命先驱。列宁，这位马克思主义的继承者与实践家，在 1917 年 11 月（俄旧历十月）发动武装起义，建立了世界上第一个苏维埃社会

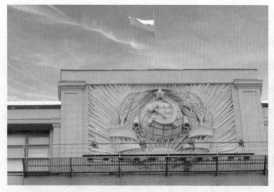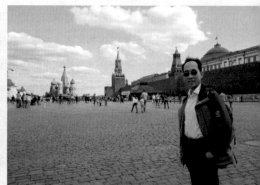

○ 俄罗斯的旗帜与苏联的镰刀斧头（左）
  莫斯科红场（右）

主义国家。他所缔造的苏维埃政权改变了20世纪的世界格局。我在克里姆林宫外的小摊上，买到了一枚过去的列宁铜质像章，"学习，学习，再学习"，这句初中时记下的俄语脱口而出。

其实，到了红场，我首先看到的不是列宁墓，而是在红场北面的俄罗斯国立历史博物馆前的朱可夫元帅铜像。元帅横刀立马，即将出征的样子，让人一下子想起1941年德军兵临城下，在朱可夫的坚持下，十月革命节的阅兵式如期举行的场景。红军战士全副武装，接受史达林的检阅后，浩浩荡荡从红场直接奔赴前线。虽然各方对十月革命持不同的观点，但对伟大的苏联卫国战争都一致赞颂。不屈不饶的苏联人民战胜了德国法西斯的侵略，这段可歌可泣的历程将永远载入史册。

我又专程去了莫斯科近郊哥尔克村的列宁故居参观。那里是列宁晚年疗养、去世的地方。虽然交通不便，游客很少，但有学校组织的中学生乘坐大巴来参观。我还意外地看到了在俄国难得见到的中文指示牌。列宁故居和列宁博物馆所在的旧日庄园里，有茂密的树林，清幽的湖泊，无数白桦树昂首挺立，万千秋叶在风中飒飒作响，仿佛在为逝去的列宁和苏联唱着挽歌。

名人公墓

在莫斯科，有一处著名的"新圣女公墓"，不过我觉得翻译成"名人公墓"更合适。走在墓区如同进入了一座辉煌的雕塑艺术馆，又仿佛向来访者展示立体形象的近现代名人大辞典。这里埋葬有曾经叱咤风云的将军领袖、革命烈士，也有留下不朽名著与理论的作家、思想家，还有广受人民欢迎的艺术家和演员。一座座墓碑造型各异，极具个性，而且富有寓意。每座墓碑背后，都有道不尽的故事。与一般的墓地相比，这里少了几分凄凉，多了几分鲜活与生动。

赫鲁晓夫的墓碑用了黑白两种颜色，寓意功过各半吧。俄罗斯前总统叶利钦的墓碑，坚实厚重，一半埋于泥土之中，材料选用的是蓝、白、红三种颜色的巨

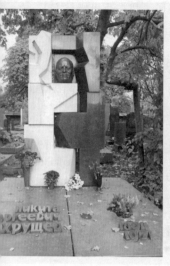
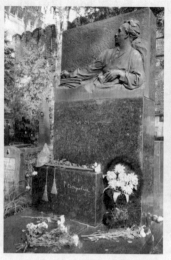
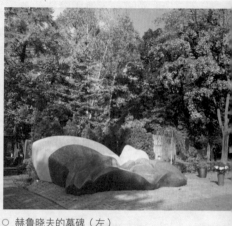

○ 赫鲁晓夫的墓碑（左）
奥斯特洛夫斯基的墓碑（中）
叶利钦的墓碑（右）

石，远远望去，似一面俄罗斯国旗在飘展。奥斯特洛夫斯基是《钢铁是怎样炼成的》一书的作者，也是主人公保尔·柯察金的原型。他的著作不但影响了苏联民众，也影响了几代中国人。他的墓前还有小说主人公保尔·柯察金所戴的比丘礼帽雕塑，见到那里大部分游客都是中国人，我想，可能不仅因为新圣女公墓是莫斯科的景点，更因为很多中国人和我一样怀着对苏联的红色情结吧。

地上地下

莫斯科作为首都，历史可以追溯到 800 年前。莫斯科最初建成是在 1147 年，1276 年成为莫斯科公国的都城，到了 15 世纪中期，莫斯科成为了统一的俄罗斯国的都城，作为首都的时间一直持续到 1712 年彼得大帝迁都圣彼得堡。1918 年，莫斯科又重新成为首都。

莫斯科城市里没有林立的高楼大厦，在绿色海洋之中浮现着建筑风格庞杂的教堂、办公楼、博物馆、民居等，故莫斯科享有"森林中的首都"之美誉。

在克里姆林宫里，可见到 18 世纪俄罗斯建造的世界第一大钟，重达 200 吨，比永乐大钟还要重 4.5 倍。这里还有世界上最重的"炮王"。

苏联大搞军备竞赛，重视发展重工业，这一时期集国家之力，市内建造了诸多恢弘的建筑，如莫斯科大学、乌克兰饭店、外交部大楼等"七姐妹"大厦。对这些庞然大物，我不但感到壮观，更觉得亲切。我在北京长大，北京 50 年前"十大建筑"中的军事博物馆、农展馆等，还有我曾经学习、工作、生活过的中国中医科学院的大白楼，就是袭用了这种建筑风格。而那些板墙式的民居又让我想起北京 20 世纪修建的早期居民楼。

我还去了察里津森林公园。园内遍植枫树、栎木、松树、白桦树等，秋叶色彩斑斓，在阳光的照耀下熠熠生辉；湖水清澈，空气清新，整个公园就是一个大氧吧。适逢周末假日，人们纷纷出行，欢快的孩子捡拾树叶玩耍，热恋的情人在森林中漫步，散心的老人静静地坐在长椅上……在夕阳的照耀下，宛如一幅幅浓墨重彩的油画。

莫斯科很大，乘汽车有堵车之虞，所以出行乘坐轨道交通是最便捷的。但是，莫斯科大多地铁入口很难见到升降电梯，不要说上了年纪的老年人，即便是年轻人，要带行李乘地铁都不是件容易的事。看到老人拉着扶手颤颤巍巍地上下台阶，或者有人沿着台阶边上的简易轨道艰难地拖曳行李，我想，这里不似香港那样空间逼仄，宽阔的台阶两边安上电梯就行，为什么不安装呢？难道还是因为战备的考量？看来是非不能也，实不为也。

与香港地铁大厅般开阔的车站不同，莫斯科的地铁建设时考虑到战备的需要，通道与车站多为拱形，好像扩大的坑道，纵深的扶梯一眼望不到尽头。莫斯科地铁还不能算最深的，在圣彼得堡，在滚动的电梯上我看着手表记录了一下，从上到下整整 3 分钟啊！这等地下工程，不要说一般的炸弹穿不透，原子弹恐怕也奈何不得。

在地铁的设施中，列车外观多较陈旧，有的锈迹斑斑，开起来轰隆作响，其巨大的噪音或许堪称世界之最。我和同行的友人乘地铁时，总要开玩笑说是"上战车"。在车厢里说话很费劲，下了车刚张开嘴想说点什么，下半句话就被淹没在列车的呼啸声中。不过，莫斯科中心地带环线上的列车看上去比较新，噪音也小些。另外，有的站台与轨道间安装了全封闭式的隔离墙，在月台上完全看不到铁轨。

不少地铁站都有着独特的装饰风格，体现在雕塑、壁画和灯饰上，好像一个个小型的艺术博物馆。虽然莫斯科市内站名没有英文的标示，让不懂俄语的游客感到不便，但这些风格不同的车站，使人能够辨别出所在的大致方位。这些装饰物的题材中有俄罗斯历史上的重大事件，如十月革命、卫国战争；也有社会生活场景，如和平建设、民族团结。表现形式有铜铸、石雕、马赛克拼画、油画等。置身其中，能够感受到十月革命后，人们是何等的热血沸腾。莫斯科的地铁车站有一个个工农兵的鲜活形象，似青春的音符在跳跃。地铁车站凝聚了莫斯科激情燃烧的岁月。

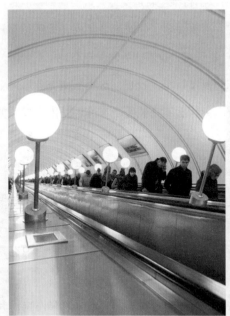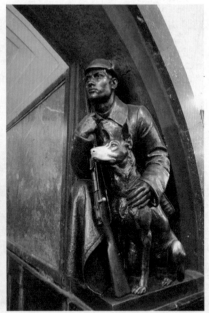

○ 一眼望不到尽头的地铁滚梯（左）和主题鲜明的地铁装饰铜像（右）

社会风情

莫斯科除了有悠久的历史文化、气势磅礴的建筑，还有良好的公共基础设施，如四通八达的地铁、集中的供暖系统。冬日尽管街头冷风刺骨，室内却温暖如春。我到一个普通市民的家里，身穿单衣还热得要开窗。不过，作为现代化的都市，这里的商业气息似乎并不浓厚，服务业也不够完善，给人一种大楼盖好后装修没有完成的感觉。很多地方仍然不能用信用卡，有牌照的计程车也不多。虽然在大马路边伸手可以拦到无牌的计程车，但议价对不懂俄语的游客来说实在是太不方便。

虽说苏联时代已经过去了二十多年，但在莫斯科，还可以感受到原苏联的氛围，有些地方与中国改革开放初期类似，如公园与展览馆，对外国人和本地人实行的是双重票价。外国人上街一定要带上护照，入住旅馆也要办繁琐手续，如同上临时户口一般，据说若不如此，出境时便会遇上麻烦。

返回香港后，我曾通过快递公司寄一本书给还在圣彼得堡的李民博士，不料几天后书被退回来了。说是据俄罗斯海关规定，书的接收单位必须是大学或公司，不可以是个人，真乃不可思议。

从莫斯科到圣彼得堡有高铁，800 公里只要 4 个小时。我们乘坐的是普通列车的夜车，睡一觉便能到达，硬卧车票的价格为 1200 卢布，软卧高铁票价约为 4000 卢布（1 人民币约折合 5.7 卢布）。地铁均一收费，即使乘上一个小时，转几次车，也才 30 卢布。

这里的地铁列车尽管听觉上对人的刺激很大，但视觉上让人感觉很清爽。地面十分干净，墙上也没有涂鸦，而且广告和标示较少。站台的地面上虽没有排队线、警示语，但车来了，乘客们会先下后上，自觉礼让。

在莫斯科的超级市场内，蔬菜、水果价格较高，卖相也不太好，望着郊野大片无人耕种的荒地，我想，为什么不多种些蔬果呢？

听说俄罗斯民众的平均收入低于香港，但我们在一家看上去一般的乌克兰餐厅用餐，感觉比香港大概要贵5倍。但在一般快餐馆吃饭，物价与香港大致相当。我们还在所谓的日式餐馆吃了一次饭，上菜速度极慢，端上来的拉面量少得一口便可吞下肚，且只有咸味，但服务员的态度真是不错，让人生不起气来。

俄罗斯街上很难找到固定的公厕设施。在街头临时性的厕所旁，常会见到一位胖大嫂（偶为大叔），全身包裹得严严实实，大冷天里坚守岗位。如厕一次大多收取20～30卢布。据我观察，当地人不怎么喝水，在餐馆没有免费茶水。我与邀请方做学术交流时，没有茶水招待，当然主人也没喝水。我猜想，是不是因为上厕所不方便，加上天寒不易口渴，久而久之，他们都没有常饮水的习惯了呢？如果真是这样，对喜肉食的俄国人来说，他们的血液黏稠度一定很高，存在着严重的健康隐患。可是，俄罗斯的高加索地区是国际自然医学会认定的5个长寿乡之一，那里的人们水的摄入量是不是也这么少呢？如果是，他们长寿的原因何在呢？

我看到，无论是苗条的少女、小伙儿，还是壮硕的中老年人，个个衣着得体，谈吐文雅，气质良好。车上的人都会给老人、妇女让座；被让座者也不道谢，平淡的表情中，显示着施与受都是情理之中的事。街上找人问路，尽管语言不通，通常也会得到彬彬有礼、热情耐心的指点，其中不乏热心人士，干脆带你走一段。

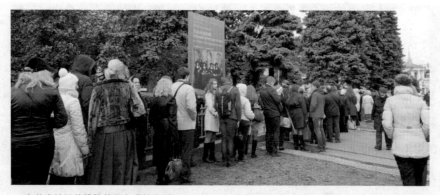
○ 在艺术馆门前排队等候参观的人群

另外，无论是地铁、机场快线，还是长途列车上都没有人喧哗。乘客中不乏捧着书报，在巨大的噪音中专心致志阅读的人。

俄罗斯大众普遍接受过良好的教育，公共文明程度很高，良好的道德和深厚的文化修养来自于长期的教育和熏陶。一般芭蕾舞演出的票价，也都是市民可以承受的价格，对俄罗斯人来说，艺术的食粮与物质食粮同等重要。这里有众多的博物馆，还有很多临时的展览，人们可欣赏到世界级大师的杰作。在普希金造型艺术博物馆门前，我看到参观者排着长长的队，那天的气温不足10℃。到晚上7点，博物馆内依旧人群熙攘。

［访彼得堡］

圣彼得堡位于俄罗斯西北部，是俄罗斯的第二大城市，人口540万。1924年列宁去世后这里曾更名为列宁格勒，1991年后又恢复了原来的名称。圣彼得堡又被称为俄罗斯的"北方首都"，是俄罗斯通往欧洲的门户。

历史之都

在旅行中，同行的李民博士帮助我把俄罗斯的历史好好地梳理了一番。

俄罗斯的历史与欧洲的历史密不可分。欧洲有三大民族：主要生活在中欧的日尔曼族，主要生活在南欧的拉丁民族，以及斯拉夫族。后者又有三大分支：西斯拉夫人主要分布在中东欧，如捷克、波兰等地区；南斯拉夫人主要分布在巴尔干半岛；而东斯拉夫人主要分布在俄罗斯平原，也就是俄罗斯人的祖先。俄罗斯人认为自己是从古罗马、东罗马帝国（拜占庭）一脉相承来的。

中国的封建王朝有十几个朝代。而俄罗斯历史上只有两个朝代，一个是独立前的留里克王朝，另一个就是独立后的罗曼诺夫王朝，也就是人们常说的沙皇俄国，沙皇是古代罗马帝王称号"凯撒"的俄语译音。

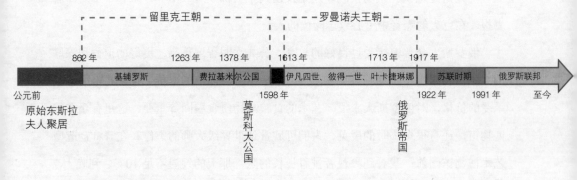

○ 俄罗斯历史发展简图（作者绘）

俄罗斯大致经历了四大历史阶段：建国雏形、独立的沙俄时代、苏联时代、俄罗斯新时代。为方便记忆，我整理出一张俄罗斯历史发展简图。

1. 公元前到公元 8 世纪左右，是俄罗斯从罗马帝国、东罗马帝国拜占庭统治逐渐发展，开始形成国家雏形的阶段。公元 862 年，建立起第一个王朝——留里克王朝，最高统治者称为大公。

2. 留里克王朝在 1598 年结束之后，俄罗斯经历了短暂的混战，在伊凡三世的带领下，打败了蒙古军队，开始了第二个统治王朝——罗曼诺夫王朝。

3. 1917 年的十月革命，推翻了沙俄的封建统治，红色的苏维埃政权在俄罗斯的土地上建立起来，随后 1922 年苏联建立，俄罗斯步入了一个新的历史阶段。

4. 1991 年苏联解体之后，原面积最大的加盟共和国俄罗斯便成为了今天的俄罗斯联邦。新时代的俄罗斯依旧以世界第一大国的姿态出现在世人面前，展示着新的风采。

文化名城

圣彼得堡整个城市由一百多个岛屿组成，由七百多座桥梁连接，风光旖旎。涅瓦河像一条缎带缠绕着这座美丽的城市，为她增加了活力与美丽。因而圣彼得堡又有"北方威尼斯"之称。

这座在俄罗斯历史上占有重要地位的城市，同样也是景色秀丽的文化名城。两百年来，圣彼得堡饱受战争的摧残，但又不断修复，优美的自然风光与人文景观比比皆是。

如果说在莫斯科街头、地铁站，工农兵、科学家造型的艺术作品唤起我对苏联时期的怀想，那么在圣彼得堡，金碧辉煌的宫殿、刻画帝王将相与才子佳人的艺术作品又让我一窥沙俄时代的奢华。夏宫是彼得大帝于1710年下令建造的，也称为彼得宫，坐落于市郊西面的芬兰湾南岸，面向大海，大有气吞山河之势。宫殿连同花园占地800公顷，相当于10个北京故宫的大小，被誉为俄罗斯的凡尔赛宫。富丽豪华的花园中，一百多座布局巧妙、造型各异的喷泉美不胜收。还有花园的林荫大道两侧无数的雕塑，仅大理石雕像就有250座。

冬宫，原为俄国沙皇的皇宫，十月革命后辟为圣彼得堡国立艾尔米塔什博物馆的一部分。艾尔米塔什博物馆最早为女皇叶卡捷琳娜二世的私人博物馆，该馆现与伦敦的大英博物馆、巴黎的卢浮宫、纽约的大都会博物馆，并列世界四大博物馆。这里收藏有希腊、古埃及、古罗马的绘画、雕塑等约三百万件艺术品，件件精美绝伦。此外，还收藏着中国的珍贵文物。几年前，中国中医科学院黄龙祥教授在这里发现了中国明代正统年间的针灸铜人。这次我在博物馆内，见到中国

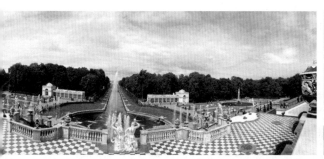
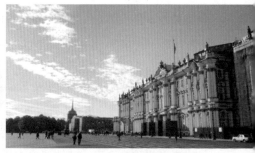

○ 圣彼得堡夏宫秀色（左）
　圣彼得堡冬宫秀色（右）

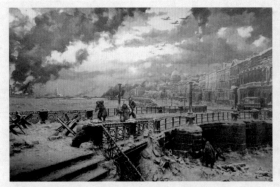
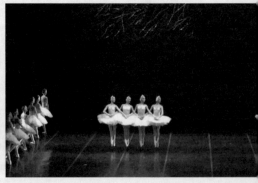

○ 博物馆里栩栩如生的油画与雕塑作品（左）
欣赏芭蕾舞剧《天鹅湖》（右）

的犀角杯、明清的家具等藏品，但无缘与针灸铜人见面。李民博士说见到那尊沉重的铜像在库房中面壁而立，很难挪动。我想，等他华丽转身面对世人以后，我一定会再来。

普希金、托尔斯泰、果戈理、柴可夫斯基等一个个大作家、艺术家均曾与圣彼得堡结缘，留下无数故事。在冬宫附近，我参观了普希金故居纪念馆，对这位俄罗斯人心中最伟大的诗人和现代俄国文学创始人多了一些了解。

俄罗斯的芭蕾舞在国际上久负盛名，我早盼着看一场《天鹅湖》芭蕾舞剧，第二次到俄罗斯时终于如愿以偿。

《天鹅湖》是根据柴可夫斯基的名曲创作而成，剧情引人入胜，台上的演员舞姿曼妙，音乐优美，艺术表现堪称世界一流，让我们享受了一场艺术盛宴。

[瞻时珍像]

早听说过在莫斯科大学内有李时珍像，此像制作的缘由是：1951 年在维也纳世界和平理事会上，建议纪念古代世界文化名人，并提出了一份名单，中国伟大的医药学家李时珍入选。此时，正当莫斯科大学修建之际，他们特地制作了包括李时珍在内的杰出科学家们的纪念像，并以这些艺术作品作为建筑的元素，使之永久陈列。

在中国以往有关的书刊中，有的介绍李时珍的大理石雕像端坐在莫斯科大学的大厅内或屹立于长廊上，也有的描绘李时珍像是雕刻在墙壁上，但作者们似乎并没有亲身实地考察过。2013年我到莫斯科大学瞻仰了李时珍像，才知道事实与这些说法大相径庭。2014年，香港健康卫视的摄制人员又专程前来拍摄这一让中国人感到荣耀的李时珍像。

莫斯科大学坐落于莫斯科河畔，始建于1755年，是俄罗斯规模最大、科系最全、学术水准最高的大学，也是世界名校之一。主楼位于麻雀山（原名列宁山）上，共有39层，高240米，两边副楼拱卫，如同喜马拉雅山上的珠穆朗玛峰，居高临下，俯视全城。该楼建于1949～1953年，共用了4年的时间建造。一般参观者不能随便进入这栋大楼，一定要有学校的师生介绍，入门时还要进行安检，登记护照或身份证资讯。

莫斯科大学主楼二楼有一个大礼堂。1957年十月革命40周年纪念之际，毛泽东主席在这里接见了中国留学生，发表了著名演讲："你们青年人，朝气蓬

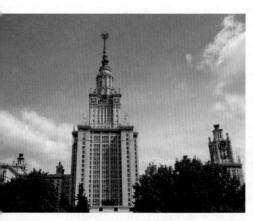
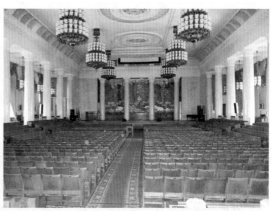

○ 莫斯科大学主楼（局部）（左）
毛主席曾经发表演讲的大礼堂（右）

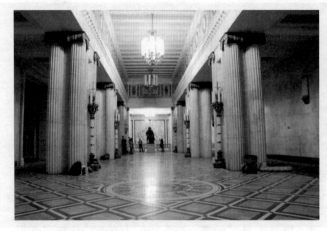
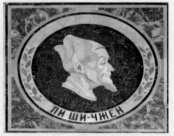

○ 莫斯科大学过廊大厅（左）
莫斯科大学内李时珍像（右）

勃，好像早上八九点钟的太阳，希望寄托在你们身上。"

大礼堂前有两个长方形的大厅，每个大厅的两头都有一尊铜像，分别是化学家门捷列夫、生物学家米丘林、空气动力学家茹科夫斯基和生物学家巴甫洛夫。

天花板下有一圈装饰板，上面是 60 位世界级的科学家的头像。其中两位是中国人，一位是数学家祖冲之，另一位是医药学家李时珍。他们是中华民族的骄傲，也得到了俄罗斯人民的敬仰。

李时珍像在离礼堂稍远的大厅长边正中的位置，对着一盏吊灯。大概为了艺术品的风格一致，所有头像均为侧面造型，但我还是一眼看出，这幅李时珍像与中国画家蒋兆和先生所绘李时珍国画像中人物的五官轮廓、胡须、帽子的样式十分相似，只不过国画像中的李时珍脸是朝向右前方的。

举头仰望，我仔细地看了又看，确认头像是用 105 块深浅不同的石块拼成的马赛克拼画。马赛克拼画这种源自古罗马和古希腊的镶嵌艺术，在俄罗斯甚为流行。无论是东正教教堂的彩色玻璃、地铁的壁画，还是宫廷的地板、家具上，马赛克拼画随处可见，颇具欧洲风格。制作马赛克拼画需要无比的耐心，远观时效果最佳，给人以立体的感觉。

这两个大厅平时是不开灯的，光线很暗，加上天花板很高，如果不注意，很容易错过这些艺术品。我第一次来时，听说李克强总理来访时才开过一次灯，作为个人参观，没敢冒昧请人开灯。这次为了拍摄纪录片，好不容易找来了负责开灯的管理员，没想到因为长期不用，老管理员竟然把电源箱密码忘掉了。经过反复查找，过了半小时才得以把灯打开。在明亮的灯光照耀下，李时珍和其他科学家们的头像愈发显得轮廓分明，同行的李民博士念出头像下方那一个个如雷贯耳的名字：哥白尼、伽利略、牛顿、达尔文、居里夫人、李时珍……

［寻古医籍］

19 世纪时，中俄两国在政治、经济、文化方面的交流活跃，俄国对中国的兴趣愈加浓厚，不少俄罗斯商人、探险家、传教士、学者来到了中国。有的做短期逗留，也有的长期居住。他们回到俄国时，带回了大量有关中国的资讯、史料。据不完全统计，仅中医药典籍就超过 300 种，现散存于俄罗斯主要城市的各大图书馆、研究所和医学院。

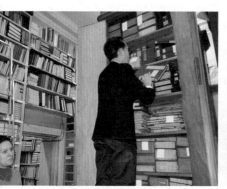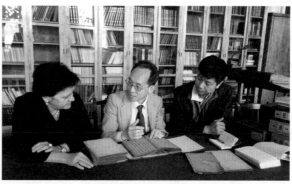

○ 进入圣彼得堡大学医学院书库中查找中国古籍（左）
与东方手稿研究所专家交流（右）

俄国科学院东方古籍研究所（又名东方手稿研究所），其建筑原是沙皇王子的住所，后被用于图书馆。馆内收藏有敦煌的卷子残卷，也有郎世宁在清宫画稿的铜刻原版；有千年前用波斯文书写的阿拉伯医书手稿，也有古代羊皮古书珍本。

在汉学家波波娃所长的帮助下，我有幸看到了明末清初五部品相良好的《本草纲目》。大喜过望之余，我有些爱不释手。我与波波娃所长一同咏诵了王世贞的序言。时间所限，我将这里的几个版本的附图版式进行了对比，并选择我研究多年的中药辛夷图进行对照，初步判定这几套书为江西本与钱本两个系统的五个不同刻本。

经馆长介绍并参考藏书印章，得知原来这些珍贵的藏书主要来源于 19 世纪俄罗斯东正教赴华使团。据李民博士考证，另有俄国外交部亚洲司在 1823 ～ 1857 年的 35 年间，不惜斥资购书，中医古籍大量流入俄国。书中多有红笔顿点，有的标示有中文或俄文的注释，还有些似乎从未有人触摸过。

圣彼得堡大学是俄罗斯第一所高等学府，根据 1724 年彼得大帝颁布的法令建立。它不仅在现今的俄罗斯高校中处于领先地位，在世界大学排名中也高居第 28 位。圣彼得堡大学曾涌现出许多杰出人士和科学家，俄罗斯现任总统普京和总理梅德韦杰夫也都同出此门，均毕业于该校法律系。鼎鼎大名的科学家有 1863 年发明了化学元素周期表的门捷列夫，还有在"狗饲实验"的基础上创立高级神经活动学说并获得 1904 年诺贝尔生理学医学奖的巴甫洛夫。该校共计培养出 7 位诺贝尔奖获得者。

俄罗斯圣彼得堡大学东方系亦是东方文献主要集藏地之一。 2013 年我曾到此进行学术交流，因为今年是第二次到访，加上李民博士与丘里洛夫（L. P. Churilov）教授的帮忙，我得到特许，进入书库，近距离接触这批珍贵的中国古代医籍。这里的汉籍医学类藏书共有 37 种， 643 册，绝大部分是 19 世纪的清代刻本，其中也有珍贵的手写本，包括医经、伤寒金匮、针灸推拿、医案、本草、方

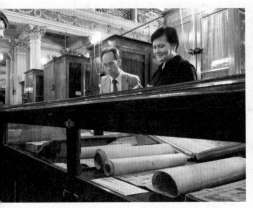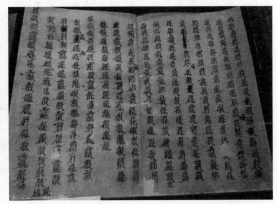

○ 东方手稿研究所珍藏的敦煌卷子（左）及西夏文真迹（右）

书等门类。这部分藏书还仅是汉籍流传入俄国的一小部分，而且不到这里所藏汉籍总量的 1%。书库中还见到其他本草古籍，如清代汪昂的《本草备要》，清代刘若金的《本草述》，这些都是在《本草纲目》基础上的衍生版本。取前人之精华，并剔除其糟粕，在临床方面很有参考价值，并曾广为流传。其他还见到有《广群芳谱》《食物本草会纂》等。

因藏书一直没有被发掘，甚至没有像样的书目，所以尚未很好地开发利用。我看到在图书馆库房内的地板上，有中国邮政的邮袋，看来该馆对中文书籍的收藏仍在继续。

[医药溯源]

中医药在俄传播的历史与两个国家的双边关系密切相关。

19 世纪下半叶，俄国加入了西方列强瓜分中国的行列。在此之前，沙俄政府为了深入了解中国，自 1820 ～ 1864 年，向中国派遣传教士，在传教士的使团中有若干随队医生。俄国政府要求他们了解中国的医学与自然科学，他们有的在北京居住长达 10 年之久。根据李民博士的考证，19 世纪俄国的传教团医生采集并带回了很多中国药用植物标本。

我在查阅《中国植物采集简史》的过程中，得知从 17 世纪到 20 世纪的 400 年里，到中国采集植物标本的外国人有记录的共有 316 人之多，采集的植物标本数达 121 万份。因中国的植物分类学起步较晚，中国 70% 以上种类的模式标本是由外国人采集的，并多保存于世界各大标本馆。时间之长，数量之多，令人感叹。据不完全统计，其中来自俄罗斯的采集人就达 25 位，有俄国的将军、植物学家、药学家、医生、地理学家、采集家等。

塔塔里诺夫医生（A. A. Tatarinov）1840 年来中国，1850 年回俄国，他曾经在 1851 年将 570 种植物标本和 452 幅精美的野生植物绘图交给圣彼得堡的分类学家。在李民博士送给我的一份当时植物采集记录中可以看到，很多标本都是在京郊的百花山周边采集的。恰好三十多年前我上大学时，曾到那里住过一个星期，野外学习药用植物。我在帮助整理这份采集记录的过程中，见到了卧佛寺、老君庙、黄塔这些熟悉的地名，还有半夏、金荞麦、柳叶菜、五味子、天南星、小蓟、藜芦等药名，仿佛故地重游了一番。在初步鉴定整理的过程中，我更正了一些印刷和汉字拼音的错误，推测记载的植物名可能源于京郊房山县的口音。

俄国人对中药的关注没有停留在文献的收集与标本的采集上，而是同时开展一定的实验研究。他们对黄芪、当归、半夏等 38 种中药进行了临床试验。

时间推移到 20 世纪 50 年代，中苏交好，苏联全面支援中国的建设。中国也将自己的国粹中医药输送给老大哥，主要是针灸。

在中苏关系冰冻的 20 世纪 60～70 年代初，苏联的针灸学也处于沉寂状态。70 年代开始，随着世界针刺麻醉的热潮兴起，苏联的针灸学又再度活跃起来。苏联解体后，中俄关系迅速转暖，中药进入俄罗斯成为这一时期中俄医药交往的重要突破。

［探植物园］

圣彼得堡植物园是俄罗斯最古老的植物园之一，建于1713年，与冬宫、夏宫一样，正值罗曼诺夫王朝的彼得大帝在位的鼎盛时期。该植物园起初是皇家的草药种植园，占据整个Aptekarsky岛。园中保存有数以百万的植物标本，先是以西方草药为主，后来也引进了东方的药用植物。

1823年修建的皇家植物园的温室中收集的品种可与英国邱园的温室相媲美，这也是该园最引以为豪之处。这组200年前兴建的大温室，占地1公倾，其总长度达1公里，栽培的植物种类多达17000种。从低等的苔藓、地衣到有花植物，覆盖了热带、亚热带、温带的植物。温室内有远道而来的睡莲、王莲、西番莲、苏铁、仙人掌、兰花、可可、咖啡、香蕉和芒果等。在香港，很多都是身边的植物，但对位于北纬57度的寒温带国家来说，培育这么多温、热带植物绝非易事。各温室的温度、湿度，都要因植物种类不同而精心设置，更不要说习性各异植物的多品种培育繁殖了。

万绿丛中，还保存有一把200年前的铁座椅，据说彼得大帝曾在此小憩。应植物园主任基里尔之邀，我们也在此合影留念。

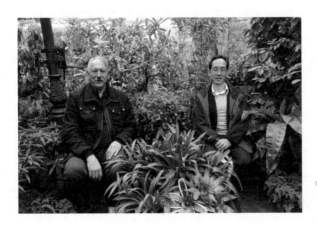

○ 参观植物园温室，据说彼得大帝当年曾在此小憩，左为植物园主任基里尔

圣彼得堡植物园出现过世界顶级的植物学家，如 C. J. Maximowicz 等。该园与世界上五百多个植物园、研究所有合作交流，在世界植物种子交换与保护方面做出了突出的贡献。园内专门开设有盲人区，帮助盲人通过嗅觉与触觉来认识植物，主要是芳香类的植物。植物园主任还特意带我参观了草药园，虽然时值深秋，大部分的植物已凋落，但在这里我仍见到了很多药用植物，如沙棘、紫锥菊、贯叶金丝桃等。

在莫斯科郊外，我们走访了前苏联在 1951 年建立的全俄药用与芳香植物研究所（The All-Russian Research Institute of Medicinal and Aromatic Plants）及附属植物园。这里是当年世界上最大的药用植物主题园。全园占地 35 公顷，有温室有户外栽培，曾对全俄境内 10000 种植物进行了普查，其中常用药用植物约三百种。前苏联对药用植物的研究，曾对中国的药用植物学研究起到示范作用。根据药用植物学家肖培根教授的回忆，那时苏联专家曾几次在北京举办全国药用植物栽培培训班，对于培养造就中国第一代药用植物栽培人才起到了很大的作用。根据苏联专家的建议，在北京的西北旺建立了药用植物栽培场，这便是今天的中国医学科学院药用植物研究所的前身。

研究所与植物园因近年科研经费匮乏，设施比较陈旧，很多基础研究处于半停顿状态，标本馆内的一些标本已经被虫蛀，园内的柏油路常年无人打理，远芳侵古道，裂缝中长满了车前草，令人感慨万千。但研究所内保留有丰富的植物品种，目前该研究所已经将重点放在药用植物与芳香植物的应用研究方面。随着人类回归自然热潮的兴起，期望该所能再展雄风。

[市场浅析]

大黄在中俄两国的贸易中曾占有较大的份额，18 世纪中叶，俄国与中国的大黄贸易曾经达到顶峰，俄国政府为了获得更高的利润，几度由国家直接控制大黄的买卖。近年来，中国与俄罗斯之间的贸易出口额不断上升，其中中医药相关产品占有一定的比例。

中国改革开放三十多年来，有中医药界有志之士冲出国门，挑战俄罗斯，但或是无功而返，或是成绩甚微。尽管中国人在俄学习、经商者不少，也有行医的，但开中医诊所的却没有。在俄罗斯全境各大中城市，也有小型中医诊所，但现状令人喜忧掺半。中医药在俄罗斯为何不似日本或其他欧美国家一样形成规模与气势呢？

经初步考察，我觉得大概有以下几方面的因素。

中医在俄不具行医的资格

无论中医还是西医，中国医学院的学历在俄罗斯都不被认可。在俄罗斯医疗体系中没有中医，政府也没有出台任何有关中医的政策。开中医诊所的多是俄罗斯人，有合法的西医行医执照和正规的商业经营执照，但诊所内聘请的却是没有合法行医执照、水平良莠不齐的中医。有真的中医，也不乏打着中医的幌子为利益而来者；有些人过度渲染中医的疗效，宣称中医包治百病。

2014 年 6 月，我在莫斯科访问了一家名为"黄帝"的中医诊所。诊所有十几个诊室，占了整整一层楼。室内陈设十分典雅，墙壁装饰颇有中国风格，有的装饰画是将《全国中草药汇编》的彩色手绘图谱复制放大而成。

老板讲述了 4 年前开设这家诊所的原因：她本人曾经患病，后经中医治愈，自此迷上了中医，希望更多的人可以通过中医减轻病痛。她先后走访了北京、上海、深圳等大城市，目的是从中国请来最好的医生。她所经营的中医诊所是目前莫斯科较具规模的一家。在这里有 5 名具西医执照的俄罗斯医生和 8 名中国来的中医。因中医行医尚未合法化，这些中医只能以其他身份来此，每次的逗留时间只有三个月。

目前该诊所日门诊量可以达到六十多人。患者以俄罗斯人为主，多为中产人

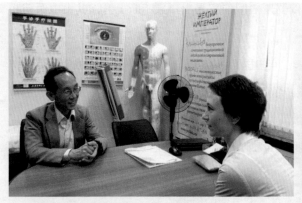
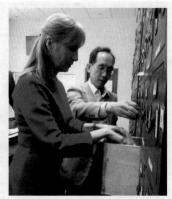

○ 在黄帝中医诊所采访西学中的俄罗斯医生（左）
　在中医诊所药房（右）

士。治疗病种涉及内、外、妇、儿科等。诊金相当于 50 美元，加上针灸的治疗费用和药费，每次看病花费 100 美元左右。

我见到一位当日出诊的西医，她本身是神经科医生，因为对中医感兴趣，自学中医后，又拜师学艺。我请她给我把脉、看舌苔。聊起中医，她说得头头是道，认为对一些疾病，配合针灸或药物治疗，疗效很好。一些中成药，如妇科病常用的逍遥丸、滋阴补肾的六味地黄丸、感冒常用的板蓝根冲剂等都是她在临床中使用较多的药物。

在俄罗斯开中医诊所，本国人有得天独厚的经营优势，比起华人要有利得多。在经营策略方面，他们先从上层社会做起，普京及莫斯科的副市长都接受过中医治疗。在患者开始接受中医的同时，西医师也在接受中医，并常将一些棘手的患者介绍到中医诊所，主要的病种有皮肤病、妇科病、肥胖、关节炎、胆结石等。以胆结石为例，西医治疗方法只有开刀，而中医使用排石汤疗效显著。由此也可以看出，临床疗效是使中医得以生存、逐渐发展的关键因素。

对于中医在俄罗斯的发展，解决本地中医师资格与培养本地中医人才是长远大计。目前已经有十几位俄罗斯学员从中国学成归国，他们先学中文，后学中医，系统接受过中医科班训练，发展很不错，相信将来会发挥更大的作用。

在俄罗斯，现针灸师已经获得承认，可以拿到执照，大学里也有了教研室。中医在俄罗斯机遇与危机并存，需稳步发展，规范化管理，才会有更大的发展空间。

中药在俄多数不具药物的资格

中药作为外来药品进入俄罗斯非常困难，现多是以食品或食品添加剂形式注册的。正式以药物注册的仅有丹参滴丸、三九胃泰、洁尔阴等七种，大多数中成药是以健康保健品形式登记进入市场的。即使这些保健产品，也需按照俄罗斯的要求，有俄文的说明，重新进行包装设计，标明产品名称、生产厂家、药物组成、有效期，但不能写功效。据当地从事中医的人介绍，因为俄罗斯政府监管部门对未注册的中药使用采取睁一只眼闭一只眼的态度，所以只要没有人举报安全性问题，便可自由使用。

中医师开具处方都非常谨慎，因此未见因为安全性引起的投诉。药物使用也较规范，用量也十分保险，一般给三天的剂量。计价方面，一律以克为单位，如每克8卢布。

我们参观了前述诊所的药房。百子柜中存放着两百多种常用中药饮片，不过没有动物药，矿物药中只有石膏，毒剧中药更不在其列。个别中药混淆现象仍是

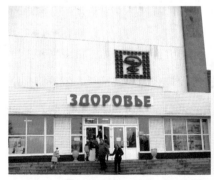
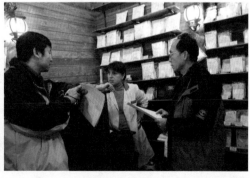

○ 在莫斯科医药产品中心进行西草药调查

存在的，例如香加皮与五加皮的混淆。许多中医师不会辨别中药混淆品，只有信赖进口商。该中医诊所提供代病人煎药的服务，使用的是北京生产的煎药机器。

在莫斯科，我们走访了一个医药产品中心。该中心看上去有几十家店铺，就像个小商品市场，有经营多种成药的柜台，有一些店兼卖小型保健器具，还有专门经销药材的店铺，据店主介绍，分包出售的草药主要来自高加索山区。估计整个市场涉及的俄罗斯草药有百十来种，还有其他西方草药，但是没有经营中药材的店铺。草药制剂以精油提取物和茶包为多。销售人员必须持有政府发放的执照，业务以零售为主，我看到不少普通市民模样的人在买药。

一些店里有来自中国的中成药，如麝香壮骨膏、蚂蚁大力丸、虫草胶囊、银杏叶胶囊等，其次便是祛风湿药；还有蜂王精、人参、鹿茸等传统补益剂，也有新兴的冬虫夏草菌丝口服液，总的来说品种很少。在商标广告几乎都是俄文的市场里，有时可看到一些汉字，如：中药、针灸、刮痧、美容、按摩、拔罐、气功等。对俄罗斯人来说，这些就是中医药的符号，至于内容是什么，恐怕没有多少人知道。

中医药在俄尚未被民众了解

俄罗斯民众是如何看待中医药的呢？我曾经问过一位卖中药的售货员，他说："中药适合中国人，不适合我们。"这可能代表了一般俄罗斯人的想法。显然，这是对以人体为治疗对象的中医药的误解。

俄罗斯在传统医学发展方面自成体系。从彼得大帝时代开始，俄罗斯深受欧洲的影响。起源于德国的顺势疗法，如今仅在俄罗斯得到正式承认。俄罗斯是理智、好思考的民族，是冷静的民族，出了很多的思想家。这是个有良好教育基础的国家。在生命科学领域，以巴甫洛夫为代表，他们相信科学实验结果。这一思维方式，已经融入了这个民族的血液。面对古老东方民族传来的学说，人们持审慎态度。这大概也是为何早期接触中医药的俄罗斯人要开展实验的原因之一吧。

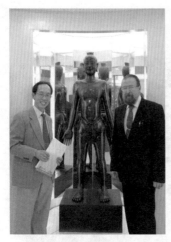
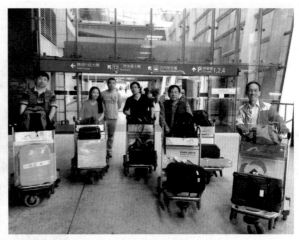

○ 与丘里洛夫教授在浸大针灸铜人像前合影（铜人原件现存圣彼得堡艾尔米塔什博物馆）（左）
《本草纲目》摄制组凯旋归来，左起李民、龚旖、王权琦、浣一平、彭勇、赵中振（右）

　　李民博士的好友尼古拉是体育学院的退休教授，他对中国十分友好，多次到访中国。他拿来几片灵芝和大盒小袋的中成药，有防治心血管系统疾病的药和抗风湿方面的药。因为他有这两方面的疾患，希望我能介绍一下功效与服用方法。我看到这些药都没有英文说明书，中文说明也不尽规范详细。

　　大多数俄罗斯人不懂中文和英文，医生、药师的教育是用俄语进行的，对中医药的精髓很难深入了解。我在圣彼得堡大学医学院讲演时，被问到中国对中药有无临床试验研究，可见有关中医药书籍的缺乏使得俄罗斯人对中医药及中国中医药事业发展的现状知之甚少。

> 　　在圣彼得堡医学院，我再次见到了丘里洛夫教授，他兴奋地告诉我，经过双方半年来的努力，香港浸会大学与圣彼得堡大学间的合作协议即将签署。协议内容包括科研合作、教师交流讲学、学生交流与联合考察等。这是一个良好的开端，希望并相信通过我们的合作，在中俄传统医药方面会有更高层次、更为深入的交流。

有容乃大天下先

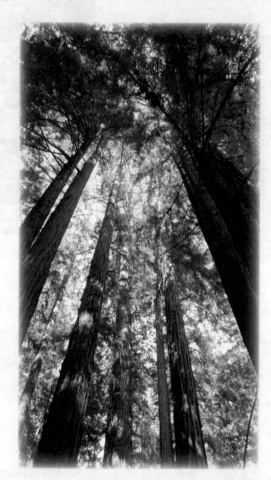

○ 加州红树林

　　我海外旅行去过最多次的国家是美国。美国在新药开发、制药产业、医药管理等方面独占鳌头。过去几十年间，在传统医药领域也吸引了各国英豪来这里一展身手，使得美国在针灸、植物药的研发方面都有长足进展。我在前后不下几十次的逗留期间，对于那里中医药的发展有较多的了解和参与。

［小小银针］

还原历史

多年来，关于中国针灸传入美国，并引发美国 20 世纪 70 年代初期针灸热潮的这段历史，中美两国都流传着不少美丽的传说。究竟是什么人，在什么时间，在中国接受了什么样的针灸治疗，报纸、杂志、电视上众说不一。所涉及的人物包括美国前总统尼克松、前国务卿基辛格、《纽约时报》记者、北京某医院的医生以及中国的领导人等。

在众多的版本中，流传最广的一则是这样的：1972 年美国总统尼克松访华，在访华团成员中，有名年轻的随团记者叫赖斯顿。他在中国不幸患了阑尾炎，住进了中国的医院。中国医生在做阑尾切除术时，没有用麻醉药而是用了针刺麻醉镇痛，手术十分成功。这位记者回国后，在《纽约时报》发表了一篇文章，介绍自己的亲身经历，从而引发了美国的针灸热。

事实真的如此吗？

出于科学工作者对真实性的追求精神和严谨的工作态度，毕业于辽宁中医药大学，现拥有美国中西医双执照的李永明博士开始了追踪探索。

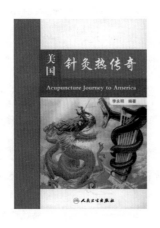

○ 《美国针灸热传奇》（李永明著）

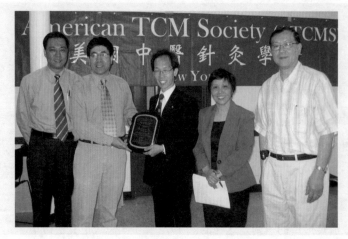

○ 参加美国中医针灸学会活动

　　从美国伊利诺大学图书馆保存的赖斯顿档案的蛛丝马迹开始，顺藤摸瓜远涉重洋随访到北京，李永明博士找到了当年为赖斯顿主刀的吴蔚然教授、外交部的接待官员马毓真先生、翻译兼全程陪同人员金桂华先生，以及为赖斯顿实施针灸治疗的针灸师李占元先生。通过这几位重要当事人的共同回忆，在拥有大量第一手资料的基础上，终于还原了中国针灸传入美国的历史真相。

　　李永明博士在他的《美国针灸热传奇》（人民卫生出版社，2012年出版）一书中，完整而清晰地介绍了这段历史。原来，故事的发生并不是在尼克松访华期间，而是在此之前的1971年夏天。在记者身上施行的也不是针灸麻醉，而是普通的针刺和艾灸疗法，用来缓解阑尾炎手术后的腹部不适。

　　下面的内容便节选自李永明所著的《美国针灸热传奇》一书。

　　1971年7月26日在《纽约时报》头版发表署名文章"Now, About My Operation In Peking"。"美国记者针灸事件"的主人公就是这篇文章的作者——美国知名记者、时任《纽约时报》副社长及驻华盛顿分社主任、专栏作家詹姆斯·赖斯顿（James Reston）先生。当时62岁的赖斯顿受中国政府邀请，携夫人正式独立访华。

赖斯顿的文章中对他所接受的手术以及针灸治疗做了详细的记述。原文清楚地提到："由反帝医院（原北京协和医院）的外科医生吴教授于 7 月 17 日使用了常规的腹部局部麻醉法，注射了利多卡因和苯佐卡因后，为我做了阑尾切除术。手术没有任何并发症，也没出现恶心和呕吐。整个手术过程中我一直处于清醒状态，通过中国外交部的马翻译，我在手术中完全按照吴教授的要求去做，两个半小时后就顺利回到了我的房间。"

......

赖斯顿说："术后第二天晚上，我的腹部有种似痛非痛的难受感觉。该院针灸科的李医生在征得我同意后，用一种细长的针在我的右外肘和双膝下扎了三针，同时用手拈针来刺激我的胃肠蠕动以减少腹压和胃胀气。针刺使我的肢体产生阵阵疼痛，但至少分散了腹部不适的感觉。同时李医生还把两支燃烧着的像廉价雪茄烟式的草药艾卷放在我的腹部上方熏烤，并不时拈转一下我身上的针。这一切不过用了 20 分钟，当时我还想用这种方法治疗腹部胀气是否有点太复杂了，但是不到一小时，我的腹胀感觉明显减轻而且并未复发。"

这篇报道便是引发美国针灸热的起因，小小银针牵动了美国，在中医药传入美国的历史上是一座里程碑。

针灸教育

根据美国国家针灸及东方药物论证委员会（National Certification Commission for Acupuncture and Oriental Medicine， NCCAOM）2013 年的最新资料，美国现有 3.2 万人拥有执业针灸师资格，人数最集中的地区为加利福尼亚州、纽约州、佛罗里达州。加州是针灸师最为集中的地方，有针灸师资格的人数超过 1 万。因为加州有独立的考试制度，这 1 万人中，还有些没有参加全国的考试。因此，美国的针灸师远不止 3.2 万人。美国有很多专门为培养针灸师而设立的私立针灸学校，最多时曾达到百家以上。正常运营并得到美国资格认证的针灸学校有 59 家，在读针灸专业的学生有 8000 人。

这些学校有的虽冠名中医药大学，但教学主要还是以针灸为主。在美国期间，我曾访问过位于纽约的太平洋中医学院和位于加州的加州中医药大学（原名五系大学），并分别在两所大学客串讲了两次课。通过实地参观教学，我对美国的中医药教育有了进一步的了解。

2009 年我访问加州中医药大学时，赵振平校长介绍说，目前美国的针灸学校规模一般都很小，在校学生由数十人到数百人不等，大部分针灸学校的规模和教学内容远远比不上中国正规的中医学院，多采取独立办学方式或从中国聘请有经验的教学与临床专家兼职任教。

随着教育的发展，美国针灸师教育逐渐本土化。一些规模较大的学校，除本科教育外，现在已经开设了针灸与东方医学博士（Doctor of Acupuncture and Oriental Medicine， DAOM）课程。一般的中医师与针灸师在法律上是不允许

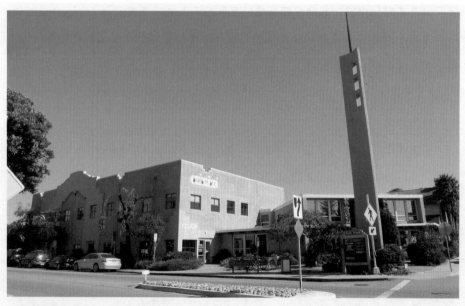

○ 加州中医药大学（又名五系研究院）

使用医学博士（Dr.）称号的，有 DAOM 资格的人，在进行针灸医疗时可以冠以 Dr. 的称号，但这种博士称号尚未被美国学术界广泛接受。

美国针灸学校的经费主要靠学生的学费。一般针灸学校的学费每年要 1 万～2 万美金，再加上其他杂费和生活费，读一年书要花 2 万～3 万美金，三四年下来，所费不菲。

针灸学校必须通过相关的教育资质审查才可以招生，具有资质的学校的毕业生才能参加全美针灸资格考试，申请各州的针灸执照。在美国，针灸教育市场竞争激烈，针灸学校没有全国统一的招生计划，专业针灸师培养的数量全靠市场调节。学校的经营者有美国人、华裔和韩裔。当针灸市场不景气或针灸学校毕业生过多时，一些不景气的学校不得不关门。正是由于上述原因，这些针灸学校的设施一般都很简单，主要有教室、诊疗室、图书馆及附属针灸诊所，学校的设施只要能达到资质审查的标准就可以了。

美国针灸学校的最大特点是实用。在设立课程和教学内容等方面首先满足各州针灸法的要求。各地的中医教育各有特色。例如，一般的中医学院以针灸教育为主，但在加州则是中药与针灸课程并重，大概有 450 个学时的教学；而在纽约，并无专门的中药课程训练要求。

大部分州对职业针灸师都有很严格的规定，必须是三年制以上的正式针灸学校毕业生，学习满 2000 课时以上，通过统一的资格考试等，才能申请针灸执业执照。

针灸市场吸引了医疗相关行业人士的目光。李永明博士介绍说："针灸刚到美国时像是街上新来的'小顽童'，无人理睬，没有法律保护，还深受排挤。经过几十年发展，已经今非昔比，变成有主的'乳酪'，不能让外人乱动。对于这种变化和利益的得失，针灸界有过教训。最早，有执照西医师（包括 MD 和 DO），要求学习 300 小时就可以获得针灸执照，他们的努力获得成功，此条文被写入大多数州的针灸法。接下来，牙医（Dentist）和足医（Podiatrist）提出同样的要求，也获得了满足。自此，针灸界还勉强可以忍受，因为毕竟西医师对推动美国针灸发展作出了重要贡献，他们从事针灸可以提高针灸在医学中的地位。而牙医和足医的针灸范围被限制在口腔和双足的小范围内，对大部分专业针灸师还够不成威胁。但针灸界内部反对声音一直不断，理由是，为什么针灸师需要学习 3 年，而他们只学 300 小时就可以了，还不用考试，实在不公平。后来，其他医疗行业包括整脊医师（Chiropractor）、物理治疗师（Physical therapist）、医师助理（Physician assistant）甚至护士治疗师（Nurse practitioner）等，都相继提出类似法律提案，要求允许他们学习 300 小时后就可以从事针灸治疗，这些'企图'明显对针灸行业造成了威胁。针灸界当仁不让，在很多州的立法博弈中，中医针灸团体起到了十分重要的作用。以纽约州为例，由于针灸行业学会的极力反对和游说，整脊医师的针灸提案在州议会连续数年被否决，最后整脊行业不得不放弃此提案。美国针灸业需要成立学术和行业团体来保护自己的利益，从另一个角度说明了中医针灸在美国地位的变化。"

［加州红杉］

《红杉树》是 1972 年美国总统尼克松访华时，由中国著名女歌唱家朱逢博演唱并广为流传的歌曲。20 世纪 70 年代，文化大革命如火如荼。在那个遍地红海洋，批斗口号震天响的年代，《红杉树》这首悠扬抒情的歌曲别具风格。我对这首歌的歌词仍记忆犹新："在那美丽的西湖边，有一棵红杉树，越过重洋，来自彼岸，滋润着友谊雨露。红杉树，你带来了美国人民的深情，你扎根在中国的沃土。"从那时起，我就一直有个愿望——去美国看看红杉树。

美洲红杉 *Sequoia sempervirens* (Lamb.) Endl. 为柏科植物，又有世界爷、巨杉之称。因人类的大肆掠伐，生态环境严重破坏，昔日覆盖北美沿海的红杉树现在只有几处能够看到。最大的一片红杉林，分布在加利福尼亚州金门大桥以北 12 英里的地方。1908 年为纪念自然保护学家墨尔，这片占地 300 英亩的保护地被命名为"墨尔红木国家纪念公园"（Muir Woods National Monument），以表彰这位自然主义的倡导者为人类生态保护作出的巨大贡献。

加州是个好地方，气候温和，富饶的土壤和保护区内严格的保护措施，为

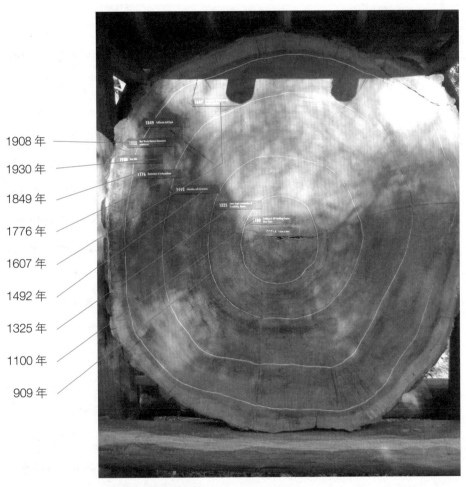

○ 千年巨树断面的年轮

这些"植物界的大熊猫"提供了良好的生存环境。在红杉树森林区，不但禁止吸烟、采集，就连溪边垂钓也不允许。在保护区曲折的山路上行走，路边可见到众多蕨类植物，这些被称作空气指示剂的植物在有污染的地方是见不到的。阳光从巨树的缝隙中透过，与弥漫的晨雾交织，形成了一道道光束，如梦如幻。我抬头仰望挺拔的红杉树，脖子都酸了还望不到顶。根据园内的精确历史记录，有的树高超过 100 米，树径超过 5 米。现存的红杉树树龄多在 500～800 年之间，有的甚至超过 1000 年。保护区的入口处，一个直径 2 米多的巨大树桩断面上的道道年轮，记载着千秋沧桑。

加州之行的另外一大收获是，在这里我见到了美国草药典委员会的主席 Roy Upton 先生。几年前，有幸收到 Roy 的邀请，我参加了美国草药典的部分工作。在相互的交往中，我为他的工作热情所感染。

美国草药典（American Herbal Pharmacopoeia， AHP）是 1995 年在加州成立的非营利学术团体，其目的是促进草药的正确使用。AHP 吸引了一批来自世界各地的植物学家、大学教授、临床医生、研究者、药政管理人员、制药业的专家志愿者组成的专家团队。AHP 与美国食品药品监督管理局（U. S. Food and Drug Administration， FDA）、美国国立卫生研究院（National Institutes of Health，NIH）有着很好的联系。AHP 的主要工作是编辑出版常用草药专著，包括西方草药与来自中国、印度等国家的东方草药，供相关人士参考。专著的内容涉及草药的来源、鉴别、加工、贮藏、检测方法、禁忌症、药物相互作用等资讯。

正是这批爱好草药的工作者默默地奉献，执着追求，目前已经出版了 27 种植物药专论，最终目标是完成 300 种。在没有政府拨款，仅通过个人、机构、制药企业资助的情况之下，殊为不易。

因为对草药的共同爱好，此次我与 Roy 在加州红杉树林相会，一同登山识药，真乃人生一大乐事。我们还一同走访了加州的西方草药店。小小的店里上百种草药制品排列整齐，主要有三大类：袋泡茶、精油与酊剂（醇提取剂），多单味使用。

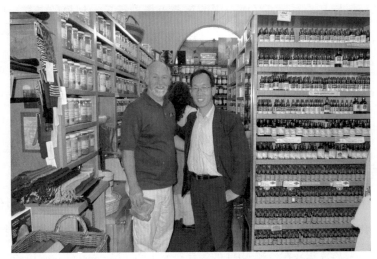

○ 同 Roy 一起考察美国药用植物产品

　　人们一般认为西方草药多用于调理，而东方草药多用于治疗。其实，西方草药并非不能治病，只是在现阶段，包括美国在内的一些国家不允许在产品说明书上声称有治疗效果，只能以食品补充剂的方式售卖。这样的法规同样适用于美国出售的中药相关制品。只因在华人社会中，中药早有应用的习惯和口碑，故以药的方式在民间流传，自行选用。

　　Roy 随后又带我到他家作客。没想到，他家竟有一个小药园，种着紫锥菊、月见草、贯叶连翘等百余种草药，全由他一人打理。在 Roy 家中，珍藏着不少西方草药的医书与中草药的书籍。他将收藏的《世界医学史》与《世界药学史》等书籍赠送给我，我也将自己主编的《香港容易混淆中药》回赠给他，以文会友，相谈甚欢。

　　与我们一路同行的，还有 Eric Brand，也是一位中药事业的追求者。我们一同考察了美国的草药市场，发现了很多容易混淆品种，如三七与川三七、五加皮与牛白藤、鸡血藤与大血藤、升麻与广升麻、白附子与禹白附等。此次相聚后，

Eric 与 Roy 一起，又对美国的草药市场进行了大规模的考察，以《香港容易混淆中药》为参考，正本清源，为澄清美国市场的中草药品种做出了贡献。后来，Eric 多次来香港，并同我一起赴中国内地考察。2014 年初，他正式来香港浸会大学中医学院跟我攻读博士学位，踏上了探索中医药的新征程。

［哈佛项目］

美国对天然药物研究的主要目的是从中草药中提取出新颖和有生物活性的化合物，最终开发成为新药，研究者大都是大学的有机化学家及生物学家。

2009 年我在参观 NIH 的癌症研究中心（National Cancer Institute， NCI）时，研究室主任 David J. Newman 向我介绍说，他们的研究中心以筛选出抗肿瘤植物药紫杉醇而著称。过去这些年曾筛选过来自 2127 种植物中的 67500 种提取物，其中约有 4% 的提取物有效。

随着天然药物筛选技术的不断进步，筛选效率也不断提高。如利用自动化高通量筛选设备，每周便能测试上万甚至几十万个样品的生物活性，并进一步追踪和鉴定出具有生物活性的单体化合物。

药物筛选技术突飞猛进，但生药学研究明显滞后与投入不足，由此也引发了一系列的问题。

举例来说，紫锥菊可治疗感冒，该属 *Echinacea* 有数种植物，常见的就有 3 种，究竟用的是哪一种呢？为何各个实验室的结果相差如此之大呢？应用锯叶棕 *Serenoa repens* (Bartram) Small 治疗良性前列腺肥大时，为何治疗组与对照组的结果没有显著性差异？还有一种由 8 味中草药组成的复方，组方包括黄芩、人参、冬凌草、赤芝、菊花、甘草、板蓝根、猫爪草，虽然前期工作进行得不错，但是由于样品的稳定性与质量问题，临床试验不得不终止。

在此之前， NIH 在进行中药的研究时，遇到过更多棘手的案例。如原材料

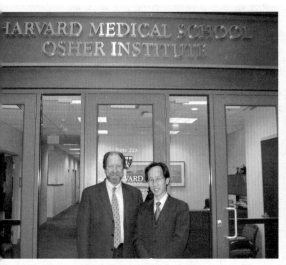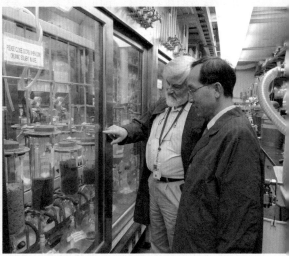

○ 与David在哈佛医学院欧莎研究所（左）
参观NIH癌症研究中心（右）

是当归，但样品颜色不同，不知是用哪种方法炮制的；原材料是黄芪，却不知来源于哪个品种；还有的药材，不了解其保存年限，对实验结果的差异无法做出合理解释。

以上一个个案例，无论从时间的消耗还是资金的投入，所付出的代价都是巨大的，NIH的专家们也愈加认识到确定样品的重要性。为了保障药品的临床有效性和安全性，先要确定研究样品，确保临床前实验样品、临床试验样品、大生产样品的一致性和可追溯性。这就要求天然药物研究必须从生药的基原鉴定出发，之后才是化学分析、体内代谢的检测，进而阐明生物机制等。很多人已经认识到，中药及天然药物的研究难在第一步，即样品药材的基原鉴定与质量的稳定性。

2006年，NIH规定，凡进行天然药物研究，必须对样品的基原进行鉴定，保障样品的真实可靠；提供样品中外来污染物是否在规定范围内的资料；提供样品稳定性的资料；提供每批样品可重现性的资料；标本必须归档保存。NIH还推出了草药研究策略，即由中医药专家选择实验药物——从质量上保证重复生产实验用产品；以这样的产品进行临床前药理研究，并进行可控的随机性临床试验，证明该产品安全和有效。如此完成的才是一项权威性的研究。

面对 NIH 这些新的要求，美国哈佛大学医学院 David Eisenberg 博士主持开展了"建立东亚植物药资料库"的研究项目，并获得美国国家癌症研究所 NCI 和 MARCUS 基金会的资助。这是一个宏大的设想，是一个有着长远意义的项目。该项目的目标是建立常用药用植物的资料库，并在此基础上创立高通量复方药物的筛选平台，用于与癌症相关生物测试方法检测、植物提取物活性筛选等。

David 是中美建交后第一批来中国的美国医学留学生，20 世纪 80 年代前后在北京中医药大学学习。他对中医药情有独钟，三十年来始终为促进中美传统医药交流矢志不移。

这是一个国际性的合作项目，该项目得到了国家中医药管理局、科技部的批准，并且签署了国际合作的协定，中国部分在北京中医药大学实施，我作为项目的顾问全程参与。项目成员还有北京中医药大学的王文全教授，香港浸会大学的植物分类学家陈虎彪教授等。经过两年的努力，我们建立了 150 种常用中药的标准，包括性状与显微鉴别方法、指纹图谱分析方法以及符合《美国药典》规定的重金属与农药残留的测定方法。三方合作的有关学术论文已在国际期刊上发表。我们的实验调查说明，从源头抓起，中药的质量是可以控制的，可以做到无混乱品种、无农药残留、无重金属超标、内在成分相对稳定等。通过国际间的合作，有更多的人参与，能够加速这一进程。

2010 年，因突如其来的不可预测因素，MARCUS 基金会资助终止，该项目也因此而夭折。但我始终认为，这次工作是卓有成效的，既为今后的植物药基础研究提供了参考，也培养了人才。

[美国药典]

中药大多来自于天然，药材受到环境、品种、药用部位的影响，加之是多成分的复杂体系，质量差异较大。至于中成药，质量影响因素就更多了，不同厂家生产的同种产品往往质量悬殊。以什么样的标准来检验中药？这是一个困扰人们的问题。中药要走向国际，首先要建立一个国际上普遍接受的标准，对中药评价取得共识。

进口到美国的含中药的产品种类有化妆品、处方药、非处方药及食品补充剂。食品补充剂包括：维生素与矿物质、植物药制剂、营养品。美国现约有 3 亿人口，成年人占总数的 80%，即 2.4 亿，使用食品添加剂的人逐渐增多。美国使用中药的有哪些人呢？按群体分，有牙医、针灸师、兽医、西医生和其他医疗服务提供者。

人们一般可能认为，药典委员会是政府机构，因为药典是一个国家记载药

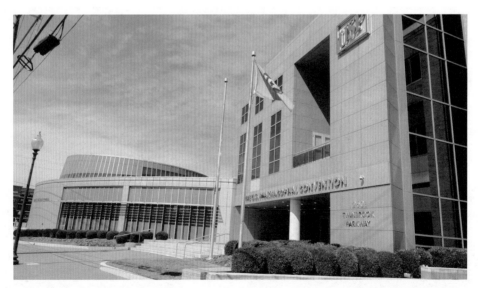

○ 美国药典委员会大楼（马翠英提供）

品标准、规格的法典。其实不尽然。成立于 1820 年的美国药典委员会（U.S. Pharmacopeial Convention， USP）就是以公司方式经营的非官方机构。USP 以制定药品标准为中心任务，其权威性得到了世界上大多数国家的认可，是公信力最高、影响力最大的药典制定机构。其主要的服务对象有三个方面：一是政府与监管机构，二是药品生产厂商，三是消费者。

十几年中，我与 USP 有很多接触，曾到 USP 在马里兰的总部作讲座和参加论坛。在 2005 年 10 月北京举办的第二届中美药典论坛上，我发表了"中药鉴定是中药标准化的基础"的报告。后来又参与 USP 植物药标准的制定工作，从去年开始承担《美国草药法典》（Herbal Medicines Compendium， HMC) 显微鉴别部分的工作。

目前，《美国药典》的内容已从传统的以西药为主，扩展到健康食品、中药与西方草药。美国药典委员会成立了食品补充剂与草药专家委员会，我被聘为顾问，后来我又成为了《美国草药法典》亚洲专家委员会委员。

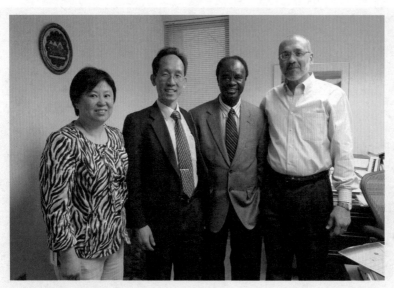

○ 与美国药典会的同事们

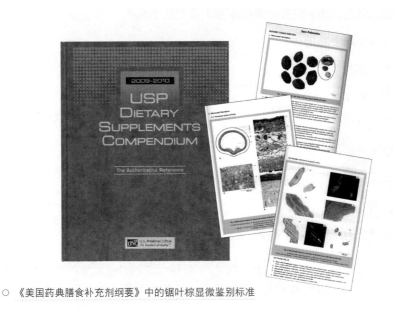

○ 《美国药典膳食补充剂纲要》中的锯叶棕显微鉴别标准

《美国草药法典》是由美国药典委员会出版的一部标准集，也是美国药典委员会的第 7 类标准，这些标准主要采用各论来表述，为选定的草药制定各自的标准，包括名称、规格、指标成分分析方法等方面。

按照美国 FDA 目前的规定，草药仅可以食品添加剂与营养补充剂的形式出现。除非通过临床试验证明有确切的疗效，并通过严格的审查，否则不能作为药物使用。美国药典会通过草药分类的举措使中药标准得以收载入《美国药典》，应当讲中药在向西方医药界进军的里程上跨出了一大步。

中美药典委员会经过磋商，签署备忘录，提出了共同研究、共同制定、共同发布药品标准的意向，共同为提高标准水平，促进质量提高，实现标准的国际协调做出贡献。以全球为视野，拟定共制定 99 个中药的美国药典标准。迄今，已经制定了丹参、灵芝（赤芝）、三七等 23 个植物药的标准，另外 23 个尚在网上公示中，如五味子、金银花、大枣等。

《美国草药法典》选择品种的原则大致有四个标准：

1. 全球市场上有的；

2. 临床使用率高的；

3. 有一定实验基础，可获得足够信息的；

4. 市场经济价值高的。

在技术方法上的重点为：

1. 所用分析方法与文献方法的比较，考察重现性；

2. 品种选择上，强调特异性鉴别，以区别同属其他植物；药材鉴别上，进行与容易混淆品的比较；收录品种，优先选择一药一个来源的；

3. 尽量采用多指标成分测定，鼓励使用对照提取物，并提供对照色谱图。

《中国药典》的基本功能与工作重点，目前仍放在为中药原料或中成药产品的质量控制提供标准，而《美国药典》已经侧重在药品整个制备过程的质量控制的指导方面，即导入质量源于设计（Quality by Design）的概念，重视从原料开始直到成品生产的整个过程的监管，并引入风险评估和风险控制理念。

USP 的社会效益日渐彰显的同时，经济效益也十分显著。USP 在中国、印度、巴西开始设立不同的总部，目的是进一步提高 USP 的全球化、国际化程度。随着 USP 品牌权威性与国际认可度的不断提高，相信《美国草药法典》对中药的发展将起到巨大的促进作用。我认为，中药的国际化应该以制定标准为起点，与国际接轨，并逐渐加强研究的深度，最终提高中药的国际影响力与竞争力。

［圆梦黄石］

记得还是在 1979 年，我读大学二年级，北京电视台《星期日英语节目》中曾播放过一段美国黄石国家公园的纪录片。从那时起，黄石仙境便在我心中留下了抹不掉的印象。幸运的是，1997 年一次赴美学术交流的机会，使我终于圆了黄石梦。

黄石公园位于美国的中西部，1872年成为世界上最早被指定的自然保护区，总面积约为9000平方公里。园内铺设的公路总长度超过1000公里，我们驱车在里面整整转了3天，也只能走马观花地看看路边的主要景点。

60万年前的一次火山喷发后，这里便留下了大片从30℃～90℃的间歇式温泉、热泉。在热泉盆地，我们漫步在用木板架起的安全道上，四周弥漫的硫黄气味扑鼻而来，在热泉蒸汽中穿行，如同进了桑拿浴室。环顾左右此起彼伏的泉眼，有的似一锅煮沸的黄泥浆，有的水平如镜，深邃湛蓝，有的看上去如浑浊的白灰池不断吐着气泡，也有的俨如青色细腻的水泥池潭。在一处梯田状的温泉高台溢出口，析出的碳酸钙结晶似乳白色冰锥倒悬，高硫质的沉积岩五光十色，如宝石镶嵌大地，在阳光的辉映下泛着灿灿金光。

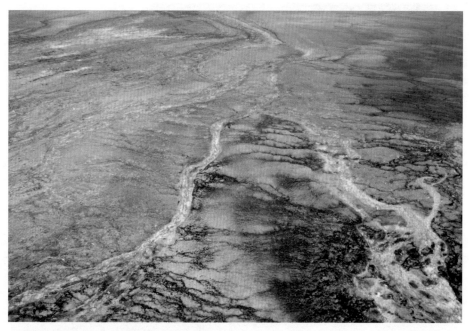

○ 岩浆在地面上流淌，恰好似黄河之水天上来

七月的黄石公园，平均气温在 20℃ 左右。但海拔 2500 米以上还可见两尺厚的皑皑残雪，清澈的小溪在白雪中流淌，别有一番风景。

公园里，北美的野生动物时隐时现，公路边，几头驼鹿一动不动地站在土坡上，好似交通警察一样尽职地指挥着过往的车辆。火山口旁，老牦牛慢吞吞、悠闲地散步。草丛中憨态十足的小灰熊在旁若无人地玩耍。小精灵般的松鼠拖着大尾巴围着人们窜来窜去。一阵疾风吹过，沼泽彼岸，一大群叉角羚羊映入了我们的眼帘，出现了"风吹草低见牛羊"的美景。

黄石湖海拔 2357 米，是全美第一大高山湖泊。四周为原始森林所环抱，

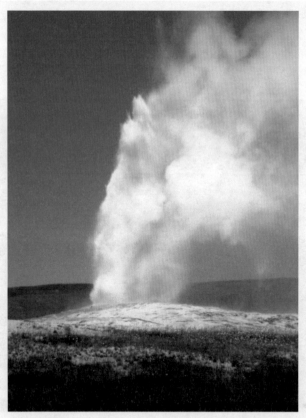

○ "老忠实喷泉"，间隔约一个小时喷 1 次，每次平均喷 5 分钟，水柱可高达 40 米，蔚为壮观

绕上一圈足有 160 公里。白雪覆盖的落基山脉倒映入海蓝色的宽阔湖水中，似海市蜃楼，岸边激浪，荡人心魄。湖湾处偶有游人垂钓，更增添了几分幽静。水波粼粼中的火山口，看上去宛若月亮上的环形山。据说，每到深秋，候鸟白天鹅还会从天而降。

在黄石大峡谷，有落差达 33 米的大瀑布，人还没走到近前，就有雷鸣声震慑耳边。两岸刀削斧劈的悬崖绝壁达四百多米深，黄灰色的岩石上寸草不生，沟壑纵延 38 公里，黄石湖之水经由此路直奔黄石河而去。

海拔 2000 米以上的高山草甸，就像一块天然的大地毯。绿茵茵的小草上蒙着一层露珠，鲜嫩晶莹，三叶草花的素白，万寿菊的橙红，月见草的荧黄，龙胆的靛蓝，株株婀娜多姿，在高山强紫外线下更显娇艳。体长不足两寸的小银鹊在草尖上跳来跳去，轻盈之极；身着五彩衣的大蝴蝶翩翩起舞，快活之至。时而远方传来几声白头海雕的啼鸣和北美草原黄狼的嚎唤，在大自然美妙的交响乐章中显得那样和谐与完美。

［玻璃奇花］

2009 年夏天我第二次来到哈佛校园。上一次是在 2003 年，为了帮助儿子报考大学，和众多家长一样，我们带他到这里受熏陶。那天，偶然进入一个博物馆，赫然见到了玻璃制作的植物标本——玻璃花，实在令研究药用植物的我惊喜不已。因为当时的主要目的是带孩子看校园，来去匆匆，无法尽兴。

这次来哈佛做半年的访问交流，时间自然充裕些。来美之前，台湾的张永贤教授再三叮嘱要我仔细看看哈佛的玻璃花，此建议正合我意。于是，我终于有幸再睹玻璃花的芳容。

玻璃花展览室位于哈佛大学自然历史博物馆，是离大门最近的展室，任何参观者都不会错过，是这里的镇馆之宝。走进展览室如同进入了花的海洋，童话的世界。但见仙人掌刺锋芒毕露，着生于上的霸王鞭花朵黄嫩诱人；红豆杉杯状肉质的红色假种皮色彩逼真；百合花姹紫嫣红，花瓣上的斑点与绒毛细致入微；五角枫叶红中透紫，刚柔有度，似乎刚刚染过秋霜。构造复杂的兰花，花瓣、唇瓣、中萼片、侧萼片、合蕊柱件件都刻画得淋漓尽致。锦葵花那多数雄蕊，花丝下部合成管状的单体雄蕊及内部解剖构造层次分明。德国鸢尾、欧洲乌头、北美凌霄、南洋杜鹃朵朵灿烂夺目，含羞草、猪笼草、丝瓜卷须枝枝充满动感、婀娜多姿，叶脉、绒毛做工之细腻恰若鬼斧神工，达到以假乱真的程度。作品的材料虽为硬质的玻璃，但丝毫没有冷冰冰的感觉，人们似乎可以嗅到幽雅的花香。

据博物馆的管理人员介绍，玻璃花的制作，采用的方法是将玻璃加热变软后吹制而成。有些选用彩色玻璃，有些采用上珐琅彩的工艺，将彩色玻璃或金属氧化物的液体涂布在玻璃花上之后，加热融合而成。博物馆内至今保存有当年制作玻璃花的工作台与制作器具。人们很难想像，千姿百态的玻璃花竟出自这些简陋的工具！

这琳琅满目、四壁生辉的玻璃花全部出自 Blaschka 父子两人之手，他们是精通玻璃工艺的植物学家 Leopold Blaschka 和 Rudolph Blaschka。从 1886 年开始到 1936 年间，他们前后整整用了 50 年时间，完成了四千多件作品。

制作作品的玻璃作坊远在德国，几经周折，最终运送并安放在哈佛大学。他们为什么穷毕生之精力创作这样的艺术品？而这些稀世珍品为什么会远渡重洋，来到了美国呢？

19 世纪是经典植物分类学与植物解剖学大发展的时期，1838 年施莱登宣布细胞是一切植物结构的基本单位，1859 年达尔文发表了物种起源学说，1897 年恩格勒植物分类系统诞生，可谓一个个高峰迭起。正是在这种大的时代背景下，哈佛大学植物学博物馆创立人古德尔教授 (George Lincoln Goodale) 希望创造出能展示植物分类特征的标本，以满足植物学教育的需求。于是，便有了这些玻璃植物标本。

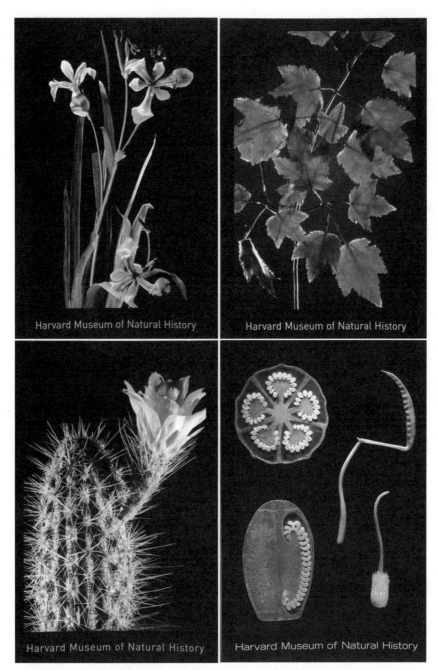

Harvard Museum of Natural History

Harvard Museum of Natural History

Harvard Museum of Natural History

Harvard Museum of Natural History

○ 哈佛大学印制的玻璃花明信片

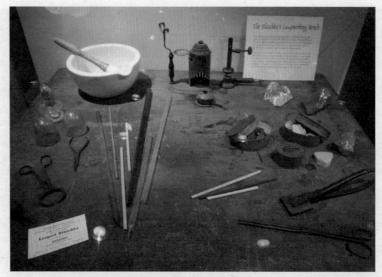

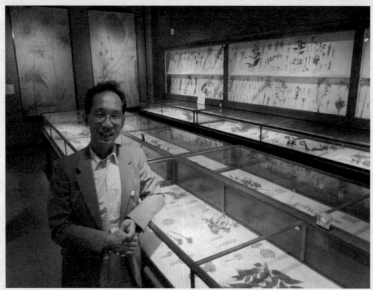

○ 玻璃花的制作工具（上）
　　作者在玻璃花展览室（下）

一般的植物标本干燥后颜色褪去，原本立体的花果经折叠也面目全非，而且需要定期防腐消毒。我自己在工作中深知标本采制的艰辛，保存的不易，更为教学中缺少植物立体标本而苦恼。看到眼前形态逼真，比例准确的玻璃植物标本，惊羡不已。更为感叹的是，博物馆将这不是植物却胜过植物的玻璃花，按照植物分类系统顺序排列，每张标本上还附有标签，标示了植物的学名、鉴定人，在标准尺寸的台纸上加以固定。

八百多种栩栩如生的模型由表及里，通过局部特写放大与解剖部件，揭示了植物形态、功能与进化，使枯燥的植物解剖学知识得以立体展示，吸引人们来探索大自然的奥秘，领略物竞天择之神奇。

有古德尔教授之发想，哈佛校友 Ware 家人的慷慨捐赠，更有 Blaschka 父子以其坚实的专业功力对植物深入观察后巧夺天工的制作，使科学与艺术完美结合，使精美绝伦的玻璃花永远盛开在哈佛大学。

> 美国作为一个发达国家，建国两百多年来的繁荣向上，源自其汇聚了全世界不同地域的英才，融入了多民族绚烂多彩的文化。
>
> "海纳百川，有容乃大"，这八个字是民族英雄林则徐的自勉联，他被称为中国近代史上睁开眼睛看世界的第一人。谨借此语寄望 21 世纪的新医学，只有继承传统经验，加入现代技术，才有可能突破创新，蓬勃发展。

世界医史纵横观

医学史，特别是世界医学史，并非我的研究对象，但医学史对于学习中医药学的人来说，又是必须了解的内容。

从世界医学发展的大背景来考察中医学的发展历史，有助于我们更加深刻地认识中医学的特点与自身发展规律，以便更加客观地看待前人的成就与经验。温故知新，我们可以从中西医学的发展对比中获得启发，进而把握世界医学发展的大趋势。

早前我曾将学习中国医学史的心得，概括出了一幅中国医学发展分合论的指掌图（参见《读本草说中药》）。起初只是为了方便自己记忆，后来在教学中与学生们分享，很受欢迎。该指掌图在杂志上发表后还被转载，广为流传。今将自己自学世界历史所得点滴，再概括汇总为一幅世界史的指掌图，并将世界医学史的大事记择要归纳列出。这种简略的归纳不过是自己学习的心得，之所以斗胆发表，是期望与同道交流并得到批评指正。

主要的参考书有《世界史》（A World History）（William H. McNeill 著，施诚、赵婧译，中信出版社，2013 年），《图解世界史》（上、下）（小松田直著，黄秋凤译，城邦文化事业股份有限公司，2005 年）和《剑桥插图医学史》（Roy Porter 著，张大庆主译，山东画报出版社，2005 年）。

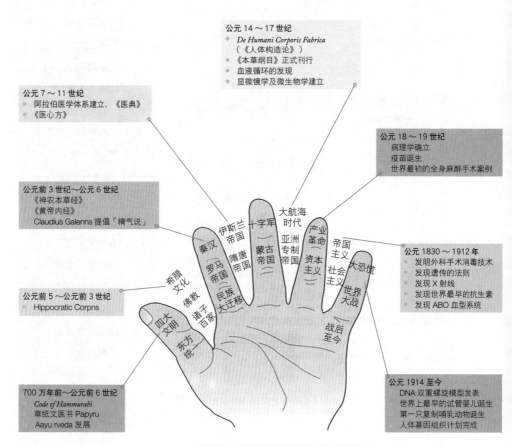

公元 14 ～ 17 世纪
- *De Humani Corporis Fabrica* （《人体构造论》）
- 《本草纲目》正式刊行
- 血液循环的发现
- 显微镜学及微生物学建立

公元 7 ～ 11 世纪
- 阿拉伯医学体系建立，《医典》
- 《医心方》

公元 18 ～ 19 世纪
病理学确立
疫苗诞生
世界最初的全身麻醉手术案例

公元前 3 世纪～公元 6 世纪
《神农本草经》
《黄帝内经》
Claudius Galenns 提倡「精气说」

公元前 5 ～公元前 3 世纪
Hippocratic Corpns

公元 1830 ～ 1912 年
- 发明外科手术消毒技术
- 发现遗传的法则
- 发现 X 射线
- 发现世界最早的抗生素
- 发现 ABO 血型系统

700 万年前～公元前 6 世纪
Code of Hammurabi
草纸文医书 Papyru
Aayu rveda 发展

公元 1914 至今
DNA 双重螺旋模型发表
世界上最早的试管婴儿诞生
第一只复制哺乳动物诞生
人体基因组织计划完成

（指掌图中文字）希腊文化　佛教　诸子百家　四大文明　东方一统　秦汉（罗马帝国）民族大迁移　伊斯兰帝国　十字军　隋唐帝国　蒙古帝国　大航海时代　亚洲专制帝国　产业革命　资本主义　社会主义　帝国主义　大恐慌　世界大战　战后至今

○ 世界医史纵横观（指掌图）（作者创绘）

附表 1：世界历史大系

时　　间	世界历史大事件	
700 万年前～ 公元前 6 世纪	四大文明与东方的统一	黄河文明
		印度文明
		埃及文明
		美索不达米亚文明
公元前 5～ 公元前 3 世纪	希腊、佛教、诸子百家	希腊文明
		佛教形成
		春秋战国
公元前 3 世纪～ 公元 6 世纪	东方的秦汉时期与西方的罗马帝国	丝路连接汉朝与罗马两大帝国
		基督教形成
公元 7～11 世纪	东方的隋唐时期与西方的 伊斯兰帝国	伊斯兰教形成
		西欧的形成
公元 11～13 世纪	蒙古大军西征与十字军东征	东西文化交流
公元 14～17 世纪	亚洲的帝王专制与西方大航海	欧洲进军世界
		文艺复兴
公元 18～19 世纪初	产业革命与西方的资本主义	产业革命
		美国独立战争
公元 1830～1912 年	社会主义与帝国主义阵营的出现	鸦片战争
		日俄战争
		德法战争
		南北战争
		辛亥革命
公元 1914～至今	两次世界大战与大恐慌	第一次世界大战
		第二次世界大战
		苏维埃联邦成立
		华尔街黑色星期四
		太平洋战争
	二战之后至今	联合国成立

附表 2：世界医学大事记选

时　间	世界医学大件事
约公元前 19 世纪	卡亨氏纸草书（Kahun Papyrus），最古老的医学纸草书
约公元前 17 世纪	爱德温·史密斯氏纸草书（Edwin Swith Papyrus），关于外科疾病
约公元前 16 世纪	爱柏氏纸草纪事（The Ebers Papyrus），内容较广泛
公元前 18 世纪	《汉谟拉比法典》（Code of Hammurabi）记载诊疗费的规定、医疗过失的罚则等，被视为最古老的医疗制度（美索不达米亚文明）
公元前 15 世纪	印度传统医学阿育吠陀（Aayurved）发展（印度文明），外科手术发达
公元前 5 世纪～公元前 3 世纪	西方医学之父希波克拉底（Hippocrates）的《希波克拉底斯全集》（Hippocratic Corpus）成书
公元前 3 世纪～公元 3 世纪	《神农本草经》《黄帝内经》诞生（黄河文明）
公元 125～200 年	盖伦（Claudius Galenus）提倡"精气说"，是后来支配欧洲一千多年的医学理论（中世纪黑暗时代，欧洲排斥 Galenus 以外的学派）
公元 512 年	迪奥斯克里德（Pedanios Dioscorides）的《药草学》插图版刊行
公元 749 年	第一次鼠疫流行
公元 982 年	丹波康赖的《医心方》成书，现存日本最古老的医书
公元 11 世纪初	伊本·西那（Ibn Sin◻, Avicenna）的《医典》问世，阿拉伯最崇高的医学书
公元 1347 年	黑死病肆虐
约公元 1514 年	炼金术师帕拉塞尔斯（Paracelsus）把医学和炼金术结合起来，医疗化学诞生
公元 1543 年	近代解剖学奠基人安德雷亚斯·维萨里（Andreas Vesalius）出版人体剖学著作《人体构造论》（De Humani Corporis Fabrica）
公元 1545 年	近代外科学奠基人帕雷（Ambroise Paré）出版《枪伤治疗法》（*La Methode de traicter les playes faictes par Hacquebutes, et aultres bastons a feu*）
公元 1590 年	詹森（Jansen）父子发明显微镜

时 间	世界医学大件事
公元 1593 年	李时珍《本草纲目》在金陵正式刊行
公元 1612 年	圣托里奥（Santorio）发明体温计，建立生命现象可用温度、体重等数值化换算的概念，定量实验法引入医学研究中
公元 1628 年	近代生理学之父威廉·哈威（William Harvery）发表《关于动物心脏与血液运动》（Exercitatio Anatomica de Motu Cordis et Sanguinis in Animalibus），发现血液循环
公元 1665 年	显微镜学始祖、细胞（cell）的命名者罗伯特·虎克（Robert Hooke）出版《显微镜图谱》（*Micrographia*）；英国伦敦爆发瘟疫
公元 1676 年	微生物学之父雷文霍克（Antoni van Leeuwenhoek）以显微镜发现细菌，改进了显微镜并建立微生物学
公元 1677 年	《伦敦药典》收录金鸡纳树皮词条，作为治疗热病药物
公元 1735 年	林奈（Carolus Linnaeus）出版《自然系统》（*Systema Naturae*）
公元 1761 年	病理解剖学之父莫尔加尼（Giovanni Battista Morgagni）出版史上第一本正式的病理解剖著作——《疾病的位置与病因》（*De Sedibus et causis morborum per anatomem indagatis*），确立病理学
公元 1796 年	免疫学之父爱德华·詹纳（Edward Jenner）的牛痘种痘实验成功，人类最初的疫苗诞生
公元 1804 年	德国人从罂粟中分离出吗啡（Morphine）
公元 1805 年	世界最初的全身麻醉手术案例诞生——华冈青洲首次使用全身麻醉成功完成乳癌手术
公元 1816 年	雷纳克（René Theopilé-Hyacinthe Laennec）发明了听诊器
公元 1820 年	法兰西人从金鸡纳（*Cinchona succirubra* Pav. ex Klotzsch）中分离出奎宁（Quinine）
公元 1838 年	水杨酸 (Aalicylic Acid)，即"阿斯匹林"的前身从白柳（*Salix alba* L.）皮中被分离出来
公元 1859 年	达尔文（Charles Robert Darwin）《物种起源》（*The Origin of Species*）出版
公元 1865 年	约瑟夫·李斯特（Joseph Lister）发明外科手术消毒技术

时　间	世界医学大件事
公元 1866 年	遗传学的奠基人孟德尔（Gregor Johann Mendel）发表孟德尔定律，发现遗传的法则
公元 1887 年	日本人从麻黄（*Ephedra sinica* Stapf）中提取出麻黄素（Ephedrine）
公元 1895 年	威廉·康拉德·伦琴（Wilhelm Conrad Roentgen）发现 X 射线
公元 1901 年	卡尔·兰德施泰纳（Karl Landsteinerr）发现 ABO 血型系统
公元 1908 年	首次合成磺胺
公元 1918 年	第一次世界大战结束，流行性感冒爆发
公元 1928 年	亚历山大·弗莱明（Alexander Fleming）发现世界最早的抗生素——青霉素（1940 年盘尼西林研制成功）
公元 1953 年	詹姆斯·杜威·沃森（James Dewey Watson）与弗朗西斯·克里克（Francis Harry Compton Crick）发表 DNA 双重螺旋模型
公元 1954 年	首次肾脏移植成功
公元 1978 年	世界上最早的试管婴儿露薏丝·布朗（Louise Joy Brown）诞生
公元 1979 年	宣告全球天花灭绝
公元 1996 年	第一只复制哺乳动物绵羊多莉（Dolly）诞生
公元 2003 年	人类基因组织计划完成

后记

中医药之旅
赵中振教授采访录

"自 1978 年上大学读中医药开始，我从事这专业已经三十五年了，可以说是从不了解到逐渐喜欢，再到不能自拔。"中医药学院副院长赵中振教授笑着说。回顾这段悠长的中医药之旅，借用他的比喻："我喜欢长跑，中医药犹如为我开拓了宽阔的人生跑道；我爱好登山，每次克服专业上的种种困难，就如我穿过荆棘，攀上座座山峰时，尝到淌尽汗水后的甘甜。"

[失落的梦]

"我真正的兴趣是数学，中学时还得过数学竞赛奖，教数学的班主任倪凤翘老师也曾鼓励我专攻此科。可是，高中毕业后"文革"尚未结束，没有机会上大学，却下乡到农村两年"，生长在北京的赵教授一笑，从一个未圆的梦说起，"'文革'过后，我还是想读数学，去找老师问她的意见，她只说太迟了。因数学是纯理的科目，学习要有连续性，一切就此被'文革'打断。"

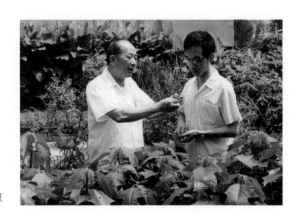

○ 跟随谢宗万教授学习植物药知识

[中医药缘]

但世事往往柳暗花明，"老师建议我选择应用性的学科。我父亲是西医，他说医学是利人利己的专业。然而他自己行医大半生，感到有很多问题西医仍解决不了，他建议我选中医"。在此机缘下，他报考北京中医药大学，至于上大学后专修中药专业，则是"服从分配"的结果。"其实当时我对医和药并没有太清晰的概念，大概老师认为我理科的成绩还不错吧，所以决定将我分到这个专业"。

"传统观点医药不可分，学习中医有助中药，反过来懂中药也能更好地理解中医"。赵教授于 2003 年在香港通过自学、进修，考获执业中医师执照，弥补了当年未学中医的缺憾。

[求知若渴]

"我们是'文革'后第一期的大学生，事实上当时能够上大学就十分不容易了"。赵教授坦言："大家都十分珍惜念大学的机会，对学习如饥似渴的程度，如今很难想像。"然而，他不讳言可能因操之过急，上大学后自己有整整一年半时间

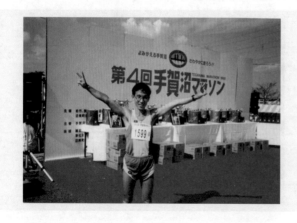

○ 在日本参加马拉松比赛

失眠，自此也悟出了欲速则不达的道理，此后持之以恒坚持锻炼身体至今。

　　"20世纪50年代末，中国内地闹饥荒，我从小营养不良，身体底子不好。虽说是北方人，但却身材瘦小。"他跑步、登山、游泳、打太极、打坐，后来更多次参加日本和香港地区的马拉松、毅行者，为的不独是强健体魄，也是对意志的磨练。"我经常跟同学说，从事中医中药的人，先要把自己的身体保养好，面对病人时才有说服力"。

[日本经验]

　　赵教授于东京药科大学取得博士学位，他笑言，学中医是父亲帮他选的，赴日本进修则是恩师替他抉择的。"完成硕士课程后，我通过了英语出国资格考试，本打算到欧美留学，但我的老师谢宗万教授对我说，出国本身不是目的，而是要有利于专业学科的发展，既然日本在中药生产、研究方面强于我们，就应该去那里深造。"在他办公室显眼的位置，挂了一幅字："融汇古今中外，勇于突破创新。"赵教授说："这是谢教授送给我的，也是我人生的座右铭。"

　　他先后在日本十年，博士毕业以后，一直在一家制药公司的汉方中心做研

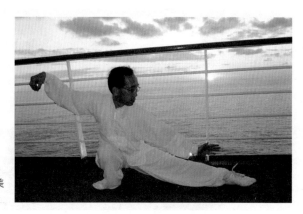

○ 夕阳西下，身心兼修（在南美
 洲邮轮上打太极）

究。"那段时间我整天泡在实验室，专注做中药显微鉴别的研究。日本人办事的认真精神，对我影响至深。"十年的历练，为他的事业奠定了坚实的基础。

［香港机遇］

来香港又是一个机缘。1998 年，赵教授到香港出席浸大一个中医药国际研讨会，及后获校方诚邀加入。"我相信在香港这个东西交汇的国际化都市，中医药有很大的发展空间。"但他坦言，香港的中医药研究和发展在很多方面还是一张白纸，最大的困难是市民对中药仍不够了解。因此，他希望透过科学研究和科普宣传，让更多人认识中医药。

赵教授是中医药学院的建院元老之一，参与创办了香港第一个中药专业，并建立了中药标本中心。在繁重的科研工作之余，他热心中医药的科学普及教育。在《大公报》开辟"读本草说中药"专栏，每月一版，三年多来从未间断，并把其教学笔记整理成《百方图解》《百药图解》系列丛书。他认为向全社会普及中医药是教育工作者的责任。"这是为什么工作那么忙，我仍乐此不疲的原因"。

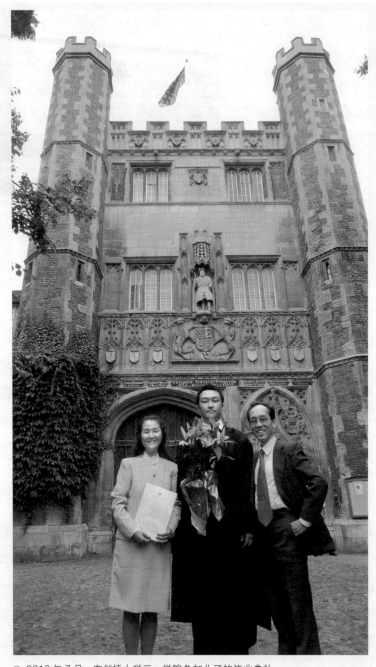

○ 2013 年 7 月，在剑桥大学三一学院参加儿子的毕业典礼

［成就人生］

问他自觉在专业上的最大成就是什么，赵教授不假思索：“是我和我的团队在中药鉴定方面的工作。”他是国际上中药鉴定学科的专家，曾获国家科技进步二等奖，先后参与《香港中药材标准》《中国药典》《美国药典》的制定。剥下一块玉兰的树皮，放在显微镜下可鉴别它的树龄；拿到 1 粒至宝三鞭丸，可以鉴别出它的组成。

赵教授指出，中药的真伪优劣是古今中外关注的问题，现今中药在全世界的使用愈来愈多，但安全性也是中药走向国际市场的最大阻碍。近年他一直在香港推动中药的标准化、国际化。“香港是一个国际贸易港，26% 的中药进出口经过这里，（中药）检测认证也是香港的六大优势产业之一。把‘香港中药检测中心’成功建立起来，将会增加中药的附加值，提供中药走向国际的桥梁。”

过去三十年间，赵教授不单跑遍中国名山大川的主要药材产区，足迹还遍及世界五大洲。根据多年搜集的第一手资料，他和中国工程院肖培根院士共同主编了中、英文版《当代药用植物典》，并于 2010 年获得国家最高出版奖。而他的下一个目标，是希望把自然与文化资源结合，进行世界传统药物学的研究。

［如愿以偿］

“来香港这些年，每一天都过得很充实，因为每天都在做社会所需要的事，做自己喜欢的事”。他发自内心地笑说。而令他最高兴的是看到一届又一届毕业生的成长，每年谢师宴、毕业典礼他都感到特别欣慰。谈话结束时，他脸上的笑意更浓：“当年没学成数学，儿子却圆了我的梦。2013 年 7 月，他在剑桥大学获得数学博士学位。我到英国参加了儿子的毕业典礼，也算圆了自己的梦想吧。”

（附注：本文由浸会大学传讯公关处 Eyes on HKBU 电子通讯供稿，撰文者：廖丽涛）